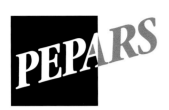

【ペパーズ】
編集企画にあたって…

　今回，美容医療における各種治療の安全管理とトラブルシューティングについて，企画しました．

　現在，美容医療は非手術，低侵襲，短ダウンタイムの方向へ進んでいます．非手術・低侵襲治療というと，患者さんには低リスクと印象づけられますが，必ずしもそうとは限りません．ヒアルロン酸のようなフィラー注入治療でも，失明や皮膚壊死といった重篤な合併症が報告されています．本特集では，リスクを避けるための知識と技術，ならびにトラブル発生後の対応について，各分野の専門医に詳述いただきました．

　内容的には，レーザー等の機器治療，ヒアルロン酸注入治療，ボツリヌス毒素製剤治療，脂肪注入，PRP 療法，スレッドリフトといった現在美容医療で扱うことの多い領域を中心に取り上げました．

　また，美容医療では未承認医療材料・機器を扱う機会が多く，医療安全管理の点でも難しい問題があります．加えて，広告規制や特定商取引法，再生医療法といった行政法にも対応する必要があります．後半部分では，私たちが安全安心な美容医療を提供するために必要な法律的知識と制度について，各領域を代表する方々に執筆いただきました．

　美容医療の安全管理と体制について包括的にまとめた書籍はほかになく，本書は貴重なものになると思います．執筆者の皆様のご尽力に，深謝申し上げます．

2019 年 2 月

大慈弥　裕之

WRITERS FILE

ライターズファイル（五十音順）

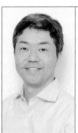

青木　律
（あおき　りつ）

- 1988年　日本医科大学卒業　同大学形成外科入局
- 1996年　Royal Prince Alfred病院（Sydney），senior registrar
- 1997年　Royal Children's病院（Melbourne），visiting fellow
- 1998年　日本医科大学形成外科，講師
- 2007年　同，助教授
- 2008年　同，准教授　グリーンウッドスキンクリニック立川開設
- 2018年　日本美容医療協会，理事長

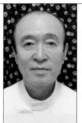

市田　正成
（いちだ　まさなり）

- 1945年　京都生まれ
- 1970年　京都府立医科大学，卒業
- 1974年　岐阜朝日大学附属村上記念病院整形外科，助手
- 1977年　北里大学形成外科，講師
- 1980年　岐阜朝日大学附属村上記念病院形成外科，主任
- 1985年　市田形成外科開設
- 2005年　医療法人社団いちだクリニックに改称　理事長，院長，現在に至る（日本美容外科学会理事，日本臨床形成美容外科学会理事）

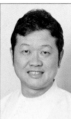

木下　浩二
（きのした　こうじ）

- 1996年　佐賀医科大学卒業　福岡大学形成外科入局
- 1998年　手稲渓仁会病院救急部
- 1999年　福岡大学病院救命救急センター
- 2000年　神奈川県立こども医療センター形成外科・横浜市立大学形成外科
- 2001年　福岡大学形成外科，助手
- 2009年　九州中央病院形成外科，部長
- 2013年　美容形成外科　赤坂クリニック
- 2017年　同，院長

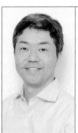

秋野　公造
（あきの　こうぞう）

- 1992年　長崎大学医学部卒業
- 1996年　長崎大学，Cedars-Sinai Medical Center，厚生労働省にて勤務
- 2010年・2016年　参議院議員通常選挙（比例代表区）当選　環境・内閣府大臣政務官，災害対策特別委員長，法務委員長を歴任．9つの大学にて客員・客座教授を務める．

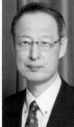

大慈弥　裕之
（おおじみ　ひろゆき）

- 1980年　福岡大学医学部卒業　防衛医科大学校皮膚科，助手
- 1981年　北里大学病院形成外科，レジデント
- 1990年　福岡大学病院整形外科形成外科診療班，講師
- 1996年　同大学病院形成外科，助教授
- 1999～00年　Brigham and Women's Hospital（米国ボストン）留学
- 2005年　福岡大学病院形成外科，病院教授
- 2007年　同大学医学部形成外科学講座開講，主任教授
- 2013年　同大学病院，副院長
- 2015年　同大学病院，予防・抗加齢医療センター長

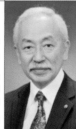

楠本　健司
（くすもと　けんじ）

- 1980年　鳥取大学卒業　京都大学形成外科入局
- 1982年　同大学口腔外科，助手
- 1988年　同大学形成外科，助手
- 1990年　関西医科大学形成外科学講座，講師
- 1997年　同，助教授
- 2006年　同，教授

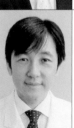

石川　浩一
（いしかわ　ひろかず）

- 1988年　防衛医科大学校卒業　同大学付属病院救急部形成外科入局
- 1994年　自衛隊中央病院形成外科・国家公務員共済組合連合会三宿病院形成外科，医長
- 1995年　東京女子医科大学第二病院形成外科，助手・医局長
- 1998年　医療法人社団優成会クロスクリニック開設
- 1999年　東京女子医科大学第二病院形成外科，非常勤講師
- 2006年　同大学附属青山女性医療研究所美容医療科，非常勤講師

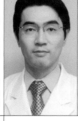

大城　貴史
（おおしろ　たかふみ）

- 1996年　慶應義塾大学卒業　同大学形成外科入局
- 2001年　埼玉医科大学総合医療センター形成外科，助手
- 2003年　慶應義塾大学形成外科，助手
- 2004年　医療法人社団慶光会大城クリニック

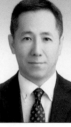

河野　太郎
（こうの　たろう）

- 1993年　鹿児島大学卒業　東京女子医科大学形成外科入局
- 1995年　都立府中病院外科
- 1997年　東京女子医科大学形成外科，助教
- 2008年　同，准教師
- 2013年　東海大学医学部外科学系形成外科学，准教授（現職）
- 2016年　日本大学，客員教授

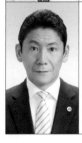

石原　修
（いしはら　おさむ）

- 1985年　早稲田大学法学部卒業
- 1985年　最高裁判所司法研修所入所
- 1987年　東京弁護士会登録　西村眞田法律事務所
- 1990年　TMI総合法律事務所
- 1997年　同，パートナー
- 2004年　最高裁判所司法研修所，民事弁護教官（～07年1月）
- 2012年　東京弁護士会，副会長　日本弁護士連合会，常務理事（～13年3月）
- 2015年　関東弁護士会連合会，副理事長（～16年3月）

前付 2

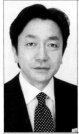

鈴木　芳郎
（すずき　よしろう）

1983年	東京医科大学卒業
	同大学形成外科入局
1984年	国立東京第二病院外科研修医，レジデント
1987年	東京医科大学形成外科
1992年	同，助手
1995年	同，講師
1996年	海老名総合病院形成外科，部長
2001年	サフォクリニック，副院長
2006年	新宿美容外科歯科，院長
2010年	ドクタースパ・クリニック，院長

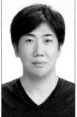

野本　俊一
（のもと　しゅんいち）

2000年	杏林大学卒業
	日本医科大学第一外科入局
2003年	同大学形成外科入局
2007年	北村山公立病院形成外科，医長
2008年	博慈会記念総合病院形成外科，医長
現在	日本医科大学形成外科，助教

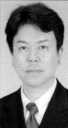

水野　博司
（みずの　ひろし）

1990年	防衛医科大学校卒業
	同大学形成外科入局
1995年	自衛隊横須賀病院
1998年	自衛隊江田島病院
1999年	カリフォルニア大学ロサンゼルス校（UCLA）形成外科留学
2001年	自衛隊舞鶴病院
2002年	日本医科大学形成外科，助手
同　年	同，講師
2006年	同，助教授
2010年	順天堂大学形成外科，主任教授

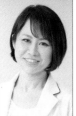

西田　美穂
（にしだ　みほ）

2000年	宮崎医科大学卒業
	聖マリア病院，臨床研修医
2001年	昭和大学形成外科入局関連施設研修
2006年	川崎病院形成外科，部長
2011年	見寺絢子クリニック
2016年	福岡大学博多駅クリニック，形成・美容医療主任
2018年	Beauty Tuning Clinic 設立，院長

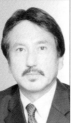

古山　登隆
（ふるやま　のぶたか）

1980年	北里大学卒業
	同大学形成外科入局
1986年	同，研究員
1989年	同，講師
1991年	日比谷病院形成外科，医長
1995年	医療法人喜美会自由が丘クリニック，理事長
2005年	横浜市立大学，非常勤講師

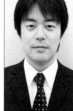

峰村　健司
（みねむら　けんじ）

1992年	東京大学理学部地学科地理学課程卒業
2001年	東京大学医学部卒業
	東京大学眼科入局
	武蔵野赤十字病院眼科
2005年	久我山病院眼科
2010年	河北総合病院眼科
2011年	こはら眼科
2013年	関東中央病院眼科，部長
2015年	順天堂大学大学院医学研究科博士課程（病院管理学）入学
	こはら眼科

根岸　圭
（ねぎし　けい）

1998年	東京女子医科大学卒業
1998年	同大学附属第二病院形成外科
2004年	同大学附属青山女性医療研究所
2006年	同大学，准講師
2012年	藤田保健衛生大学皮膚科学講座博士号取得
2013年	東京女子医科大学附属青山女性医療研究所，講師
2016年	同大学附属成人医学センター美容皮膚科，講師

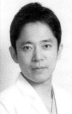

牧野　太郎
（まきの　たろう）

2002年	福岡大学卒業
	同大学病院形成外科入局
2002年	福岡大学筑紫病院外科，麻酔科
2003年	札幌手稲渓仁会病院救急部，整形外科
2004年	神奈川県立こども医療センター形成外科
2005年	横浜市立大学病院形成外科
2006年	福岡大学病院形成外科，助教
2010年	リッツ美容外科東京院
2013年	同，副院長
2014年	牧野皮膚科形成外科内科医院
2018年	牧野美容クリニック，院長

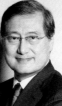

山田　秀和
（やまだ　ひでかず）

1981年	近畿大学卒業
1989年	同大学院修了，医学博士取得（この間，オーストリア政府給費生（オーストリアウイーン大学），米国ベセスダNIH免疫学教室））
1995年	近畿大学皮膚科，講師
	同大学，在外研究員（ウイーン大学）
1998年	同大学医学部奈良病院皮膚科，助教授
2005年	同，教授
2007年	同大学アンチエイジングセンター（併任）

KEY WORDS INDEX

和 文

ー あ 行 ー

アレルギー 52
異物肉芽腫 113
医療安全 63
医療過誤 156
医療訴訟 156
医療法と特定商取引法 120
因果関係 156
ウェブサイト 129
炎症後色素沈着 1

ー か 行 ー

ガイドライン 129
拡大的な選択的光熱融解理論 22
過失 156
合併症 63,95
感染症 52
肝斑 13
顔面解剖 105
顔面神経 105
顔面の加齢性変化 105
機器と材料の安全性 120
Qスイッチレーザー 1
凝固型フラクショナルレーザーリ
　サーフェシング 30
禁忌 6
血管性病変 13
血管塞栓 105
広告 129
高周波 38
硬毛化 22

ー さ 行 ー

再生医療 91
再生医療等安全性確保法 91,147
臍帯血 147
色素性病変 6,13
色素斑 1

失明 63
脂肪組織幹細胞 147
脂肪注入術 84
脂肪注入トラブル 84
脂肪嚢腫 84
充填剤注入療法 105
蒸散型フラクショナルレーザーリ
　サーフェシング 30
承認品 52
消費者委員会と消費者庁 120
消費者庁 135
消費者取引 135
シワ 30,91
スキンタイトニング 38
スレッドリフト 95
成長因子注射 113
政府広報 120
説明義務 156
塞栓 52

ー た 行 ー

ターゲット 22
多血小板血漿 91,147
たるみ 38
たるみ治療 95
注意喚起チラシ 120
注入治療 63
特定継続的労務提供 135
特定商取引法 135
トラブル 91
トラブルシューティング 74
トリアムシノロンアセトニド
　　　　　　　　　　　　113

ー は 行 ー

培養線維芽細胞 147
パウダー付き医療用手袋の流通停
　止 120
瘢痕 30
ヒアルロニダーゼ 63

ヒアルロン酸 63
ヒアルロン酸注入合併症 52
ヒアルロン酸注入合併症予防 52
ヒーター 22
非吸収性フィラー 113
ピコ秒レーザー 1
非手術 38
皮膚疾患 6
美容医療 135
美容外科後遺症 113
フェイスリフト 95
副作用 30,74,95
フラクショナルレーザー 30
フラクショナルレーザーリサー
　フェシング 30
ボツリヌス菌毒素製剤 74

ー ら 行 ー

リジュビネーション 13
レーザー 6
レーザー脱毛 22

ー わ 行 ー

若返り治療 13

欧 文

ー A・B ー

ablative fractional laser resurfac-
　ing 30
accountability 156
Act on the Safety of Regenera-
　tive Medicine 91,147
Act on Specified Commercial
　Transactions 135
adipose-derived stem cells 147
adverse events 30
advertisement 129
aesthetic medicine 135
allegry 52

Announcement to stop for sup-
  plying cornstarch powder on
  medical gloves in 2 years   120
approved medicine   52
blindness   63
BTXA   74

━ C・D ━

causation   156
complication   63,74,95
complication of hyaluronic acid
  filler   52
Consumer Affairs Agency   135
Consumer Commission and Con-
  sumer Affair Agency   120
Consumer Transaction   135
cosmetic surgery sequelae   113
cultured fibroblasts   147
dermatosis   6

━ E・F ━

embolus   52
extended theory of selective pho-
  tothermolysis   22
facelift   95
facial aging change   105
facial anatomy   105
facial nerve   105
fat injection   84
filler injection   105
foreign body granuloma   113
fractional laser   30
fractional laser resurfacing   30

━ G〜I ━

government public relations
                      120

growth factor injection   113
guidelines   129
heater   22
hyaluronic acid   63
hyaluronidase   63
infection   52
injection treatment   63

━ L〜N ━

IPL   13
laser   6
laser hair removal   22
medical lawsuit   156
medical malpractice   156
medical safety   63
Medical Service Law & Specified
  Commercial Transactions Law
                      120
melasma   13
negligence   156
non-ablative fractional laser re-
  surfacing   30
non-absorbable filler   113
non-surgial   38

━ O・P ━

oil cyst   84
paradoxical hypertrichosis   22
picosecond laser   1
pigmented lesion(s)   6,13
pigmented spot   1
platelet rich plasma : PRP
                   91,147
post-inflammatory hyperpigmen-
  tation   1
prevention of hyaruronic acid
  filler's complication   52

Provision of Specified Continuous
  Services   135

━ Q・R ━

Q-switched laser   1
radiofrequency   38
reaction   95
regenerative medicine   91
rejuvenation   13

━ S・T ━

safety of medical devices and
  Materials   120
sagging   38
sagging treatment   95
scar   30
side-effects   30
skin tightening   38
taboo   6
target   22
thread lift   95
triamcinolone acetonide   113
trouble   91
trouble after fat injection   84
troubleshooting   74

━ U〜W ━

umbilical cord blood   147
vascular embolization   105
vascular lesion   13
warning statements leaflets   120
web site   129
wrinkle(s)   30,91

前付 5

CONTENTS

美容医療の安全管理とトラブルシューティング

編集／福岡大学教授　大慈弥裕之

I. 各種治療の安全管理とトラブルシューティング

ナノ秒レーザー／ピコ秒レーザー………………………………………河野太郎ほか　　1

Qスイッチ（ナノ秒）レーザーは炎症後色素沈着を起こしやすい．炎症後色素沈着は一定の頻度でみられるため，治療前の説明とアフターケアが重要である．

レーザーを使ってはいけない皮膚疾患………………………………………山田秀和　　6

レーザー治療を避けるべき状態について述べた．肝斑やレチノイド投与中，紫外線に強くあたっている場合は，炎症後色素沈着に注意が必要でありえる．レーザー機器の種類によって，侵襲度は異なるので，部位，前投薬などにも配慮する．

IPLによるリジュビネーション治療における問題点と解決策……………根岸　圭　　13

IPLによるリジュビネーション治療は適正使用においては安全で効果的な治療と言える．合併症や問題を防ぐには，的確な診断，適切な照射設定と手技，患者教育が必要であるため，筆者の考えを概説する．

レーザー脱毛………………………………………………………………木下浩二ほか　　22

レーザー脱毛のトラブル回避には，詳細な問診，肌質や毛質に応じたリスク説明，ヒーターとターゲットそれぞれの組織反応をイメージした機種（波長）選択・パラメーター設定が重要である．

フラクショナルレーザー…………………………………………………大城貴史ほか　　30

フラクショナルレーザーによる治療は，複数回の治療を必要とする．1回ごとの治療に伴うトラブルを可能な限り回避し，最大限の治療効果が出るような照射条件の設定をすることが重要である．

高周波（RF）治療の合併症と回避法…………………………………………石川浩一　　38

高周波（RF）治療の合併症は，軽微で一過性の熱傷がほとんどであり，頻度は低い．各種機器と照射法に精通することで回避することができる．

ヒアルロン酸注入……………………………………………………………古山登隆　　52

ヒアルロン酸の有害事象は，マイルドで一過性のものが多いが，起こり得る合併症とその診断・処置の方法を熟知し，普段から準備しておくべきである．

◆編集顧問/栗原邦弘　中島龍夫
　　　　　百束比古　光嶋　勲
◆編集主幹/上田晃一　大慈弥裕之　小川　令

【ペパーズ】
PEPARS No.147/2019.3 増大号◆目次

＜コメント＞

ヒアルロン酸注入治療安全マニュアル……………………………西田美穂ほか　**63**

　　「ヒアルロン酸注入治療　安全マニュアル」を作成した．ヒアルロン酸注入治療の
　　安全対策と合併症治療について，現時点で最善と思われる方策についてなるべく
　　具体的に示した．

ボツリヌス毒素製剤使用の安全性とトラブルシューティング……………青木　律　**74**

　　ボツリヌス毒素製剤使用に際して起こり得るトラブルとその対策について記し
　　た．トラブルは注射部位の誤り，使用量の誤り，皮下出血の3つに類型化できる．

脂肪注入……………………………………………………………………市田正成　**84**

　　脂肪注入術は簡単に思えても，実際には思い通りの結果が得られないことが多
　　い．ということはトラブルも多いのであり，それが多くの美容外科医が敬遠する
　　理由である．まずは種々のトラブルを解説し，その予防のためにするべき準備や
　　トレーニングについて解説する．

PRP療法の安全管理とトラブルシューティング………………………楠本健司　**91**

　　PRP療法によるシワ治療のトラブルは，皮膚の発赤，皮下の出血と硬結，過剰な
　　皮膚隆起であるが，対策としてPRPの原理を知り，注入療法の基本に倣って注入
　　し，bFGFとの混注を避けることが重要である．

安全にスレッドリフトを行うために……………………………………鈴木芳郎　**95**

　　スレッドリフトは，比較的安全にできる簡単な顔のたるみ改善手段と考えられて
　　いるが，患者からの細かいクレームに遭遇することは多い．それらの小さなトラ
　　ブルも含め，合併症を予防するための筆者の考えを述べた．

合併症を避けるための顔面解剖……………………………………………牧野太郎　**105**

　　合併症を避けるために解剖は重要である．加齢による顔面解剖変化，注入治療で
　　問題となる動脈解剖，フェイスリフトで問題となる顔面神経について述べた．層
　　構造が重要であることを強調したい．

非吸収性フィラー注入後遺症の診断と治療………………………………野本俊一ほか　**113**

　　非吸収性フィラーは摘出困難な異物肉芽腫を形成することが多い．使用に関して
　　は医師の裁量によるが，合併症の可能性まで十分に説明と同意を得る必要がある．

前付 7

【ペパーズ】
PEPARS No.147/2019.3 増大号◆目次

Ⅱ. 安全な美容医療を行うための必須事項

美容医療材料・機器のための制度設計……………………………秋野公造　**120**
> 美容医療の質の向上へ向けて，各学会における議論を背景に，専門家と立法府が
> 連携して，行政府との合意形成が積み重ねられてきた経緯を報告する.

広告規制と美容医療……………………………………………………青木　律　**129**
> 美容医療機関の広告に関しての法律的規制について述べた. 従来広告とみなされ
> なかったホームページについても規制の対象となったので注意が必要である.

特定商取引法と美容医療………………………………………………石原　修　**135**
> 2017年12月1日の特定商取引法の改正で，美容医療の一部が「特定継続的役務提
> 供」としての規制を受けることとなった. 「特定継続的役務提供」とは何か，提供
> する医療の中の何が特定商取引法の対象となるのか，対象となる場合にどうすれ
> ばよいのかを解説する.

再生医療法と美容医療……………………………………………………水野博司　**147**
> 美容医療において再生医療等を実施する際は再生医療安全性確保法，薬機法など
> の関連法に則り，提供計画の提出を通じて厚生労働大臣の認可が必要である.

美容医療と訴訟…………………………………………………………峰村健司ほか　**156**
> 医療訴訟における司法判断の概要を解説し，特に術前説明の考え方について詳述
> するとともに，訴訟対策の限界についても述べた. 医療訴訟に対する恐怖心が少
> しでも軽減されれば幸いである.

ライターズファイル……………………… 前付 **2,3**
Key words index ……………………… 前付 **4,5**
PEPARS　バックナンバー一覧………… **170,171**
PEPARS　次号予告……………………… **172**

「PEPARS®」とは Perspective Essential Plastic
Aesthetic Reconstructive Surgery の頭文字よ
り構成される造語.

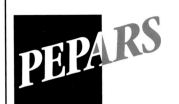

◆特集/美容医療の安全管理とトラブルシューティング
Ⅰ．各種治療の安全管理とトラブルシューティング
ナノ秒レーザー/ピコ秒レーザー

河野太郎[*1] 今川孝太郎[*2] 駒場千絵子[*3] 赤松 正[*4]

Key Words：Qスイッチレーザー(Q-switched laser)，ピコ秒レーザー(picosecond laser)，炎症後色素沈着(post-inflammatory hyperpigmentation)，色素斑(pigmented spot)

Abstract 表在性色素性疾患に対しては，ロングパルス(ミリ秒)レーザーやQスイッチ(ナノ秒)レーザー，ピコ秒レーザーが有効である．適正な出力による1回の治療であれば，色素脱失や瘢痕形成の可能性はほとんどない．一方，色素沈着は，適正な出力であっても認められ，Qスイッチ(ナノ秒)レーザーで最も頻度が高い．照射後は，可能な限り痂皮を温存し，日光や，物理的，化学的刺激，乾燥を避けることが重要である．

はじめに

世界初のレーザーは，照射時間がミリ秒単位のルビーレーザーであった．基底層や表皮の熱緩和時間は，ミリ秒単位のため，表在性色素性疾患に対しては，傷のない治療が可能であった．その後，照射時間がナノ秒単位のQスイッチレーザーが開発され，刺青や真皮メラノーシスに対しても有効な治療法となった．さらに近年，ナノ秒よりも発振時間がさらに短い，ピコ秒レーザーが開発された．表在性色素性疾患であれば，どのレーザーを用いても治療は可能であるが，副作用や合併症に違いがある．本稿では，表在性色素性病変(老人性色素斑，雀卵斑など)のナノ秒レーザーとピコ秒レーザー治療における合併症の種類と頻度，予防のポイントについて述べる．

ナノ秒レーザーとピコ秒レーザーの生体作用の違い

レーザーの発振方式には，連続的に発振する連続発振と断続的に発振するパルス発振の2つの方法がある．さらに，パルス発振レーザーは，ミリ秒単位のパルス発振(ノーマルモード，ロングパルス)とナノ秒単位の短パルス発振(Qスイッチ法，その他)に分けられる．Qスイッチパルス発振はレーザー媒質中で反転分布を十分にためて，一気にレーザーを発振させる方法で，高いピークパワーを得ることができる．太田母斑や刺青のレーザー治療の第一選択のレーザーが，このQスイッチレーザーである．Qスイッチとはレーザーの発振方法であり，パルス幅そのものを意味する用語ではない．最新のQスイッチレーザーではナノ秒発振だけでなく，ピコ秒発振/フェムト秒発振が可能である．本稿では，混乱を避けるために，「ノーマルモード，ロングパルスレーザー」を「ミリ秒レーザー」，従来の「Qスイッチレーザー」を「ナノ秒レーザー」と記述し，ピコ秒レーザーと同列の発振時間を基準とした表記とする．

レーザーを生体に照射すると吸収されたエネ

[*1] Taro KONO，〒259-1193　伊勢原市下糟屋143　東海大学医学部外科学系形成外科学，准教授
[*2] Kotaro IMAGAWA，同，講師
[*3] Chieko KOMABA，同，助教
[*4] Tadashi AKAMATSU，同，教授

ギーで多種多様の相互作用が生ずる．光化学作用，光熱作用，光アブレーション，光破壊，プラズマ励起アブレーションである．パルス幅がナノ秒よりも長くなると熱的作用が強く，それよりも短いと機械的(音響的)作用が強くなる．

　光熱作用とは，レーザーにより標的器官が吸収係数に応じて熱せられ，周囲の熱容量や熱伝導率に応じて生体組織内の温度分布が変化する作用である．レーザー照射後の標的器官の温度分布は，その直径で決まりガウシアン分布となる．その分布の中心温度が50%に下がるまでの時間が熱緩和時間である．レーザーの照射時間が熱緩和時間よりも短く，適切な波長と出力であれば，選択的光熱破壊が可能となる．

　照射時間が短くなるに従い，光機械的作用が強くなってくる．照射時間が短い高いピークパワーのレーザー照射後には，熱膨張することで，周囲と異なる密度分布が生じ，光機械的作用である光音響波が発生する．表在性色素性疾患治療に使用されるナノ秒レーザーの生体作用は光機械作用と光熱作用の両方である．メラノファージの熱緩和時間は，ナノ秒単位であるため，メラノファージをある程度，選択的に破壊可能である．一方，ピコ秒レーザーの生体作用は，パルス幅が短くなるほど機械的作用が主体となり，熱的作用が減弱するだけでなく，照射時間が短いため，周囲組織の悪影響がナノ秒レーザーよりも少ない[1]．

副作用・合併症の種類と頻度

　表在性色素性疾患のピコ秒レーザーやナノ秒レーザー治療直後の副作用は，発赤，水疱，紫斑，痂皮形成であるが，通常7～10日で改善する．その後の合併症としては，遷延性発赤や炎症後色素沈着，色素脱失が挙げられるが，瘢痕形成は通常の設定であれば認めない．特に問題となるのが，炎症後色素沈着である．ナノ秒レーザーは，ミリ秒レーザーや光治療よりも炎症後色素沈着を認めやすい．Chan らは，老人性色素斑と雀卵斑に対し，ナノ秒レーザーと光治療の無作為比較試験を

行い，ナノ秒レーザーでは，炎症後色素沈着を老人性色素斑に47%，雀卵斑に7%認め，光治療よりも有意にその頻度が高かったと報告した[2]．我々も，各種ミリ秒レーザーとナノ秒レーザーを比較検討し，波長532 nm，694 nm，755 nmのナノ秒レーザーの炎症後色素沈着の頻度は，22～26%であり，ミリ秒レーザーよりも有意に高いことを報告した[3]~[5]．

　一方，ピコ秒レーザーの炎症後色素沈着の頻度は，10%以下である[6]~[8]．Vachiramon らは，13人30部位の老人性色素斑に対し，532 nmナノ秒レーザーと532 nmピコ秒レーザーを用いた比較検討を行った．色素沈着は，ナノ秒レーザーで7.1%，ピコ秒レーザーで3.6%であった[8]．これまでの報告よりも532 nmナノ秒レーザーの色素沈着の頻度が少ないこともあり，統計学的有意差はなかったが，ピコ秒レーザーの色素沈着の頻度は，ナノ秒レーザーよりも低かった．また，患者満足度は，有意にピコ秒レーザーが高かった．

合併症予防のポイント

　薄い色素斑のレーザー治療では，低出力で効果がみられない場合や，刺激により色調が増強したりする場合がある．一方，高い出力では，治療効果は，高くなるものの術後紅斑が強くなりやすい．特に，薄いシミを必要以上に気にする患者は，遷延性発赤や炎症後色素沈着を許容できない場合が多い．レーザー治療前に，リスクとベネフィットを十分に説明し，患者と共に治療の是非を決定する．

　照射直後に照射部位が僅かに白色化を認める出力で照射を行うのが望ましい．上皮化するまでの間は，ワセリン軟膏と保護テープなどで治療部位を被覆し，擦過や化粧品，日光などの刺激を避けるようにする．痂皮は，1, 2週間後の診察まで，できるだけ温存するように指導する．

　患者は，上皮化後の発赤を色素沈着と誤解している場合がある．患者の訴えを鵜呑みにすることなく，化粧しているのであれば化粧を落として患

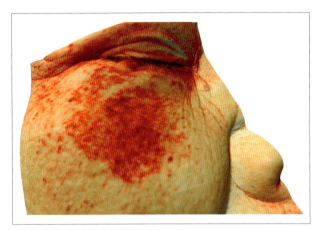

図 1. 症例 1：68 歳，女性．右頬部老人性色素斑（アンテラ 3D メラニン画像）．治療前

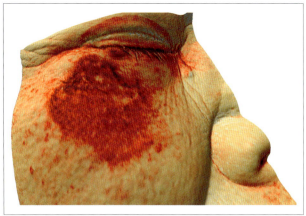

図 2. 症例 1：治療後 1 か月（アンテラ 3D メラニン画像）．炎症後色素沈着を認める．

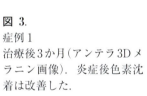

図 3.
症例 1
治療後 3 か月（アンテラ 3D メラニン画像）．炎症後色素沈着は改善した．

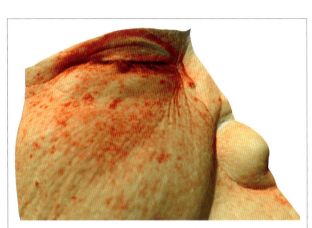

部を診察し，硝子圧法などを用いて，遷延性発赤か炎症後色素沈着（もしくはその両方）を判断する．遷延性発赤に美白治療を行って，発赤が増悪する場合がある．美白剤は，診察して必要な場合のみ処方する．

ピコ秒レーザーとナノ秒レーザーを両方有しているのであれば，薄いシミは，有効性と副作用や合併症の面からピコ秒レーザーを選択する．

症例 1：68 歳，女性

右頬部に老人性色素斑を認めた（図 1）．ナノ秒ルビーレーザー（波長 694 nm，パルス幅 20 ns，スポットサイズ 5.8 mm）を使用し，照射出力 5 J/cm^2）で照射を行った．治療後 1 か月には著明な色素沈着を認めた（図 2）．自己判断で行っていたマスクによる遮光は，すきまから日光があたり患部の遮光の効果が少ないことと擦過の刺激で炎症が起きやすいことを説明し，中止とした．日中は遮光を行い，夜間は，低刺激性のハイドロキノンで美白治療を行った．治療後 3 か月の時点では，色素沈着は改善し，追加照射することなく美白治療も終了した（図 3）．

症例 2：39 歳，女性

左頬部に色調の薄い老人性色素斑を認めた（図 4）．ピコ秒ルビーレーザー（波長 532 nm，パルス幅 375 ns，スポットサイズ 3 mm）を使用し，照射出力 1.0 J/cm^2）で照射を行った．治療後 1 か月

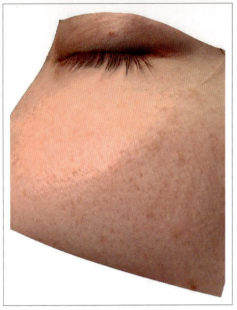

図 4. 症例 2：39 歳，女性．左頬部老人性色素斑（アンテラ 3D カラーイメージ像）．治療前

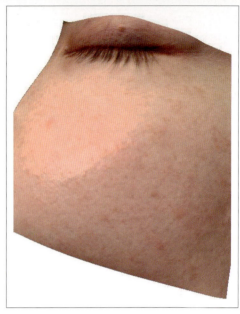

図 5. 症例 2：治療後 1 か月（アンテラ 3D カラーイメージ像）．炎症後色素沈着を認めない．

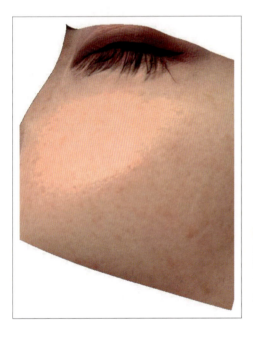

図 6.
症例 2
治療後 3 か月（アンテラ 3D カラーイメージ像）．色調は改善した．

時にも色素沈着を認めず（図 5），色調は改善した（図 6）．

考　察

ナノ秒レーザーより照射時間の短いピコ秒レーザーは，表在性色素性疾患に対して，理論的にも臨床的にも有用である[1]．色調のはっきりとしたシミに対しては，ナノ秒レーザーでもピコ秒レーザーでも共に効果的であるため，有効性に差はほとんどないが，ピコ秒レーザーは，組織損傷がナノ秒レーザーよりも少ないことから炎症後色素沈着のリスクが少ないメリットがある．また，ナノ秒レーザーで薄い色素斑に白色化が見られる出力で照射する場合は，遷延性発赤を生じ，患者満足度が低くなるだけでなく，その後の炎症後色素沈着を惹起する．その点，ピコ秒レーザーは，低出

力で光熱作用の少ない治療が可能であるため，遷
延性発赤が少なく，結果的に炎症後色素沈着が少
なくなると考えられる．そのため，相対的に高出
力で照射が可能となり，薄いシミに対しても有効
性が上がることとなる．

まとめ

老人性色素斑や雀卵斑などの表在性色素性疾患
のシミ治療の第一選択は，ナノ秒レーザーであ
る．しかし，一定の頻度で炎症後色素沈着を生じ，
特に高い出力では，遷延性発赤や炎症後色素沈着
を生じやすい．ピコ秒レーザーは，ピークパワー
が高く光熱作用が少ないため，副作用や合併症の
頻度が少ない．術前に副作用と合併症について十
分に説明し，適切な治療計画が肝要である．

参考文献

1) Kono, T., et al.：Theoretical review of the treatment of pigmented lesions in Asian skin. Laser Ther. **25**(3)：179-184, 2016.
2) Chan, H. H., et al.：An in vivo trial comparing the use of different types of 532 nm Nd：YAG lasers in the treatment of facial lentigines in Oriental patients. Dermatol Surg. **26**(8)：743-749, 2000.
3) Kono, T., et al.：Q-switched ruby versus long-pulsed dye laser delivered with compression for treatment of facial lentigines in Asians. Lasers Surg Med. **38**(2)：94-97, 2006.
4) Ho, S. G., et al.：A comparison of Q-switched and long-pulsed alexandrite laser for the treatment of freckles and lentigines in oriental patients. Lasers Surg Med. **43**(2)：108-113, 2011.
5) Guss, L., et al.：Picosecond 532 nm Neodymium-Doped Yttrium Aluminium Garnet Laser for the Treatment of Solar Lentigines in Darker Skin Types：Safety and Efficacy. Dermatol Surg. **43**(3)：456-459, 2017.
6) Negishi, K., et al.：Prospective study of removing solar lentigines in Asians using a novel dual-wavelength and dual-pulse width picosecond laser. Lasers Surg Med. **50**(8)：851-858, 2018.
7) Alegre-Sanchez, A., et al.：Treatment of flat and elevated pigmented disorders with a 755-nm alexandrite picosecond laser：clinical and histological evaluation. Lasers Med Sci. **33**(8)：1827-1831, 2018.
8) Vachiramon, V., et al.：Q-switched double frequency Nd：YAG 532-nm nanosecond laser vs. double frequency Nd：YAG 532-nm picosecond laser for the treatment of solar lentigines in Asians. Lasers Med Sci. **33**(9)：1941-1947, 2018.
9) Levin, M. K., et al.：Treatment of pigmentary disorders in patients with skin of color with a novel 755 nm picosecond, Q-switched ruby, and Q-switched Nd：YAG nanosecond lasers：A retrospective photographic review. Lasers Surg Med. **48**(2)：181-187, 2016.

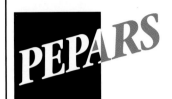

◆特集／美容医療の安全管理とトラブルシューティング
Ⅰ．各種治療の安全管理とトラブルシューティング
レーザーを使ってはいけない皮膚疾患

山田秀和*

Key Words：レーザー（laser），禁忌（taboo），皮膚疾患（dermatosis），色素性病変（pigmented lesions）

Abstract レーザー治療を行う前に，正確な皮膚科的診断が重要である．まず，皮膚病理を考え，病変部がどの位置にあるかをダーモスコピーなどで見ながら考えるのがよいだろう．皮疹をさらに悪化させる可能性のある場合や瘢痕形成が起こりやすい場合は，レーザー治療の適応はないと考える．レーザーや光治療器が多く開発され，いろいろな疾患に応用できるようになりつつあるが，エビデンスのレベルが低いものが多い．少なくとも，レーザ治療が第一選択かどうかを判断し，思いつきの試し的な治療は避けて，安全で有用性の高い治療法を目指したい．そのためには，臨床像，ダーモスコピー，皮膚病理の三位一体の理解が重要となる．

はじめに

近年，多種類のレーザー治療機器が出現し，多様な治療が可能となっている．患者のニーズが多様化していることから，治療対象の疾患がレーザー治療の適応になるのかを検討し，患者に今までの治療などを十分聞いた上で，適切な治療を提示する必要がある．またそれぞれの施設が有する機種で全てに対応することは難しいので，その限界を知って対応すべきである．レーザーを使ってはいけない皮膚疾患とのタイトルであるが，従来の常識が変化を続けており，個々の機器の適応も若干異なるが，一般論を述べてみたい．実臨床の場で大きなトラブルを起こす可能性が最も高い，CO_2レーザーのアブレーションを基本として解説する．

患者の選択（表1）

1．既往歴

ケロイドの既往歴，家族歴がある場合は，慎重に考慮する．表皮に傷をつけると，たとえ針であってもケロイドを起こす場合がある．肥厚性瘢痕からケロイドという経過をたどる場合もあり，注意を要する．胸，下顎，肩などのいわゆるケロイドの好発部位も，注意が必要である．

2．レチノイド治療中[1]

経口のレチノイド治療をしている症例．レチノイド治療をしている場合は創傷治癒の速度が基本的には遅くなるので，ケロイドや肥厚性瘢痕のリスクが高くなるとされている．したがって筆者は禁忌と考えている．また，レチノイド内服だけではなく，外用の場合でも注意が必要である．最近，ニキビ治療にレチノイド含有外用剤が使われているので，十分な問診が必要である．内服の場合は，使用を中止していてもアブレーション治療を1年程度は避けるのが望ましいとされている[2]．

---

* Hidekazu YAMADA，〒630-0293　生駒市乙田町1248-1　近畿大学医学部奈良病院皮膚科・近畿大学アンチエイジングセンター，教授

表 1. レーザー治療前のチェック
レーザー治療の前には，あらかじめ確認しておくのがよい項目

- 妊娠
- 光に対する異常反応の既往歴；日光蕁麻疹など
- 薬剤の使用歴(レチノイド内服・外用)
- ケロイドの既往歴，家族歴
- 単純性ヘルペスの既往歴，部位
- 白斑，扁平苔癬，乾癬
- 肝斑(治療対象による)
- 色素性母斑(後天性・先天性)
- 日光角化症
- 人工物(眉毛などの刺青，スレッド，フィラーなど)

3．モルフェア，強皮症，放射線治療部位の皮膚[3]

創傷治癒機転が正常でないため，基本的には避けた方がよい．

4．眼瞼周囲の小じわ[4]

眼瞼外反症の眼瞼皮膚には禁忌である．下眼瞼の弛緩患者も注意を要する．従来，眼瞼部位では，CO_2レーザーは，フラクショナルおよびアブレーションレーザー[5]ともに禁忌とされていたが，現在では，機器によっては使えるとの報告もある[6]．

5．原疾患の増悪が予測される場合

白斑，扁平苔癬および乾癬はレーザー治療によって原疾患が増悪する可能性がある．

白斑は，メラノサイトにおけるメラニン顆粒産生の機序に異常がある自己免疫性なのであれば，レーザー治療により白斑がさらに拡大する可能性がある．ただ，白斑が広範囲に及び，Qスイッチルビーやアレキサンドライトで周囲健常部の色を抜いてしまうという考えも美容的には存在する．この場合，患者との十分な相談が必要となる．

乾癬は，皮膚に刺激を与えることで，炎症を惹起してケブネル現象を起こし，皮疹がさらに広がる可能性がある．一方で，真皮浅層乳頭層の毛細血管を，血管を標的にしたダイレーザーやNd：YAGレーザーで治療することで，改善させる方法もある[7]．

A．SLE の皮疹

蝶形紅斑などを起こす SLE は日光が悪化因子と言われているので，照射を避ける．ただし，酒皶を合併していて，容貌としての改善を希望する場合は，毛細血管拡張症への対応あるいは赤ら顔の治療としてダイレーザーを使用することもある．

B．日光蕁麻疹

脱毛治療の際にしばしば遭遇するが，蕁麻疹の中でも，日光による反応が起こり，蕁麻疹反応を起こす症例がある．この場合，多くは，抗アレルギー剤を事前に内服して，マスト細胞を安定化させることで，治療を継続することができる．

C．単純性ヘルペス・帯状ヘルペス・皮膚感染症

単純性ヘルペスを繰り返す症例では注意を要する．レーザー後に誘発される場合があるので，あらかじめの説明が必要になる．十分な問診が必要で，予防的に抗ウイルス剤を投与する必要がある[8]．

帯状疱疹は，水痘帯状疱疹ウイルスの再活性化によって起こっているので，経過を見てからの治療となる．

皮膚の細菌感染や真菌感染がある場合は，まず原疾患を治療したのちに行う．なお，レーザー治療後に伝染性膿痂疹なども起こり得るので，注意を要す．

D．肝斑

肝斑は，日本人では，平均の閉経年齢である50歳を中心に，前後の15年程度に見られる，主として顔面眼瞼周囲に左右対称性に見られる色素斑である．妊娠に関連するタイプと関連しないタイプがある．また，表皮の色素が中心のものと，真皮

表 2. Fitzpatrick skin phototypes
肌の色を日光に対する反応で分類されている．日本人にはⅡ～Ⅴが多い．

スキンタイプ	非露光部の皮膚色	日光による反応
Ⅰ	白	赤く日焼け，黒くならない
Ⅱ	白	赤く日焼け やや黒くなる
Ⅲ	白からオリーブ	日焼けより，やや黒くなる
Ⅳ	やや褐色	日焼けより黒くなりやすい
Ⅴ	褐色	あまり日焼けしないが，すぐ黒くなる
Ⅵ	深い褐色から黒	日焼けはない，常に黒くなる

中心のもの，混合型がある．血管拡張を伴うものがあり，光老化との関連が疑われている．さらに，物理的に，強く擦ることが悪化させている可能性もあると言われている．

基本的には，日本では，刺激を抑え，トランサミン内服を中心とした治療で経過を見るのがよい．肝斑はレーザー治療が第一選択にはないが，アジア人でも，いろいろな機種で治療が試みられている．黒色を除く目的で，Qスイッチレーザー照射や中空照射での治療の有用性も報告されているが反対意見もあり，議論の分かれるところである[9]．頻回の照射は，色むら，脱色素斑のリスクを上げる可能性が高いので，避けるのが望ましい．今後のピコセコンドレーザーを含めたレーザー治療におけるコンセンサスを待ちたい．BMJ Good Practice では，妊娠と関係のない場合は第1選択として外用療法，第2選択にケミカルピーリング，第3選択に冷凍療法や，真皮アブレーション術，レーザー，光線療法を記載している[10]．

臨床の場では，毛細血管拡張が合併している場合にはPDLなどの血管対応の機器で光老化に対して治療することもある．この場合でも，スキンタイプのⅣ～Ⅵの肝斑には適応がないと考える．

6．照射部位の深部に異物が存在する場合

フィラーなどが注入されている患者やスレッドリフト施術患者は，使用材料により注意が必要である．筆者は金属が入っている場合は，レーザーや光治療を行わないことにしている．眉毛部や睫毛部に刺青を入れている場合も，照射により変色することがあるので，注意を要す(詳細は刺青で説明)．

7．肌の色

肌の色も重要である(表2)．

スキンタイプの濃いものほど難しい．Ⅳ以上は，大変難しいと考え，対応していただきたい．

A．炎症後の色素沈着[11]

皮膚の色素沈着が増加すると色素沈着の危険性はさらに高くなる[12]．CO_2レーザーでは，強い色素沈着が起こりやすい．一時的および永続的な色素沈着のリスクは，CO_2レーザー治療で最も高い．したがって皮膚のフォトタイプⅣ以上の患者では，皮膚の若返りのためのCO_2レーザーによるリサーフェシングは避け，小範囲のアブレーションまたは従来のEr：YAGレーザーを使用することを推奨する．

8．尋常性疣贅

主に手や足に発生する，直系1cmまでのもので(小さなものから大きなものまである)，ダーモスコピーでは点状の血管をドット状に見ることができる．治療のエンドポイントは，手足では指紋が正常になっている状態である．1回の治療では完治困難なことが一般的で，通常は液体窒素で治療する．

A．疣贅治療

疣贅はHPVによる感染症という理解である．疣贅治療では，CO_2レーザーによる治療の報告[13]があるが，筆者は，液体窒素療法は物理的に除去するのではなく，免疫療法の1つと理解している．

すなわち，疣贅ウイルスを血液細胞と接触させることによる免疫療法の1つという理解である．その意味で，ダイレーザーにより血管を治療する[14]ことで，物理的排除と免疫活性を企図した治療もある．当然であるが，CO_2レーザーなどで，深く熱を入れすぎると，瘢痕化する場合があり，肥厚性瘢痕やケロイドが起こり得る．ダーモスコピーでの確認が重要である．

Nd：YAG と PDL の小規模比較の検討では，PDL の方が優っていると言う[15]．

B．青年性扁平疣贅

通常は，成人女性の顔面に多い．3～5 mm までの白色扁平で，米粒様皮疹であり拡大傾向がある．6か月から2年程度で自然治癒するものも多い．色は正常色で，わずかに皮膚面より盛り上がっている．拡大が早い場合に患者の訴えが強いことがあるが，ウイルスによるもので，CO_2レーザーでの治療は，適切でないと考える．日本では，薏苡仁の内服が有用とされている．

C．眼瞼黄色腫

家族性の脂質代謝異常で起こることが多く，美容目的での治療を希望することが多い．

治療は切除術またはCO_2レーザーが主流であったが，瘢痕形成などのデメリットもある．Q-switched neodymium：yttrium aluminum garnet（Q スイッチ Nd：YAG）と erbium：yttrium aluminum garnet（Er：YAG）レーザーの比較試験では，Er：YAGの方がよいとする結果が示された[16]．

9．色素性母斑

いわゆるほくろの治療については，近年考えが変化しつつある[11]．従来は，先天性色素性母斑からの悪性黒色腫の発生頻度が高いと言われていたが，近年の研究で，先天性色素性母斑は悪性化が少ないとの意見が出始めている[17)18]．現在，皮膚科的には，色素性母斑のうち，色素斑，黒子の治療にレーザー治療を第1選択とすることはなく，切除か経過観察が基本となっている．

A．後天性色素性母斑

生後，数年以上が経ってから出現してくるタイプで，一般的な母斑は，直径が通常5 mm 以下であり，丸い形と均一な色で盛り上がったもの，平らなものがある．また，これらの母斑の大部分は，光曝露すると出やすいとされている．典型的な母斑は皮膚黒色腫の前駆細胞と考えられている．多くの黒子がある場合は悪性黒色腫の発生リスクは上がる．メラノーマの約1/3のみが既存の母斑から生じている[19]．ほとんどの後天性母斑は，生涯にわたって良性のままであり，経過観察となる．しかし，母斑が多くなると黒色腫のリスクが高くなるので，日光防護を含めて経過観察の仕方をカウンセリングする．また，皮膚メラノーマの半分以上が母斑のないところから発生しているので，母斑の「予防的」除去は有益とは考えない．ただし，老人性疣贅と色素性病変の鑑別が困難な症例もあり，生検することが多い．患者の希望は見た目の改善を希望する場合が多いので，原則的に切除することにしていた．Ackerman の分類，Miecher 母斑，Unna 母斑，Clark 母斑，Spitz 母斑の分類は臨床像，病理組織ともに有用で，切除の深さ，あるいはレーザー治療の選択に利用できる．特に Miecher 母斑は顔面に多く脂肪層まで母斑細胞があることから，レーザー治療での再発頻度が高く，しかも，再発した時のダーモスコープ像が，スピッツ母斑に似てメラノサイトの活性の高い像を示すため，悪性黒色腫との鑑別で難渋することになる．なお，一般に1 cm 以上の非対称性の Spitz 母斑も積極的な切除の対象とする．色素性母斑の治療の基本は切除であり，切除標本は常に組織学的検査をすべきである．

B．先天性色素性母斑（表3）

近年，生下時あるいは生後2～3か月以内に発生した色素性母斑に対して，ダーモスコピーで診断を確定し，病理上の深さも考慮した上で，適切なレーザーを用いて治療するという考えも提唱され始めている．最近，先天性色素性母斑の分類が提案[19]され，予後の点についても検討されている．表3にあるように，面積が広く，スコアが高くなると，悪性黒色腫の発生頻度が高くなる．また，

表 3. 先天性色素生母斑の分類
左：大きさでの分類，右：サテライトの数
大きく，数の多いものほど，悪性黒色腫の発生リスクが高い．また，神経皮膚メラノーシスにも注意が必要

● Small～＜1.5 cm ● Medium-sized— 　• M1 1.5 to 10 cm 　• M2 10 to 20 cm ● Large— 　• L1＞20 to 30 cm 　• L2＞30 to 40 cm 　• In a neonate, large CMN are 　• ＞9 cm on the head or 　• ＞6 cm on the body ● Giant— 　• G1＞40 to 60 cm 　• G2＞60 cm	● S—0 ● S1—＜20 ● S2—20 to 50 ● S3—＞50

色の差・表面の塑像・真皮，あるいは皮下の結節・多毛を 0～2 で点数化

神経皮膚メラノーシスも中枢神経に発生する．切除できないものに関しては，悪性黒色腫のリスクを常に念頭に置きながら，患者本人や家族と相談しつつ，専門施設で治療方針を決定する．

先天性巨大色素性母斑に対してパルスダイレーザーと Q スイッチルビーレーザーの併用療法により瘢痕化を最小に抑えつつ病変を除去する方法[20]，あるいは，ロングパルスアレキサンドライトレーザーによる治療の有用性の報告もあるが，治療後も，melanoma の発生リスクは依然高いので，十分な観察が必要になる．

C. 青色母斑

青色母斑は 2 つのタイプがあり，1 cm 以下で盛り上がりなく手背などに青色の斑で見られるタイプは，悪性の可能性は低い．一方，細胞の充実した 1 cm 以上で隆起型のタイプは頭皮に多く，予後に注意が必要である．このため，あらかじめこれを説明して，タイプによって，切除かレーザーかの選択をする．Q スイッチアレキサンドライトレーザーによる治療で難渋することがある．青色母斑は，レーザー治療により除去できない場合には，切除をする旨を最初から説明しておくことが重要である．

10. 血管系病変

乳児血管腫（苺状血管腫）の治療は，観察，ダイレーザー，ベータブロッカー内服が選択肢とな

る．内服薬が薬事承認をされてからは，レーザーの治療は減ってきている．患者，家族と十分に相談をして，7～10 歳頃の状況を見据えた治療を選択するのがよい．

11. 皮膚悪性腫瘍

基本的に，悪性腫瘍は，それぞれのガイドラインに沿って対応すべきである．

日光角化症は，老人の主として日光露光部に認められる角化性の紅斑局面で，前癌病変である．生検で診断をつける．イミキモドの外用で治療するのが一般的だが，緩解に持ち込めない場合は，液体窒素や CO_2 レーザーでアブレーションとすることも多い．欧米では，photodynamic therapy[21] が行われている．

基本的には，光老化が進んでいることが多い．日光角化症か有棘細胞癌かの鑑別が困難な場合には，生検を繰り返すよりも広範囲の切除やそれに伴う植皮術を行った方がよい．現在イミキモドを広範囲に塗布する症例が増えているので，先にフラクショナル CO_2 レーザーの治療をして，病変を限定させる方法もある．

基底細胞癌に関しては，診断を誤って，色素性病変として黒色病変に対するレーザー治療が行われる場合がある．通常は局所再発するので，しっかりフォローアップできれば確認できる．術前に本疾患を疑うこと，説明しておくこと，経過観察

することが肝要である．白人の基底細胞癌は色が赤いだけで，黒色が認められない可能性がある，この場合は，ダーモスコピーを用いた診断能力を上げることで，適切な治療法の選択が可能になる．

A．悪性黒色腫

ダーモスコピーで判別し，悪性の可能性が高ければ，切除が原則となる．足底，手掌の色素性病変をレーザー治療する場合があるが，日本人は肢端型の悪性黒色腫が多いので，基本的には治療する場合は切除がよいと考える．

術後に色素斑が再燃した場合は，悪性黒色腫を念頭に置いてダーモスコピーによる丁寧な観察と，生検を行う．悪性黒色腫でも，Qスイッチアレキサンドライトレーザーなどで治療すると一担消えるとことから，診断が遅れる場合があるので注意が必要である．

12．持続する慢性炎症

A．アトピー性皮膚炎の炎症後色素沈着

アトピー性皮膚炎は慢性炎症であり，バリア機能がコントロールできないケースや抗原回避が困難な場合は，繰り返し炎症が起こり，場合によっては強い炎症後色素沈着を生じる．この場合，一過性にQスイッチレーザーなどで色素を破壊して，色素沈着を改善することは可能であるが，また繰り返し炎症が起こるとさらに黒くなる場合があるので，病勢をコントロールしたのちに治療することが原則である．ただし，近年，IL-4/IL-13受容体抗体（デュピルマブ）がアトピー性皮膚炎患者に使われるようになり，コントロールが可能になったので，ダーティーネックなどの炎症後色素沈着の治療の可能性が出てきた．

13．刺青の除去

刺青の除去に関しては，使われている色数が多い場合には通常，複数のレーザーが必要になる．一般に，黄色および橙色顔料は除去が最も困難で，青色および黒色顔料は除去が容易である傾向がある．

酸化鉄または二酸化チタン（典型的には，褐色または白色の入れ墨または化粧用タトゥー）を含む入れ墨は，レーザーをあてると酸化第二鉄または二酸化チタンへの化学的還元により逆に黒くなってしまう．この所見を示すタトゥーは，二酸化炭素またはEr：YAGレーザーを用いたアブレーションレーザーリサーフェシングなどで治療することになる[22]．ピコセカンドレーザー[23]が標準と言われるようになりつつあるので，機器の選択は大変重要になる．

さいごに

レーザー機器は，皮膚の様々な状況に対応できることから，大変有用な機器である．いまや皮膚科治療や美容医療にはなくてはならない機器となっている．一方，機器の特性の理解や，機器の使い方の習熟も大変重要で，わずかな技法次第で結果が大きく左右される．本稿では，レーザーを使ってはいけない皮膚疾患として述べたが，実際には，従来治せなかった疾患を，どのようにしてこれらの道具を使って治すかといった前向きな指向で読んでいただくとありがたい．

参考文献

1) Spring, L. K., et al.：Isotretinoin and timing of procedural interventions：A systematic review with consensus recommendations. JAMA Dermatol. **153**：802-809, 2017.

2) Spring, L. K., et al.：Isotretinoin and timing of procedural interventions：A systematic review with consensus recommendations. JAMA Dermatol. **153**(8)：802, 2017.

3) Alexiades-Armenakas, M. R., et al.：The spectrum of laser skin resurfacing：nonablative, fractional, and ablative laser resurfacing. J Am Acad Dermatol. **58**：719-737；quiz 738-740, 2008.

4) Dimitrios, D., et al.：Wrinkles. BMJ Best Practice. 18-22, London, 2016.

5) Alster, T. S., Lupton, J. R.：Erbium：YAG cutaneous laser resurfacing. Dermatol Clin. **19**：453-466, 2001.

6) Toyos, M. M.：Continuous wave fractional CO_2 laser for the treatment of upper eyelid dermatochalasis and periorbital rejuvenation. Photomed

Laser Surg. **35**(5) : 278-281, 2017.

7) Zhang, P., Wu, MX. : A clinical review of phototherapy for psoriasis. Lasers Med Sci. **33**(1) : 173-180, 2018.

8) Metelitsa, A. I., Alster, T. S. : Fractionated laser skin resurfacing treatment complications : a review. Dermatol Surg. **36** : 299-306, 2010.

9) Trivedi, M. K., et al. : A review of laser and light therapy in melasma. Int J Womens Dermatol. **3** : 11-20, 2017.

10) Ferris, K. L., Marino, L. M. : Melasma. BMJ Best Practice. Aug. 02.2016 ed. London, 2016.

11) Polder, K. D., et al. : Laser eradication of pigmented lesions : a review. Dermatol Surg. **37** : 572-595, 2011.

12) Shah, S., Alster, T. S. : Laser treatment of dark skin : an updated review. Am J Clin Dermatol. **11** : 389-397, 2010.

13) Logan, R. A., Zachary, C. B. : Outcome of carbon dioxide laser therapy for persistent cutaneous viral warts. Br J Dermatol. **121** : 99-105, 1989.

14) Robson, K. J., et al. : Pulsed-dye laser versus conventional therapy in the treatment of warts : a prospective randomized trial. J Am Acad Dermatol. **43** : 275-280, 2000.

15) Nguyen, J., et al. : Laser treatment of nongenital verrucae : A systematic review. JAMA Dermatol. **152** : 1025-1034, 2016.

16) Balevi, A., et al. : Erbium : yttrium aluminum garnet laser versus Q-switched neodymium : yttrium aluminum garnet laser for the treatment of xanthelasma palpebrarum. J Cosmet Laser Ther. **19** : 100-105, 2017.

17) Kinsler, V. A., et al. : Melanoma in congenital melanocytic naevi. Br J Dermatol. **176** : 1131-1143, 2017.

18) Simons, E. A., et al. : Congenital melanocytic nevi in young children : Histopathologic features and clinical outcomes. J Am Acad Dermatol. **76** : 941-947, 2017.

19) Pampena, R., et al. : A meta-analysis of nevus-associated melanoma : Prevalence and practical implications. J Am Acad Dermatol. **77** : 938-945. e4, 2017.

20) Funayama, E., et al. : Effectiveness of combined pulsed dye and Q-switched ruby laser treatment for large to giant congenital melanocytic naevi. Br J Dermatol. **167** : 1085-1091, 2012.

21) Gupta, A. K., et al. : Interventions for actinic keratoses. Cochrane Database Syst Rev 2012 : 12 : CD004415.

22) Naga, L. I., Alster, T. S. : Laser tattoo removal : an update. Am J Clin Dermatol. **18** : 59-65, 2017.

23) Lorgeou, A., et al. : Comparison of two picosecond lasers to a nanosecond laser for treating tattoos : a prospective randomized study on 49 patients. J Eur Acad Dermatol Venereol. **32** : 265-270, 2018.

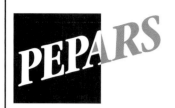

◆特集／美容医療の安全管理とトラブルシューティング
Ⅰ．各種治療の安全管理とトラブルシューティング
IPL によるリジュビネーション治療における問題点と解決策

根岸　圭*

Key Words：IPL，リジュビネーション（rejuvenation），若返り治療（rejuvenation），色素性病変（pigmented lesion），血管性病変（vascular lesion），肝斑（melasma）

Abstract　IPL 治療（光治療）の適応は多岐に亘るが，主として顔面のリジュビネーション（若返り）治療に用いられる．色素沈着，血管拡張，質感や弾力の衰えなど，加齢による諸症状を改善させる治療であるため，リジュビネーションの基盤の治療として用いやすい．また，治療後の日常生活に制限がないため，患者の受け入れがよい治療でもある．安全域の治療であれば，合併症の発症率が低い治療だと考えられるが，適切ではない治療による合併症や，患者の期待に応えていない治療結果の相談を受けることは少なくない．そこで本稿では，IPL によるリジュビネーション治療の実際と，起こり得る合併症，問題点，およびその予防策と対処法について，筆者の考えを概説する．

はじめに

IPL（Intense Pulsed Light）は様々な治療に用いられる光であるが，よく知られた用途は顔面などの加齢皮膚に対するリジュビネーション（若返り）治療である．加齢による諸症状を総合的に改善させる治療であることから，患者の受け入れがよく，広く普及した治療である．しかし，この治療に対する過剰な期待や，適応外の病変を含んだ治療により，患者の満足が得られない結果となっている例をみることは少なくない．これらの問題は正しい理解と適切な照射手技によって回避可能であると考えられるため，本稿では，まず，IPL によるリジュビネーション治療の基本と実際を概説し，その後，起こり得る合併症と問題点に対する予防策と対処法を説明する．

IPL によるリジュビネーション治療

1．特　徴

IPL はキセノンランプを光源とする広帯域波長のフラッシュランプである．IPL は商標登録された名称だが，学術的には IPL と表現されることが多いため，本稿でもそれにならう．IPL を用いた治療は，フラッシュランプ治療，光治療とも呼ばれる．一般に 515〜1200-nm の波長帯を発振する設計で，波長フィルターを用いて波長帯を限定して使用する．照射フィルター（照射面）のサイズは一般に 10×30 mm などの大きな長方形であるが，径 3 mm などの小さなサイズを備えている機種もある．用途によって波長帯を選択できるため適応は多岐に亘る．概してレーザーと比べて効果はやや劣るものの，表在性良性色素性病変，浅在性血管性病変，多毛に対する光脱毛などに用いられる．最大の用途は加齢皮膚に対するリジュビネーション治療である．IPL によるリジュビネーション治療は，この治療の考案者である Bitter によって 2000 年に初めて報告された[1]．筆者は 2001 年に

---

* Kei NEGISHI，〒150-0002　東京都渋谷区渋谷2-15-1　渋谷クロスタワー20階，東京女子医科大学附属成人医学センター美容皮膚科，講師

アジア初の論文報告を行う機会に恵まれたため，以降，この研究と実践に努めている[2]．

この治療の利点は，適応が幅広く，日光性色素斑（＝日光黒子，老人性色素斑），雀卵斑，び漫性色素沈着（くすみ），毛細血管拡張症，質感・弾力の衰え，小じわなど，加齢による諸症状を総合的に改善することである．加えて，術後の日常生活に制限がないこと，合併症の発症率が低いことも挙げられる．欠点としては，複数回の治療を必要とすること（3～5週間ごとに3～5回の治療），個々の症状に対する効果は概して専門的なレーザーと比べてやや劣ることがある．質感や弾力の低下などの加齢変化に加えて，多数の色素斑が散在している例，毛細血管拡張症が目立つ例など，広範囲に症状を認める例がよい適応である．

2．作用機序

IPLはミリ秒単位で発振されるので photothermal effect（光熱作用）により治療効果を得る．リジュビネーション治療には，一般に，メラニンとヘモグロビンの吸光度が高い500-nm台の波長の割合が高い波長帯を用いる（例：590～1200-nmなど）．色素性病変の標的はメラノソームを豊富に含むケラチノサイトとメラノサイトである．標的が熱損傷を受けると薄く細かい痂皮であるマイクロクラストが形成される．局所のターンオーバー促進により，3～7日程度でマイクロクラストが剥がれて色素斑の改善が得られる[3]．血管性病変の標的はヘモグロビンであり，ヘモグロビンから放散された熱による血管壁の熱損傷により，血管性病変の改善が得られる．色素沈着や血管拡張のない加齢皮膚では，メラニン選択性の表皮ターンオーバー促進，熱による真皮コラーゲンやエラスチンの軽度損傷とその修復，および熱ショック蛋白の放出を介したこれらの増生が起こり，質感・弾力の衰え，肌理，小じわなどの改善が得られる．繰り返し治療を行った後のコラーゲンの増生，メラニン選択性の表皮ターンオーバーによる美白効果については，筆者自身も研究報告を行ってきた[4][5]．

3．治療方法

術者，患者，介助者はゴーグルで眼球を保護する．光学的特性を高めて安全な照射を行うために無色透明の冷却ジェルを皮膚に塗布，IPL照射フィルター（照射面）と皮膚面を均等に軽い圧で接触させて照射をする．多くのIPL機器は皮膚表面を冷却する機能を持つ．照射のエンドポイントは，病変のない部分の皮膚がごく軽度の赤みをもち，色素斑が濃く見える変化である．色素斑などの色素性病変は病変のない部分の皮膚に比べてIPLの標的となるメラニンやヘモグロビンが豊富に存在するので，より強い熱影響を受け，前述の反応を経て改善を得る．

4．その他

IPL機器は機種によって性能に大きな違いがある．この違いはレーザー機器で想像される違いをはるかに超える．設定の自由度が高く，波長，パルス幅，冷却温度，照射スポットサイズを変更できる機種を使用する場合は，単に出力を上下させるのではなく，様々なパラメータを変更して治療に強弱をつけることができる．例えば，肝斑を合併する例や乾燥の強い例など，合併症を発症するリスクが高い例にも，安全，かつ高い治療効果を期待することができる．使用する機器と術者のレベルで治療効果は大幅に異なる．病変のない部分の加齢皮膚と病変の2つの要素として全体の治療を行う2段階照射[6]（後述）が可能な機器では，いわゆるIPL治療のイメージを払拭するような高い効果を期待することができる．

IPLによるリジュビネーション治療で起こり得る合併症：その予防と対処法

1．合併症の種類，発症要因，予防策，および対処法

適切な理解で照射を行えば合併症の頻度は低い．IPLによるリジュビネーション治療では，機器が適切に調整，管理されていれば，治療の性質として避けることができない合併症はほとんどなく，合併症と問題は，的確な診断，適切な照射設

表 1. IPL によるリジュビネーション治療の主たる合併症，問題点と発症要因，および予防策と対処法

合併症，問題点	発症要因	予防策	対処法
熱傷	照射設定が不適切	照射設定・照射手技の見直し 照射のエンドポイントの見極め	熱傷の標準治療 上皮化後，早期から美白外用剤，紫外線防止剤を使用（色素沈着予防）
	照射手技が不安定・不適切		
	術後冷却が不十分	術後冷却の徹底と冷却後の確認	
炎症後色素沈着・色素脱失	照射設定が不適切	照射設定の見直し 照射のエンドポイントの見極め	美白外用剤と紫外線防止剤の使用（炎症後色素沈着） 経過観察（色素脱失）
毛包周囲炎	産毛が濃い	産毛が濃い部分の照射を避ける ステロイド剤の予防処方をする	術後冷却 ステロイド剤外用
肝斑の悪化，顕在化	肝斑，潜在性肝斑の診断が不十分	肝斑を疑って慎重に診断する	ハイドロキノンなどの美白剤外用，トラネキサム酸内服 厳重な紫外線防止 設定を工夫でき，技量がある場合に限って IPL を用いてもよい
	IPL を単独治療として用いている	薬剤による治療を優先する	
	照射設定が不適切	安全な照射設定と適切なエンドポイントを見極められる場合に限って IPL を使用する	
説明と効果の不一致 （患者の満足を得られない治療）	非適応の病変を含めた治療	的確な診断	
	術前の説明が不十分・不適切・不親切	予想される効果・経過・痛み・費用を詳しく丁寧に説明する 症例写真を供覧する	
	患者教育の不足	過剰な期待を持たれないよう症例写真を供覧する	
	照射設定，その他の工夫が不十分	照射のエンドポイントの見極め 可能であれば 2 段階照射を行う	
眼球損傷（虹彩炎など）	眼瞼の治療における眼球保護が不適切	眼球保護用のコンタクトシェルを使用する	眼症状があれば速やかに眼科受診

定と手技，十分な説明でほぼ予防と回避が可能である．表 1 に合併症や問題点と発症要因，およびその予防策と対処法を記す．IPL 治療が登場した初期には合併症が高頻度に起こっていたが，機器を用いた美容皮膚治療の定番の治療となり，機器の進化と治療に対する正しい理解が得られるようになった現在，合併症は減少したと考えられる．

A．熱　傷

出力などの照射設定が不適切な場合，または，照射手技が不安定な場合に生じる合併症である．テスト照射で直後の反応を見極めて適切に設定をすること，照射中に患者に痛みを尋ねること，手技を安定させることで予防できる．照射直後の反応は，「IPL によるリジュビネーション治療　3. 治療方法（本稿 p. 14）」に記す通りである．照射中の痛みは 10 段階で 3〜4，または，それ以下がよい．IPL 照射フィルターを皮膚の上でアイロンのように滑らせることができる圧が適切で，押し付けすぎると熱傷の原因となる．照射時は，照射部分の皮膚がしっかり観察できるように，患者の顔の向きを変えたり自分自身が位置を移動したりして，最良の姿勢と位置で照射をする．IPL によるリジュビネーション治療は繰り返し行う治療だが，その都度，テスト照射を行って照射設定を決定する．また，2 回め以降の治療であっても，漫然と同一設定で照射を行うのではなく，前回の治療経過，特に痛みや腫れ，マイクロクラスト形成の有無を詳しく聞くことが重要である．前回の設定は参考になるが，旅行や夏季の紫外線により，患者自身に自覚がなく皮膚色が濃くなっている例が少なくないことに注意する．照射設定と手技以外に，術後冷却も熱傷の予防に重要である．筆者は全例に冷却を行うようにしている．アイスパックを使用する場合，顔側はガーゼ，手側はタオルを挟み，患者自身に十分な冷却を行ってもらう．冷風装置を用いて自己冷却をしてもらうのもよい．冷却は何分間と決めるのではなく，必ず，熱感が軽減したかどうかを尋ね，赤みがあれば軽快の程度を医師か看護師が確認してから冷却を終了する．熱傷が疑われる場合，ステロイド剤を外用

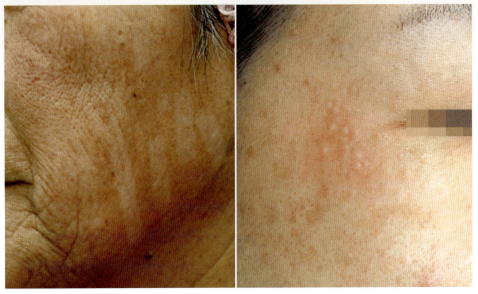

図 1. IPL 治療による合併症の例
a：1 回治療 1 か月後．スポットサイズに一致した熱傷とその後の色素脱失を認めた．色素脱失の改善には 3 か月を要した．
b：照射直後，産毛の濃い部分に毛包炎を認めた．直後の冷却とステロイド剤外用にて翌日，軽快治癒した．

(参考文献 7 より転載)

し直ちに念入りに冷却を行う．熱傷が生じれば，スポットサイズに一致した痂皮形成や水疱形成を認めることになる．一般に 7 日程度で上皮化が完了するが，上皮化完了後は色素沈着を予防するために早期から美白外用剤を使用するとよい．一般に瘢痕を残すことはないが，色素沈着を生じると消褪に数か月を要する．色素脱失を認める場合，経過観察以外によい方法はない[7]（図 1-a）．

B．毛包周囲炎

上口唇や下眼瞼外側などの産毛が濃い例で起こりやすい[7]（図 1-b）．同部位の照射を避けるか，設定を低くするとよい．剃毛をしている場合は毛の濃さがわかりにくいので，毛包周囲炎のリスクを説明して産毛の太さを尋ねるとよい．ステロイド剤（リンデロン® V など）を朝晩使用すると 1～5 日で治癒することが多い．一般に照射直後に発症するが，数時間後や翌日に生じた症例もあるため，予防的に処方することも考慮する．

C．肝斑の悪化，潜在性肝斑の顕在化

的確で丁寧な診断と設定の工夫，併用治療により予防可能である[7]．肝斑は炎症によって容易に悪化し，いかなる治療でも治療を中断すると再燃するとされる色素性病変である．IPL 単独治療による肝斑の改善が報告されているが[8]，筆者はトラネキサム酸内服（トランサミン® 500～1,000 mg/日）やハイドロキノン（4％毎就寝前）などの外用による治療を優先し，効果が不十分な例，または，更なる効果を希望する例に限って IPL 治療を加えている．メラニン選択性の表皮ターンオーバー促進によるメラニン排泄が IPL 治療の役割である．治療前の診断を的確，かつ丁寧に行えば，肝斑を見逃すことはないが，多数の色素斑が散在している例ではそちらに眼を奪われやすい．また，肝斑の範囲が小さい場合や色調に左右差がある場合は，より慎重な診察と診断を要す．他の色素斑の治療のようにマイクロクラストが形成される照射を行うと高率に悪化をきたしてしまう．照射のエンドポイントを，肝斑の色はほとんど変化がないが，部分的に紅斑を伴っている状態とするとよい．筆者は，あえてメラニン吸収を抑えた波長で（例：640～1400 nm）弱い照射を行い，反応をコントロールすることを好んでいる[9)10]．

潜在性肝斑は，視診上目立たず診断しづらい薄い肝斑に対して，筆者らが用い始めた診断名であ

る．筆者らは UV カメラシステムを用い，潜在性肝斑が想像以上に多くの例にみられることを見出し，過強な IPL 治療で顕在化させてしまう可能性があることを報告した[11]．すべての症例で肝斑を疑う目を持ち，不用意に強い照射をしなければこの問題は回避できる．悩ましい例では，肝斑に順じた内服外用治療を 1 か月程度行ってから IPL 治療を開始するとよい．

肝斑の悪化や顕在化に対して，ごく弱く設定した IPL 治療で改善させることも可能だが，技術と知識を要するため，薬剤による治療を勧める．ハイドロキノン(4〜5％)にレチノイン酸(0.025％など)を加えると，より早く改善を得ることができる．

D．炎症後色素沈着

IPL 治療は色素斑の治療において，合併症である炎症後色素沈着を生じるリスクが非常に低いという利点がある．例えば，筆者の経験では，日光性色素斑の治療に頻繁に用いられる Q スイッチレーザーでは，照射法や後療法に工夫を凝らしても炎症後色素沈着の発症率を 10％以下に抑えることは難しい[12]．最近注目されているピコセカンドレーザーでも 5％程度のリスクがある[13]．これに対して，IPL では炎症後色素沈着を経験することはほとんどない．色素斑に対して小さなスポットサイズの IPL を使用して強い設定で照射を行えば高い効果を得ることができるが，安全域を逸脱すると，当然，炎症後色素沈着が生じる．直後に病変が灰色に変化するほどの照射をするとリスクが相当に高くなってしまう．

照射直後に過剰な反応を認めた場合，痂皮脱落までステロイド剤を外用，マイクロクラスト脱落後は直ぐに美白外用剤の使用を開始し，炎症後色素沈着の予防に努める．それでも発症を認めた場合，メラニン吸収を抑えて弱く設定した IPL 治療でメラニン選択性の表皮ターンオーバー促進を得て，短期間の消褪を狙うことができるが，知識と技術を要する．一般には美白外用剤の継続で消褪を待つ．3 か月以上を要することが多いが，月に 1回は経過を診て患者の不安の軽減に努めるとよい．

E．眼球損傷

筆者は経験がないが，不用意な眼瞼，または，眼瞼周囲の IPL 照射による前部ぶどう膜炎の報告がある[14]．上眼瞼を治療対象とする場合，必ず眼球保護用のコンタクトを使用する．下眼瞼を治療対象とする場合，以前は舌圧子などで睫毛を覆って照射をしていたが，最近は安全性を高めるため，保護ゴーグルを外さずに照射をすることを勧めている．また，ゴーグルを簡易的に載せているだけの施設が多いが，皮膚とゴーグルの間に隙間があると光が入り，眼球や睫毛の損傷を起こしかねないので注意を要する．眼球の異常を訴えられたら躊躇せずに眼科受診を勧める．大ごとにしたくないなどと考えている場合ではない．

2．説明，期待と結果の不一致に対する予防策

合併症以外の問題として，説明と結果，または，患者の期待と結果の不一致が挙げられる．加齢による諸症状を治療対象とするため，何がどのようにどの程度改善する見込みであるのか，現実的にイメージできるような説明が必要である．驚くほど高い理想を持っている患者もいれば，現実的な患者もいる．この問題は，説明以外に診断と治療レベルによっても起こり得る．

A．診断に起因する問題

IPL によるリジュビネーション治療は，一般に全顔など広範囲を対象に治療を行う．治療範囲には様々な病変が存在するので，適応と非適応を的確に見分けなければならない．脂漏性角化症，後天性両側性太田母斑様色素斑，色素性母斑は頻繁にみる病変だが，適応外である．適応外の病変の改善を望んでいる場合，当然，期待する効果と得られた結果は一致しない．また，辺縁が滑らかな扁平母斑は日光性色素斑と見誤りやすいので，診断には問診も重要である．個々の病変を的確に診断し，適応と非適応の病変について，鏡で供覧してひとつひとつ説明するとよい．

B．治療前の説明に起因する問題

診断が的確であっても，想像したほどの効果が

得られなければ問題となる．患者の期待をコントロールできず，過剰な期待を持たせてしまうと医師患者双方に辛い結果となる．筆者は，治療の選択肢，IPL 治療の利点と欠点，予想される効果，治療頻度，治療回数，費用などを具体的に説明している．その後，重要な点を記載した同意書を手渡し，医師や看護師のいない場所で落ち着いて読んでもらい，看護師が質問や不安がないか確認するようにしている．医師に対しては，理解のよい患者のように振る舞ってしまう患者が少なくないためである．IPL 機器を販売する会社から提供される症例写真は有用だが，自分自身の治療例から，改善が明らかな例と明らかでない例の両方の写真を示して説明するとよい．その上で対象の患者はどの程度の回数でどの程度の改善に到達できる見込みであるか示すと親切である．

また，すべてを IPL によるリジュビネーション治療に委ねようとしてはならない．治療開始前に，摩擦をしないスキンケアを指導し，紫外線防止剤の適切な使用法を説明，指導[15]．喫煙や生活習慣などを含めた包括的な診方をすると，治療効果が高まるばかりか患者からの信頼が高まり，患者参加型の治療を行いやすくなる．筆者が最も好む治療スタイルである．美容治療は必要な治療ではなく，生活の質を上げるための医療である．治療を行うからには，医師は提供する医療レベルの向上に努めなければならないが，患者も医師の指導のもと治療に参加し，適切はスキンケアや紫外線防止に努めるなど，求める治療効果を得るために責任を分担して協力し合うべきであると考えている．

3．治療レベルに起因する問題

どの医療機関でも同じレベルの治療を受けることができると考えて来院する患者もいるが，実際は使用する機器の性能と医師の技量によって，期待できる効果が異なる．筆者は，設定の自由度が高い IPL 機器を用いて，自身が推奨し続けている 2 段階照射法を用いている．これは，安全かつ効果的な設定で大きなスポットサイズを使用して全

体の照射を行ったのち，安全域で強い設定に変更し，小さなスポットサイズを使用して病変に追加照射を行う方法である[6]．加齢皮膚のリジュビネーションと加齢性病変の除去，2 つの要素を分けて考えれば，効果も効率もよくなる．正常皮膚とコントラストが低い病変や多くの色素斑において，この方法が奏功する．図 2 に 2 段階照射法による治療例を示す．このような方法を用いることができない場合，IPL によるリジュビネーション治療単独で得られる効果には限界がある．機器の性能，技量と合わせた飾らない説明が必要である．

4．その他の安全対策

A．機器のメンテナンス

IPL 機器の出力は一般にプラスマイナス 10% の範囲で調整されている．この範囲を超えるとエラーメッセージが表示される機器が多いが，中にはそうではない機器もある．安全性を考え，経費を渋らずに定期的なメンテナンスを行う必要がある．

B．写真撮影などの記録

見た目の治療では写真撮影による記録は必須である．例えば，広範囲を治療対象としていると，目立つ病変が改善，除去された際に，それまで目立っていなかった病変が新しくできたと思い込んでしまう患者がいる．このような場合に写真が有用である．これ以外に，自身が行った治療の振り返りや改善の供覧の目的においても，写真記録は欠かすことはできない．

おわりに

安全で効果的な治療を行うために，筆者の理解における正しい IPL によるリジュビネーション治療と，その合併症や問題点，予防策と対処法を概説した．

社会背景の変化と超高齢社会にある現状と今後を考えると，リジュビネーション治療を希望する患者はますます増加すると考えらえる．機器を用いた美容治療は，術者によって治療の位置づけや生かし方が異なる．ガイドラインがなく，個々の

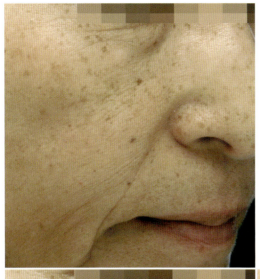

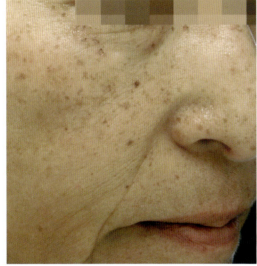 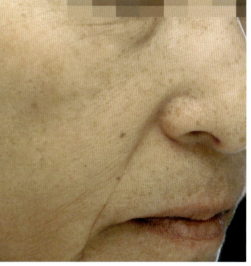

a	
b	c

図 2. IPL によるリジュビネーション治療,2 段階照射の例.60 歳,女性
- a:治療前
- b:2 段階照射直後.小斑型の色素斑は紅斑を伴って色調が濃くなった状態にある.
- c:1 回治療 1 か月後.色素斑とび漫性色素沈着(くすみ)の改善を認める.追加治療によって,他の症状も含む更なる改善が期待できる.

<治療設定>
BBL™(Sciton 社,アメリカ):
590-nm(590〜1400-nm)フィルターを使用.20 ms,10 J/cm², 15℃,スポットサイズ 15×15 mm² で両頬の照射を行った後,設定を変更
PinBryte(500〜650-nm)フィルターを使用.10 ms,6 J/cm², 20℃,スポットサイズφ 3 mm で小斑型の日光性色素斑に追加照射を行った.

医師の裁量で行われている医療分野であるが,理論にあった正しく適切な治療が行われるよう,今後も検討と工夫を続け,その発信に努めたい.

参考文献

1) Bitter, P. H.:Noninvasive rejuvenation of photo-damaged skin using serial, full-face intense pulsed light treatments. Dermatol Surg. **26**:835-842, 2000.
2) Negishi, K., et al.:Photorejuvenation for Asian skin by intense pulsed light. Dermatol Surg. **27**:627-631, 2001.
3) Yamashita, T., et al.:Intense pulsed light ther-

apy for superficial pigmented lesions evaluated by reflectance-mode confocal microscopy and optical coherence tomography. J Invest Dermatol. **126**：2281-2286, 2006.

4) Negishi, K., et al.：Full-face photorejuvenation of photodamaged skin by intense pulsed light with integrated contact cooling：initial experiences in Asian patients. Lasers Surg Med. **30**：298-305, 2002.

5) Negishi, K., et al.：Photorejuvenation by intense pulsed light with objective measurement of skin color in Japanese patients. Dermatol Surg. **32**：1380-1387, 2006.

6) 根岸　圭：【美容皮膚診療の工夫―わたしはこうしている―】IPL 治療―わたしの工夫. MB Derma. **209**：119-127, 2013.

7) 根岸　圭, 松永佳世子：【これはやってはいけない 美容皮膚診療】IPL による治療でやってはいけないこと. MB Derma. **165**：53-58, 2010.

8) Li, Y. H., et al.：Efficacy and safety of intense pulsed light in treatment of melasma in Chinese patients. Dermatol Surg. **34**：693-700, 2008.

9) 根岸　圭：【実践 非手術的美容医療】IPL を中心とした肝斑の治療. PEPARS. **27**：66-72, 2009.

10) 根岸　圭, 松永佳世子：Intense Pulsed Light に

よる美容皮膚治療. 日レ医誌. **31**：53-60. 2010.

11) Negishi, K., et al.：Study of the incidence and nature of "very subtle epidermal melasma" in relation to intense pulsed light treatment. Dermatol Surg. **30**：881-886, 2004.

12) Negishi, K., et al.：Comparative study of treatment efficacy and the incidence of post-inflammatory hyperpigmentation with different degrees of irradiation using two different quality-switched lasers for removing solar lentigines on Asian skin. J Eur Acad Dermatol Venereol. **27**：307-312, 2013.

13) Negsihi, K., et al.：Prospective study of removing solar lentigines in Asians using a novel dual-wavelength and dual-pulse width picosecond laser. Lasers in Surg Med. **50**：851-858, 2018.

14) Pang, A. L, Wells, K.：Bilateral anterior uveitis after intense pulsed light therapy for pigmented eyelid lesions. Dermatol Surg. **34**：1276-1279, 2008.

15) 根岸　圭：【再考！美容皮膚診療―自然な若返りを望む患者への治療のコツ―】リジュビネーションを目的としたレーザー治療前後のスキンケア指導. MB Derma. **262**：83-90, 2017.

こんな本が欲しかった！

イチからはじめる 美容医療機器の理論と実践

みやた形成外科・皮ふクリニック院長　宮田成章／著

オールカラー　B5判　182頁　定価（本体価格6,000円＋税）　2013年7月発行

美容医療機器の基礎理論から治療のコツまで！
美容医療機器を扱う全ての医家必読の1冊です！

●目　次●

I．総　論
1. 違いのわかる美容医療機器の基礎理論
2. 人体における機器の反応を知る
3. 料理をベースに美容医療を考えてみよう
4. 肌状態から考える治療方針・適応決定
5. 各種治療器

II．治　療
1. ほくろに対するレーザー治療の実際
2. メラニン性色素疾患に対する治療
3. しわやたるみの機器治療
4. 毛穴・肌理や肌質に対する治療
5. 痤瘡後瘢痕の機器治療
6. レーザー脱毛
7. 最新の機器に対する取り組み

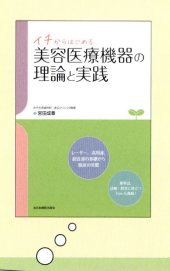

業界話，診療・経営に役立つTipsも満載！

㈱全日本病院出版会

〒113-0033　東京都文京区本郷3-16-4
TEL：03-5689-5989　FAX：03-5689-8030

お求めはお近くの書店または弊社（ http://www.zenniti.com ）まで！

◆特集／美容医療の安全管理とトラブルシューティング
Ⅰ．各種治療の安全管理とトラブルシューティング
レーザー脱毛

木下浩二[*1] 吉家 弘[*2]

Key Words：レーザー脱毛(laser hair removal)，拡大的な選択的光熱融解理論(extended theory of selective photothermolysis)，硬毛化(paradoxical hypertrichosis)，ヒーター(heater)，ターゲット(target)

Abstract 持続的減毛状態と安全性の両立を期待して気軽に医療機関を訪れる患者は多い．期待に応えるべく，医師は皮膚科知識はもちろん主たる治療ツールであるレーザー機器の機種選択・パラメーターの設定について，トラブル時にも応用が利くような考え方を身につけておく必要がある．レーザー脱毛の原理を理解し，レーザー照射により毛幹(ヒーター)と毛包(ターゲット)にどんな組織変化が生じているかイメージしながらパラメーターを設定し，熱傷や硬毛化などのトラブルを回避するのが理想である．やみくもな高出力照射では表皮損傷だけでなく，毛幹の構造が破綻してヒーターとして機能できず，かえってターゲットに必要十分な熱ダメージを及ぼせない可能性がある．あらかじめ毛包周囲に発生させておいた熱に，毛幹を損傷しない程度のレーザーエネルギーによる熱を加え，ターゲットに不可逆的ダメージを与えることが硬毛化対策の一つとして有用ではないかと考えている．

はじめに

近年，脱毛のニーズは年齢・性別を超えて拡大しており，レーザー脱毛は美容医療における重要な診療項目の1つとして確立している．いわゆる永久脱毛を指す持続的減毛状態[1]は従来熟練の技術を要した電気針脱毛で成し得たが，1990年代後半から急速に普及したレーザー脱毛では施術者と患者双方にとって簡便に達成可能となった．

脱毛レーザーの照射は毛幹を介して周囲毛包に不可逆的な熱ダメージを与えるのが目的であり，熱傷に起因する皮膚トラブルには常に注意を払う必要がある．また，最近の医療用脱毛レーザーを使用すれば，約75%の毛は問題なく持続的減毛の状態を得られるが，残り約25%は機種やパラメーターの変更でも持続的減毛状態に至らないうえに，むしろ硬毛化(後述)するなどの難治例となる．

硬毛化トラブルは脱毛継続の可否や最終仕上がりを左右するため，医師患者間の契約上も深刻な状態と言える．複数の原因が推測され様々な対策も提唱されているが，決定的な回避方法がないのが現状である．本稿ではレーザー脱毛メカニズムの視点から，トラブル回避のためのポイントをレーザー照射時の組織反応に関する我々の仮説も交えながら述べたい．

レーザー脱毛の原理

電気針脱毛では絶縁針がヒーターであったが，レーザー脱毛ではメラニン色素を十分に持った毛幹がヒーターとなる．レーザーの照射で毛幹に生じた熱が隣接した毛包内のターゲット器官に伝導し，熱変性させた結果として脱毛効果が得られる．この際破壊すべきターゲット器官は，外毛根鞘の立毛筋付着部付近(バルジ領域)(図1)，毛乳

[*1] Koji KINOSHITA，〒810-0042 福岡市中央区赤坂1-13-8 赤坂ウィングビル5F 赤坂クリニック，院長
[*2] Hiromu YOSHIIE，同

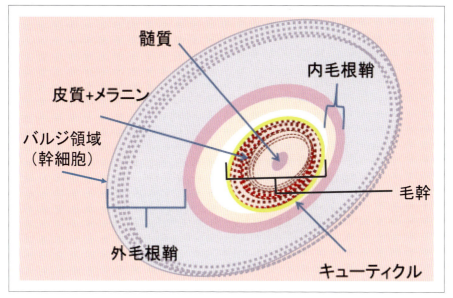

図 1. 毛包の横断面(模式図)
主要なターゲットであるバルジ領域は外毛根鞘の最外側に位置するため,ヒーターである毛幹からは距離がある.

表 1. Extended Theory で示された脱毛モデル

① 毛幹をヒーターとしターゲットである幹細胞を破壊する.

② ステムセルの最外側の温度が 65℃ に達した時点で照射を終了する.

③ ヒーターから離れた距離にあるステムセルまで,効率的に熱を運ぶには,ヒーターの加熱を 100℃ 以下にとどめた方がよい.

頭,皮脂腺開口部に存在する幹細胞とされる.

レーザー脱毛のトラブル回避には,毛幹も毛包も一気に破壊や熱変性させるといった大雑把なイメージを捨て,破壊すべきではないものは破壊せずに,必要最小限の熱ダメージによってターゲットだけを確実に変性させる minimum invasive(低侵襲)な施術が求められる.

Extended Theory で示された脱毛モデルと臨床結果との矛盾

2001 年 Altshuler らは Extended Theory of Selective Photothermolysis[2]で永久脱毛を成立させるモデルとして 3 つの条件を示した(表1).つまりレーザーによって毛幹を加熱し,その伝導熱で外毛根鞘最外側にある幹細胞を 65℃ 以上に加熱するモデルである.

この中で条件 ③ はヒーターである毛幹の脆弱性を考慮したものである.高パワー密度の照射では,毛幹の破壊でエネルギーのロスを生じ,幹細胞に達する十分な加熱ができないと予想したのである.このため,毛幹温度が 100℃ 以下にとどまるような低パワーでの照射を推奨した.しかし現在,臨床的には 3 msec 固定のロングパルスアレキサンドライトレーザーによる高パワー照射でも少なくとも 80% の毛は長期的減毛が可能とされている.

レーザー照射時の毛の 3 次元的形態変化

2007 年の山田によるロングパルスアレキサンドライトレーザー照射時の毛幹・毛包の組織変化

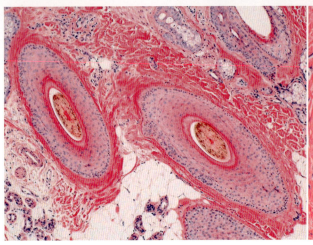
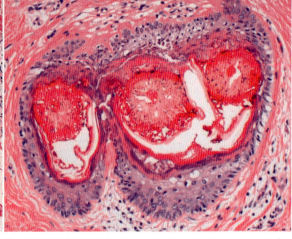

図 2. 真皮内毛包のレーザー照射前(a), 後(b)　　　　　　　　　a|b
照射後は毛幹内の空胞によってキューティクルが皮質から剝離して伸展されたような
所見および, 外毛根鞘性角化部分の変性所見を認める.

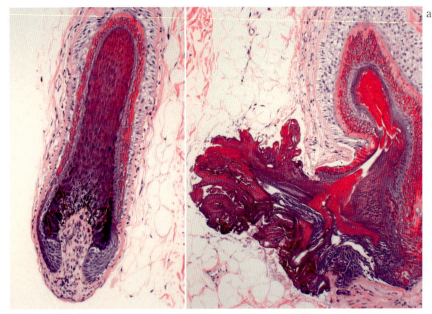

a|b

図 3.
下部毛包のレーザー照射前(a),
照射後(b)
照射後は変性した毛幹が脂肪組織中に逸脱している.

に関する病理組織学的な検討では, メラニンの選択的加熱による毛幹・毛包内の空胞変性や毛根鞘構造の破壊像が示された[3](図 2, 3). この組織像から, レーザー照射によって毛皮質中の水分が蒸発し, その体積増加により瞬間的に毛幹が膨張するため熱源がターゲットに接近することが予想される(図 4). 我々は, このような毛の 3 次元的形態変化によって, 多くの症例では高パワーの照射でも毛幹の破壊は起こらず, 与えられたエネルギーがロスすることなく幹細胞に運ばれ脱毛が成立すると考えている.

レーザー脱毛前の注意点

1. 初診時の問診

色素沈着を惹起し得る既往症として, 金製剤・金の糸の使用歴, 光線過敏症の有無, アトピー性皮膚炎, 母斑, アザの有無を初診時に確認する. また, ケロイド, 肥厚性瘢痕の既往も確認すべきである. 各既往症に応じたインフォームドコンセントを行う.

2. 施術前の診察

最適な機種(波長)選択および出力設定のため

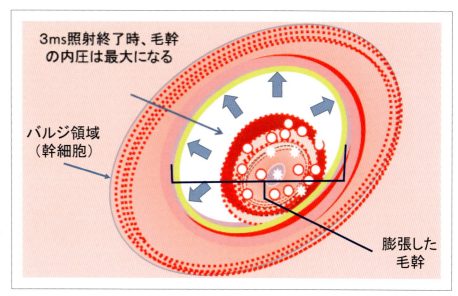

図 4.
レーザー照射によって毛幹が膨張し，ターゲットに接近した状態

に，色素沈着・過度の日焼けの有無，毛質(太さ，密度，色)の確認は重要である．炎症性皮膚疾患などの有無も確認し，必要に応じて疾患の治療を優先するか脱毛範囲を変更する．原則として初回はテスト照射を行い，約1〜2週間後に皮膚の反応を確認したうえで本照射を開始すべきである．

3．剃毛・マーキング

表面に残った毛による熱傷を避けるために剃毛が必要である．陰部など形状が複雑な部位では，剃毛時の皮膚損傷に注意が必要である．照射範囲の間違い，照射漏れ対策としてマーキングが有効である．ハンドピースの移動方向に規則性(四肢の場合は長軸方向でそろえるなど)を持たせることも照射漏れの予防策になる．

4．レーザーからの眼球保護対策

患者，施術者，介助者ともにレーザー光線からの目の防護を行う．基準を満たした管理区域内で施術を行う．

5．局所麻酔トラブル対策

外用麻酔薬の副作用として，紅斑・蒼白，リドカイン中毒，アレルギーなどが挙げられる．極量オーバーによる中毒・ショック症状を起こさないために，広範囲に使用する場合は，既往歴，体重を確認したうえで使用薬剤の極量を守ることが重要である[4]．

使用機器の選択

脱毛レーザーで最も一般的に用いられるのが波長755 nmのアレキサンドライトレーザー，810 nmのダイオードレーザー，1064 nmのNd：YAGレーザーの3種類で，この順にメラニンの選択性が下がるが，深達性は増す．日焼け，色素沈着がある皮膚では，メラニン選択性が高い755 nmでは表皮損傷のリスクが高まるため，後述の表面冷却を併用するか，吸収係数が低い1064 nmを選択する．1064 nmはメラニン選択性が低いため毛に反応させるためには出力を上げる必要があるが，酸化ヘモグロビンや水にも吸収されるため，高出力では強い疼痛を伴う．

近年広く普及してきた蓄熱型脱毛機は上記3波長のうち複数を併用できるタイプが多い[5]．表皮損傷回避のための表面冷却手段には接触型，噴霧型，冷風などがあり，機器が正常に作動するか事前チェックすべきである．冷却機器トラブルや照射方法(皮膚に対する照射角度や進行方向)に起因する低温熱傷リスクを常に意識しておくべきである．

レーザー脱毛普及のきっかけとなったロングパルスアレキサンドライトレーザーが2016年末に減毛目的として初の厚生労働省の承認機となったが，承認機は治療実績や機能，メンテナンス体制が安定している証しであり，機器選択の際に考慮

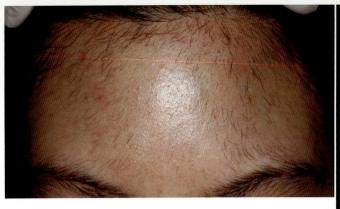
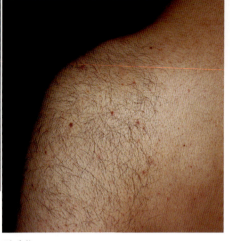

図 5. 前額部と肩から上腕の硬毛化

すべき点の 1 つである.

パラメーター設定の注意点

　脱毛部位ごとに異なる毛の太さ・密度,毛根の深さ,皮毛角などを意識した適切な設定が求められる[6].毛根が長く深い部位や皮毛角が垂直に近い部位では,深達性を高めるための出力やスポットサイズの変更ではなく,照射時の圧迫や介助者による皮膚伸展などの皮毛角を小さくする工夫で,余分なダメージや疼痛の軽減につながる.各パラメーター設定時のポイントを以下に述べる.

1．パルス幅

　理論的には表皮の熱緩和時間(3～10 msec)よりも長く,毛包の熱緩和時間(40～100 msec)よりも短いパルス幅が求められ,10～50 msec が理想とされている[7].現在,脱毛目的では 3～100 msec の範囲内で設定可能な機種が一般的であり,この範囲内の設定で通常問題なく脱毛可能である.

2．照射出力

　ヒーターを介したターゲット破壊を意識して必要十分な出力を設定すべきである.短いパルス幅と高出力の組み合わせは毛幹(ヒーター)に過剰な熱ダメージを与えてしまい,炎症や硬毛化の原因となり得る.毛幹(ヒーター)の破壊を示唆するポップアップ現象は起こさず,照射直後に抵抗なく抜毛可能な出力が理想と考える.

3．スポットサイズ

　レーザー光のスポットサイズが大きくなれば皮膚深部への熱影響が増すため,照射出力を抑えられる.また広範囲でも効率よく照射できるため,照射ムラや所要時間を減らせるメリットもある.

合併症対策

　照射後の疼痛や紅斑の軽減のために冷タオルやアイスパックでの冷却は不可欠である.冷却後も症状が強い場合などはステロイド含有軟膏の塗布を行う.

　熱傷に起因した紅斑,水疱,びらん,腫脹などの兆候を認めた場合は,熱傷治療に準じた適切な創傷管理を時期を逸せずに行い,早期の治癒を目指すが,痂皮形成,色素沈着,色素脱失に至る可能性があることも症例写真などを用いて事前に説明しておくべきである.

　毛包炎に伴う発赤や搔痒感が強い場合はステロイド外用剤・内服薬を使用する.

　炎症後色素沈着を生じた場合は,ハイドロキノン外用剤の塗布や遮光で改善する場合が多い.色素脱失は数か月の経過で自然に改善する場合が多い.露出部の脱毛中は紫外線対策を怠らないように指導する.

硬毛化について

　各種脱毛レーザーでの脱毛処置後,処置範囲の全体または一部,あるいはその周囲において,処

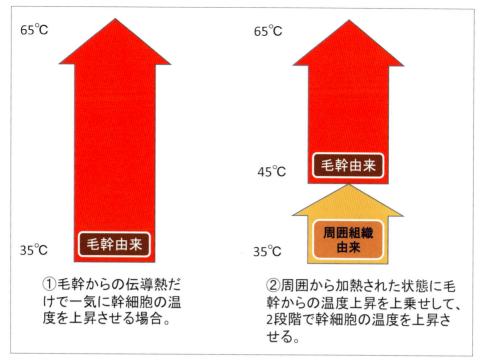

図 6. 硬毛化対策のアイデア

置前の毛よりも長く太い毛が生えてくることがあり，硬毛化(現象)と呼ばれる[8]～[12](図5)．いったん硬毛化を生じると，通常の設定ではなかなか減毛することができなくなり，厄介な難治症例となる．フェイスライン，背部，上腕，腰回りが好発部位であり，同部の脱毛を行う場合は十分な事前説明が必要である．

硬毛化対策として，当初は低出力照射が原因と考えられ，より高出力での照射が試されたが問題解決に至らなかった(もし不十分なレーザー出力が原因とすれば，クリニックよりも明らかに低出力であるエステでの光脱毛後に硬毛化が頻発する事態を招き得る)．他には，低出力照射，パス数の増加，照射範囲周囲までの冷却等を複合的に行う，脱毛を休止して元の毛質に戻るのを待つ，針脱毛で脱毛を継続するなどの対策がとられている[13]～[15]．

レーザー脱毛の普及以前より行われてきた針脱毛で硬毛化を経験することがなかったのは，ヒーターである針を介して幹細胞に十分かつ確実に熱ダメージを与えることが可能だからと言える．しかしレーザー脱毛のヒーターである毛幹は，与えられたエネルギー次第で壊れ得る組織であり，毛の部位・性状，設定条件によっては与えられたエネルギーがヒーター破壊によって失われ，ターゲットに十分な熱ダメージを与えられない場合がある．硬毛化の好発部位ではヒーター破壊によるエネルギー不足で幹細胞の熱変性が不十分に終わり，一部では毛包も破壊されることで炎症反応が惹起され幹細胞が刺激されていると我々は推測している．

以下はこの仮説に基づいて我々が考える硬毛化対策である．高パワーのレーザー脱毛は毛幹内で水が蒸発，膨張するため，毛の部位，太さ，キューティクルの強度などの条件によっては毛幹の破壊を招きやすいと言える．出力を上げるほど毛幹や毛包を壊しやすく，かえって硬毛化を助長することになる．この推測から，毛幹を破壊せずに幹細胞に十分な熱ダメージを与える方法が硬毛化対策になると考えている．

多くの脱毛レーザーでは，35℃の幹細胞を一気に65℃以上にすることが可能だが，毛の条件によっては前述の理由でその温度に達しない場合が起こり得る．あらかじめ何らかの方法で幹細胞を含む毛包周囲組織の温度を45℃まで上げておくと，残り20℃の加熱は毛幹を破壊しない程度の低

出力照射でも可能と考えた(図6). 皮下組織の45℃までの温度上昇手段として, 蓄熱式脱毛器, 水がヒーターとなるロングパルスNd：YAGレーザー, フォトRF機器のRFなどが考えられる.

蓄熱式脱毛はあらかじめ区画した狭い範囲に低出力のレーザー照射を連続的に繰り返す施術である. ワンショットごとの低い出力だけでは毛幹が破壊されることもなく, 毛幹からの距離が離れている幹細胞を速やかに65℃にすることもできない. 低出力照射の繰り返しは皮下組織を徐々に蓄熱させ, 数回目の照射で65℃に達して幹細胞に不可逆的なダメージを与えることができると推測される. 毛幹が破壊されなかった結果, 照射時の強い疼痛が抑制でき, 硬毛化や毛嚢炎を生じにくいメリットもある. 蓄熱式の欠点は, 皮下の蓄熱をヒーターである毛幹からの熱に依存しているため, ヒーターの多寡によって一定レベルの蓄熱が得られるまでの繰り返し照射回数や所要時間が変動する点である.

ロングパルスNd：YAGレーザーでは皮下組織中の水をヒーターとして毛包周囲の蓄熱作用を得ることが可能な機器である. また, フォトRF機器は接触させた電極間の組織温度を上昇させることができ, その前後どちらかのタイミングで低出力のアレキサンドライトレーザー照射を行える機器もある. これらの機器ではいずれも2段階での目標温度達成を可能にすると考えられ, 硬毛化対策となり得ると推測している.

謝 辞

図2, 3で使用した貴重な写真を提供頂きました国際親善総合病院皮膚科 山田裕道先生に深謝いたします.

参考文献

1) Dierickx, C. C., et al.：Permanent hair removal by normal-mode ruby laser. Arch Dermatol. **134**：837-842, 1998.
2) Altshuler, G. B., et al.：Extended theory of selective photothermolysis. Lasers Surg Med. **29**：416-432, 2001.
3) 山田裕道：ロングパルスアレキサンドライトレーザー照射による毛幹, 毛包組織変性の病理組織学的検討. 日レ医会誌. **27**：280-284, 2007.
4) 駒場千絵子, 河野太郎：【How to 局所麻酔&伝達麻酔】レーザー治療の表面麻酔・局所麻酔のコツ. PEPARS. **127**：53-59, 2017.
5) 有川公三：ダイオードレーザー. Non-Surgical美容医療超実践講座. 宮田成章編. 162-176, 全日本病院出版会, 2017.
6) 葛西健一郎：脱毛レーザー. 皮膚レーザー治療プロフェッショナル. 渡辺晋一ほか編. 206-219, 南江堂, 2013.
　Summary 部位別のレーザー脱毛のポイントや注意点, 硬毛化についてのコメントが述べられている.
7) Grossman, M. C., et al.：Damage to hair follicles by normal-mode ruby laser pulses. J Am Acad Dermatol. **35**：889-894, 1996.
8) Moreno-Arias, G. A., et al.：Side-effects after IPL photodepilation. Dermatol Surg. **28**：1131-1134, 2002.
9) Bernstein, E. F.：Hair growth induced by diode laser treatment. Dermatol Surg. **31**：584-586, 2005.
10) Alajlan, A., et al.：Paradoxical hypertrichosis after laser epilation. J Am Acad Dermatol. **53**：85-88, 2005.
11) Lolis, M. S., et al.：Paradoxical effects of hair removal systems：a review. J Cosmet Dermatol. **5**：274-276, 2006.
12) Desai, S., et al.：Paradoxical hypertrichosis after laser therapy：a review. Dermatol Surg. **36**：291-298, 2010.
13) 小林直隆, 高野友加里：ロングパルスアレキサンドライトレーザー/ロングパルスNd：YAGレーザー. Non-Surgical美容医療超実践講座. 宮田成章編. 128-151, 全日本病院出版会, 2017.
14) Willey, A., et al.：Hair stimulation following laser and intense pulsed light photo-epilation：review of 543 cases and ways to manage it. Lasers Surg Med. **39**：297-301, 2007.
15) Honeybrook, A., et al.：Long-term outcome of a patient with paradoxical hypertrichosis after laser epilation. J Cosmet Laser Ther. **20**：179-183, 2018.

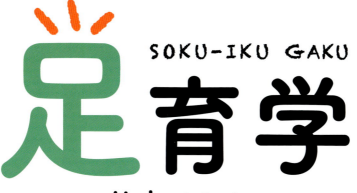

足育学 SOKU-IKU GAKU 新刊

外来でみる フットケア・フットヘルスウェア

編集：高山かおる　埼玉県済生会川口総合病院 主任部長
　　　　　　　　　　一般社団法人足育研究会 代表理事

2019年2月発行　B5判　274頁　定価(本体価格7,000円+税)

治療から運動による予防まで あらゆる角度から「足」を学べる足診療の決定版！

解剖や病理、検査、治療だけでなく、日々のケアや爪の手入れ、運動、靴の選択など知っておきたいすべての足の知識が網羅されています。皮膚科、整形外科、血管外科・リンパ外科・再建外科などの**医師**や**看護師**、**理学療法士**、**血管診療技師**、さらには**健康運動指導士**や**靴店マイスター**など、多職種な豪華執筆陣が丁寧に解説！
初学者から専門医師まで、とことん「足」を学べる一冊です。

CONTENTS

序章　「あしよわ分類」を理解する
Ⅰ章　足を解剖から考える
Ⅱ章　足疾患の特徴を学ぶ
Ⅲ章　検査で足を見極める
Ⅳ章　足疾患の治療を知る
Ⅴ章　足のケア・洗い方を指導する
Ⅵ章　フットウェアを選ぶ
Ⅶ章　忘れてはいけない
　　　　歩き方指導・運動
Ⅷ章　まだまだ知っておきたい
　　　　足にまつわる知識
巻末　明日から使える「指導箋」

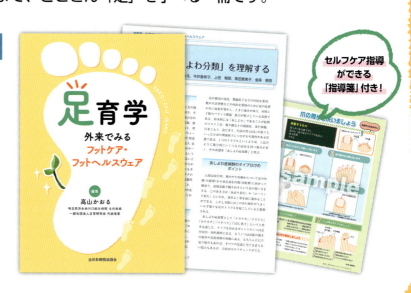

セルフケア指導ができる「指導箋」付き！

全日本病院出版会

〒113-0033　東京都文京区本郷 3-16-4　Tel:03-5689-5989
http://www.zenniti.com　　　　　　　Fax:03-5689-8030

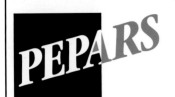

◆特集/美容医療の安全管理とトラブルシューティング
Ⅰ．各種治療の安全管理とトラブルシューティング

フラクショナルレーザー

大城貴史[*1] 佐々木克己[*2] 崎尾怜子[*3] 大城俊夫[*4]

Key Words: フラクショナルレーザー(fractional laser), フラクショナルレーザーリサーフェシング(fractional laser resurfacing), 蒸散型フラクショナルレーザーリサーフェシング(ablative fractional laser resurfacing), 凝固型フラクショナルレーザーリサーフェシング(non-ablative fractional laser resurfacing), 瘢痕(scar), シワ(wrinkles), 副作用(adverse events, side-effects)

Abstract　フラクショナルレーザーは複数回の治療により治療効果を出していくリサーフェシング技術の1つである．安全にかつトラブルなく治療を行っていくためには，各治療機器の光学的特性を理解した上で適切な照射パラメータを設定することが肝要であり，治療毎に起こり得る副作用についての患者への十分な説明が必要である．

はじめに

2004年にMansteinらがfractional photothermolysisの理論を発表[1]し，フラクショナルレーザーとして波長1550 nmの径80 μの微細なレーザー光(マイクロビーム)を皮膚に点状に照射できる装置が登場した．フラクショナルレーザーとは，皮膚に対してレーザーで面照射するのではなく，正常皮膚を残した状態でマイクロビームを一定の密度で皮膚に照射し，その後の皮膚の創傷治癒機転により皮膚のリサーフェシング効果を出そうというレーザー機器の総称である．治療部位において相当面積の正常皮膚を残すことが可能なため，副作用を少なく複数回の治療にてリサーフェシング効果を得ることができる．そのためフラクショナルレーザーリサーフェシングとして皮膚科，形成外科領域にて広く行われる手技となった．

本稿では，フラクショナルレーザーを使用するにあたり，安全使用のコツおよびトラブルシューティングにつき解説する．

フラクショナルレーザーリサーフェシングとは

皮膚科・形成外科領域においては，1980年代より炭酸ガスレーザー(連続波)による皮膚のリサーフェシングが行われるようになってきた[2]．これらは表皮および真皮上層をレーザー光で蒸散し(従来型のレーザーリサーフェシング：ablative laser resurfacing, 図1)，皮膚浅層を除去し，新しい皮膚を形成させるものであり，加齢変化した皮膚や痤瘡後瘢痕などに対する治療などで使用されてきた．これらに対する治療効果は高かったものの，組織損傷が強く，治療後に遷延化する色素沈着や瘢痕形成などの合併症のリスクが高かった．1990年代にスキャナー付きの短パルス(ウルトラパルスないしスーパーパルス)炭酸ガスレーザーが開発・導入され，蒸散の深さをコントロールし，凝固層を少なく，広い面積を均一に蒸散できるようになり，瘢痕形成のリスクは軽減した[3)4)]．また，炭酸ガスレーザーよりも熱損傷の少ないEr：YAGレーザーも開発された[5]．これらの機器を用いた従来型のレーザーリサーフェシング

[*1] Takafumi OHSHIRO, 〒160-0016 東京新宿区信濃町34 JRビル2F 大城クリニック，副院長
[*2] Katsumi SASAKI, 同，副院長
[*3] Reiko SAKIO, 同
[*4] Toshio OHSHIRO, 同，理事長

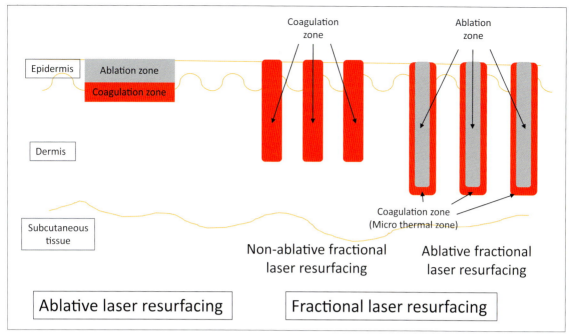

図 1. レーザーリサーフェシングの分類

では治療効果が非常に高いものの，東洋人においては，術後に発赤や色素沈着などの合併症の頻度が高く，我が国では広くは普及しなかった．

2004 年に微細なレーザー光(マイクロビーム)を 1 cm² あたり数百から数千発照射し，正常皮膚を残しながら円柱状に真皮深くにまで蒸散ないし凝固を行う fractional photothermolysis の概念が提唱された[1]．この照射方法は，マイクロビームによる微細な円柱状の組織損傷後に随伴して起こる再上皮化や真皮内の創傷治癒機転により，表皮および真皮の再構築を促す治療法(フラクショナルレーザーリサーフェシング：fractional laser resurfacing)である(図 1)．フラクショナルレーザーリサーフェシングでは複数回の治療を必要とするが，いわゆるダウンタイムが短く，術後の発赤や炎症後色素沈着のリスクも少なかった．Er：Glass レーザー(1550 nm)の開発・導入後，炭酸ガスレーザー(10600 nm)，Nd：YAG レーザー(1320/1440 nm)，Er：YAG レーザー(2940 nm)，Er：YSGG レーザー(2790 nm)などの波長のフラクショナルレーザーが開発・導入されてきている．また高周波(RF)の端子を格子状に配列し，皮膚表面上にてそれぞれの RF の端子が双極となり熱を発生させることにより，微細な点状の熱損傷部を発生させるという，いわゆるフラクショナル RF 治療器も臨床応用されるようになってきた[6]．

フラクショナルレーザーリサーフェシングの分類

フラクショナルレーザーとして使用されている波長として，1440，1540，1550，1927，2790，2940，10600 nm がある．レーザーとしては，Nd：YAG レーザー，Er：Glass ファイバーレーザー，Tm：Glass ファイバーレーザー，Er：YSGG レーザー，炭酸ガスレーザーがある．

使用するレーザーの波長の水やたんぱく質への吸収の違いから各マイクロビームによる生体反応(反応の程度や深達度)に違いがある．マイクロビームによる生体反応が組織蒸散を伴わない凝固層のみを形成する反応なのか，また組織蒸散を伴い蒸散層と凝固層とを形成する反応なのかによって凝固型(非蒸散型)フラクショナルレーザーリサーフェシング(non-ablative fractional laser resurfacing：NAFLR)と蒸散型フラクショナルレーザーリサーフェシング(ablative fractional laser resurfacing：AFLR)に分類される(図 1)．

NAFLR としては 1440，1540，1550，1927 nm などの波長が使われ，また AFLR としては 2790，2940，10600 nm の波長が使われる．

表 1. 本邦で導入されている代表的なフラクショナルレーザー機器の光学的特性

製品名	製造会社	波長(nm)	レーザー	フラクショナルレーザーの型式	照射時間
Affirm	Cynosure	1440	Nd：YAG	Stamped（CAP technology）	3 ms
		1320	Nd：YAG	Stamped＋Multiplex technology	3〜5 ms
		1440	Nd：YAG		3 ms
Icon	Cynosure	1540	Er：Glass	Stamped	10 ms，15 ms
					15 ms
Fraxel 3 DUAL	Solta Medical	1550	Er：fiber	Scanned（IOTS）	非公表
		1927	Tm：fiber		
Pearl Frac-tional	Cutera	2790	Er：YSGG	Sccaned	0.6 ms
UltraPulse	Lumenis	10600	CO₂	Scanned（ActiveFX）	80〜2000 μs
				Scanned（DeepFX）	80〜2000 μs
				Scanned（SCAAR FX）	80〜2000 μs
eCO2	Lutronic	10600	CO₂	Scanned（CCT）	40〜1000 μs

製品名	照射のサイズ	マイクロビーム径	マイクロビーム密度	最大照射出力	マイクロビームの深達度
Affirm	10 mm	約 100 μm	1200/cm²	8 J/cm²（10 mm）	〜300 μm
	14 mm	約 100 μm	1200/cm²	4 J/cm²（14 mm）	〜300 μm
	14 mm	約 100 μm	1200/cm²	14 J/cm²	500〜2000 μm
				4 J/cm²	〜300 μm
Icon	15 mm	100 μm	320/cm²	15 mJ/MB	550 μm（Aver.）
	10 mm	150 μm	100/cm²	70 mJ/MB	725 μm（Aver.）
	XD：12×12 mm	250 μm	25/cm²	70 mJ/MB	1150 μm（Aver.）
Fraxel 3 DUAL	7 mm，15 mm	コンピューター制御により適正化	5〜48%（1550 nm）	70 mJ/MB	〜1400 μm
			20〜70%（1927 nm）	20 mJ/MB	〜230 μm
Pearl Frac-tional	10×14 mm（Max）	300 μm	4〜32%	320 mJ/MB	〜1600 μm（Coag. 40〜60 μm）
UltraPulse	10×10 mm（Max）	1300 μm	55〜100%	225 mJ/MB	〜300 μm
	10×10 mm（Max）	120 μm	5〜25%	50 mJ/MB	〜2000 μm（Thermal damage 40 μm）
	10×10 mm（Max）	120 μm	1〜10%	60〜150 mJ/MB	〜4000 μm
eCO2	14×14 mm（Max）	120，300，500，1000 μm	25〜400/cm²	240 mJ/MB	〜2500 μm

フラクショナルレーザーリサーフェシングでは，レーザーの波長，照射時間，照射出力（エネルギー密度），マイクロビーム径，マイクロビーム密度の設定次第で，組織学的熱損傷の範囲（深達度や蒸散・凝固層の厚さ）が異なってくるため[7]，その後の臨床効果が変わってくる．一般的には，組織損傷が強いほど（NAFLR＜AFLR，蒸散層や凝固層が厚いほど）リサーフェシング効果は高くな

るが，逆に非照射部（正常部分）が少なくなるため，炎症後色素沈着や瘢痕形成などの合併症のリスクは高くなる．そのため各機器の光学的性能を把握し，各パラメータ設定には注意することが必要である．表 1 に本邦で使用されている代表的なフラクショナルレーザーの光学的特性につきまとめた．

フラクショナルレーザーリサーフェシングの適応

皮膚科・形成外科領域におけるフラクショナルレーザーリサーフェシングの適応には，瘢痕（熱傷瘢痕[8]~[10]など），痤瘡後瘢痕（いわゆるニキビ痕）[11][12]やリストカット痕[13][14]など，また老化に伴う小シワやタルミなど[15][16]がある．

フラクショナルレーザーリサーフェシングは複数回の治療回数を必要とし，効果は発現には数か月を要する．早い効果発現を期待しようとすればダウンタイムが長くなり，副作用の合併の頻度も高くなる可能性があることを十分に説明した上で，患者の同意が得られるかどうかで施術の可否を決める．

日光過敏症，妊婦，照射部が日焼けをしている場合，照射部に悪性腫瘍を合併する場合，照射部付近に単純疱疹を罹患している場合などは禁忌である．

合併症予防のための治療の実際

1．麻　酔

顔面の治療の場合には十分に洗顔を行っていただき，皮膚表面に化粧の落とし残しや脂分が残っていないことを確認する．顔面以外の治療でも皮膚表面に余分な汚れや脂分がないことを確認する．

疼痛緩和のために表面麻酔（ペンレス® ないしエムラ® クリーム，リドカインクリームなど）を用いる．貼付剤はシワができないように丁寧に貼付することが重要で，不適切な貼付剤の貼付により照射予定部にシワが形成されてしまうと照射が不均一になりやすい．クリーム塗布剤は1時間前後の塗布とし，照射前には塗布剤をふき取り，また完全に除去するようにする．塗布剤の水分が照射部に残っているとレーザー光が水に吸収されリサーフェシングが十分に行えなくなる．

2．照射方法の考え方とコツ

一般的には組織損傷が大きいほどリサーフェシング効果が高くなるため，同一機種であれば高出力，高密度照射の方が，またフラクショナルレーザーリサーフェシングの種類に関してはNAFLRよりAFLRの方が治療効果は高い．一方，AFLR

ではダウンタイムは長くなり，術後の炎症後色素沈着や瘢痕形成などの副作用も起こりやすくなる．美容治療においては，どの程度のダウンタイムが取れるかどうか，治療期間をどの程度に設定するかなど，患者の要望に応じて治療方法（NAFRLかAFRLか，出力や密度設定をどうするか）を決定する必要がある．

治療にあたっては，まずはNAFLRで比較的高出力・低密度照射からスタートし十分な治療効果が得られなければ出力を高くさせるようにする．NAFLRで満足が得られなければAFLRに変更し，低出力・低密度照射から徐々に出力を高くした方が安全である．

副作用の出現はマイクロビーム密度に影響を受けることが多いため，低密度で照射のパス数を増やすようにした方がよい．

レーザー安全の観点から，治療室内では，治療者，介助者，患者は保護めがねを着用し，患者の上眼瞼部の照射の際には眼球保護のために必ず遮光用コンタクトレンズを使用するべきである．

治療部位にはステロイド含有軟膏を塗布し，術直後から発赤，腫脹，熱感，疼痛の軽減のため，アイスパックなどによる冷却を十分に行う．冷却より術後の熱感は2~3時間で改善する．炎症に伴う発赤，腫脹はNAFLRでは1~2日，AFLRでは7日程度継続することが多い．術後に炎症後色素沈着が見られなければ治療間隔を2~4週間程度として治療を反復継続し，炎症後色素沈着が認められた場合には，色素沈着が軽快するまで待機して治療を再開する．

合併症および合併症に対する治療

フラクショナルレーザーリサーフェシングは，通常，従来のアブレイティブレーザーリサーフェシングに比べ，皮膚の組織損傷が軽微であるため，合併症が問題になることは少ない．そのため，合併症が発生した際には，十分な対応が必要になる．

下記に起こり得る合併症[17][18]を挙げる．

1．炎症後色素沈着

低出力，低密度照射であっても治療時のパス数が多くなったり，冷却が不十分だったり，治療間

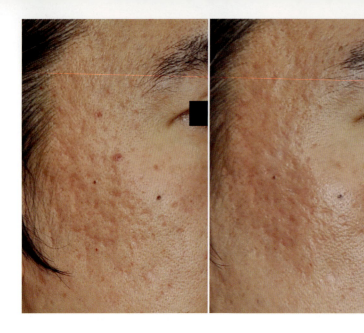

図 2.
症例 1
NAFLR による色素沈着
　a：初診時（治療前）
　b：NAFLR 4 回治療後 1 か月

隔が短すぎたり，治療回数が 4, 5 回と多くなってくると炎症後色素沈着の合併率は高くなる．一般的に AFLR の方が NAFLR よりも炎症後色素沈着が発生しやすい．

　炎症後色素沈着をきたした場合には，炎症が落ち着くまで待ち，その後にハイドロキノン含有外用剤，トレチノイン含有外用剤などの外用美白剤を使用して，短期間で色素沈着を褪色させる．炎症後色素沈着をきたした場合には十分に治療間隔をあけて治療を行うことが重要である．

2．陥凹変形

　AFLR はマイクロビーム径が比較的大きいため，高出力照射を行った場合，視認できる程度の陥凹変形が起こる可能性がある．マイクロビーム径が大きく凝固層が厚くなるタイプの AFLR には注意を要する．

　万が一 AFLR にて陥凹変形をきたした場合には，低出力，低密度照射の NAFLR の複数回照射で目立たなくすることが可能である．

3．瘢痕形成

　NAFLR であれ，AFLR であれ複数回のパスを短時間で行ってしまえば，照射部位に蓄熱が起こり，Ⅱ度熱傷をきたし，瘢痕形成につながることがある．NAFLR，AFLR ともに治療部の蓄熱には十分に気を付け，治療時および治療後に照射部の冷却を十分に行うことが重要である．

4．肝斑，色素沈着（くすみ）の増悪

　肝斑や色素沈着（くすみ）を合併した患者において顔面の美容治療としてフラクショナルレーザーリサーフェシングを行った場合に一時的に肝斑やくすみが増悪することが多い．そのため，治療前の顔面の色素斑の正確な診断が重要である．

　肝斑や色素沈着（くすみ）が認められないと診断したにも拘らず，発症ないし増悪時した際にはトラネキサム酸内服とともにスキンケアの改善指導を行い，炎症が落ち着いた後に症状に応じて外用美白剤（ハイドロキノン含有外用剤やトレチノイン含有外用剤など）を用いた治療を行う．

自験例における合併症をきたした
症例および経過報告

　当院で経験した合併症症例のなかで，代表的な合併症につき症例提示をする．また説明の中で，合併症発症に対する患者への説明のポイントについてを記載した．

　症例 1：複数回の NAFLR により炎症後色素沈着を生じた症例（顔面痤瘡後瘢痕）（図 2）

　顔面の痤瘡後瘢痕（ニキビ痕）の治療希望にて来院された．できるだけ副作用なくまた短期間での治療を要望されていたため，NAFLR での治療の上，改善度に応じて AFLR を行う旨を説明し治療を開始した．2 か月毎に NAFLR を比較的高出力，

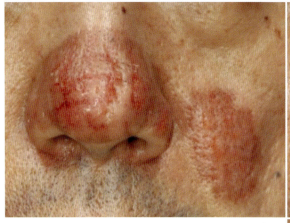
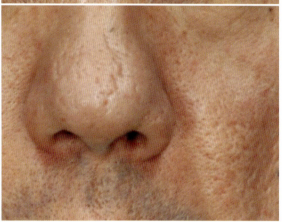

図 3.
症例 2
NAFLR および AFLR により生じた遷延化した色素沈着
   a：NAFLR 3 回治療後，AFLR 2 回治療後 1 週間後の痂皮形成の状態
   b：a より 1 か月後の炎症後色素沈着
   c：a より 5 か月後

低密度で 3 回治療したが，治療効果が不十分だったため，NAFLR の出力を上げて，低密度照射を行ったところ照射後 1 か月後の時点で照射部位に一致した炎症後色素沈着が出現した．色素沈着が収まるまで積極的な治療は行わないこと，また色素沈着のため当初の予定よりも治療期間が延長する旨を患者へ説明し同意していただいた．患部の発赤が軽減するまでアスコルビン酸含有ローションを使用し，その後にハイドロキノン含有外用剤およびトレチノイン含有外用剤を併用した．4 か月間で褪色が得られ，NAFLR による治療を再開することができた．

＜合併症回避・患者説明のポイント＞

NAFLR で低密度で治療を行ったとしても，複数回の高出力照射を行えば，炎症後色素沈着を起こしやすくなるので注意が必要である．患者への説明において，出力設定を変更する（特に出力を上げたり，密度を高くする場合）際には，治療効果が向上すると同時に合併症の確率が高くなり，治療期間の延長に繋がる可能性がある旨を伝えた上で治療にあたった方がよい．

症例 2：複数回の NAFLR および AFLR により遷延性の炎症後色素沈着を生じた症例（顔面痤瘡後瘢痕）（図 3）

鼻部および頬部の痤瘡後瘢痕（ニキビ痕）の治療希望にて来院された．対面での仕事のため，副作用がない治療を要望されていたため，NAFLR での治療の上，改善度に応じて AFLR を行うこと，また副作用を少なく治療するために相応の治療期間が必要である旨を説明し同意いただいた上で，治療を開始した．NAFLR で比較的高出力，低密度で 4 か月おきに 3 回治療し改善が得られていたが，患者より治療期間の短縮の要望があった．そのため，色素沈着や潰瘍形成などの合併症の確率は高くなるが短期間で治療効果を出すために AFLR による治療に変更する旨を説明し同意を得た．痤瘡後瘢痕の目立つ鼻尖部および左頬部に対して AFLR による中等度の出力，低密度照射を行

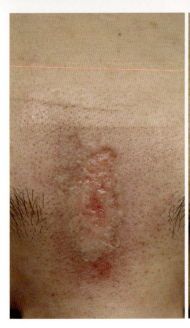 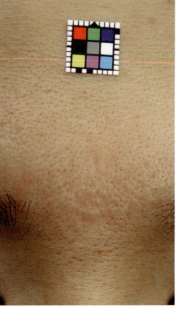

図 4.
症例 3
NAFLR による潰瘍形成
  a：NAFLR による低出力，高密度照射後 10 日目の潰瘍形成の状態
  b：a より 12 か月後の状態

い，更に 3 か月後に 2 回目の AFLR を行ったところ治療後の痂皮形成が過度に起こった．痂皮脱落後にはリサーフェシング効果により痤瘡後瘢痕は目立たなくなり効果的であったが，1 か月後には炎症後色素沈着が強く生じた．患者へは起こり得る合併症については予測ができていたものであり，外用薬による治療で十分に改善可能である旨を説明した．アスコルビン酸含有ローションの使用を 2 か月行い，その後ハイドロキノン含有外用剤およびトレチノイン含有外用剤を併用し計 5 か月で色素沈着は改善した．

＜合併症回避・患者説明のポイント＞

フラクショナルレーザーリサーフェシングと言っても治療強度が高くなれば，色素沈着の合併頻度は上がる．特に治療機器を NAFLR から AFLR に変更した場合には注意が必要である．また，治療回数が多くなるにつれ，合併症の発生頻度が高くなるため，患部の状態を観察しながら治療間隔を延長するなどの対策が必要になる．

症例 3：単回の NAFLR により II 度熱傷，潰瘍を生じた症例（眉間部の毛穴開大）（図 4）

顔面の毛穴開大の治療希望にて来院された．頬部および眉間部に対してダウンタイムの短い治療希望があり，NAFLR で複数回の治療が必要である旨を説明し治療を開始した．まず頬部に対して治療を希望されたため，NAFLR による低出力，低密度照射を行ったところ，1 か月後の時点であまり変化が感じられないとのことだった．そのため頬部および眉間部に対して NAFLR による低出力，高密度照射を行ったところ，術翌日より眉間部のみ表皮が剝離し，次いで痂皮形成をきたし，術後 2 週間の段階で潰瘍を形成するに至った．熱傷治療に準じて外用剤を用いた wet dressing を行い，照射後 1 か月で上皮化が完了した．その後，患部の発赤は 9 か月かけて軽減し，皮膚の質感が治療前の状態まで改善するまでに照射後 1 年を要した．

＜合併症回避・患者説明のポイント＞

フラクショナルレーザーリサーフェシングは，NAFLR であれ AFLR であれ，剝皮術の 1 つであり，侵襲がない治療ではない．正常皮膚を相当面積残しつつ点状（円柱状）照射するとしても，過度な蓄熱が生じ，冷却が不十分であれば，熱傷をきたすことは想像に難くない．患者説明の際，熱傷，潰瘍形成，瘢痕形成の可能性についても言及した方がよい．

特に解剖学的に蓄熱が起こりやすい部位（前額，眉間，下顎縁など骨までの距離が近い部位）では，マイクロビームの密度を高くすることは安易にするべきでなく，低密度での照射で，低出力照射か

ら徐々に出力を上げた方が安全である．また術後
の冷却は確実に行うべきである．

おわりに

皮膚科・形成外科領域においてフラクショナル
レーザーは各種疾患に対しての治療のオプション
になり得る機器となった．特に色素沈着などの合
併症の発症頻度が高い東洋人には向かないと言わ
れてきたレーザーリサーフェシングではあるが，
各種フラクショナルレーザーが開発されたことに
より従来治療が難しかった面状，線状瘢痕や加齢
に伴うシワ・たるみなどの治療が安全に行われる
ようになったのは朗報である．治療機器が高性能
化する現在，レーザー機器の特性に精通し，合併
症を起こさずに安全に治療機器を使いこなす技術
修得が重要であろう．

参考文献

1) Manstein, D., et al.：Fractional photothermoly-
sis：a new concept for cutaneous remodeling
using microscopic patterns of thermal injury.
Lasers Surg Med. **34**(5)：426-438, 2004.

2) David, L. M., et al.：Laser abrasion for cosmetic
and medical treatment of facial actinic damage.
Cutis. **43**：583-587, 1989.

3) Fitzpatrick, R. E., et al.：Pulsed carbon dioxide
laser resurfacing of photo-aged facial skin. Arch
Dermatol. **132**：395-402, 1996.

4) Nanni, C. A., Alster, A. S.：Complications of car-
bon dioxide laser resurfacing. An evaluation of
500 patients. Dermatol Surg. **24**：315-320, 1998.

5) Kaufmann, R., Hibst, R.：Pulsed erbium：YAG
laser ablation in cutaneous surgery. Lasers Surg
Med. **19**：324-330, 1996.

6) Hruza, G., et al.：Skin rejuvenation and wrinkle
reduction using a fractional radiofrequency sys-
tem. J Drugs Dermatol. **8**：259-265, 2009.

7) 大城貴史ほか：フラクショナルレーザー治療機器

の光学的特性について．日レ医会誌．**33**：175-
179，2012.

8) Hultman, C. S., et al.：Laser resurfacing and
remodeling of hypertrophic burn scars：the
results of a large, prospective, before-after
cohort study, with long-term follow-up. Ann
Surg. **260**：519-529, 2014.

9) Connolly, K. L., et al.：Vascular patterns in
mature hypertrophic burn scars treated with
fractional CO_2 laser. Lasers Surg Med. **46**(8)：
597-600, 2014.

10) Blome-Eberwein, S., et al.：Prospective evalua-
tion of fractional CO_2 laser treatment of mature
burn scars. J Burn Care Res. **37**：379-387, 2016.

11) Hedelund, L., et al.：Fractional CO_2 laser resur-
facing for atrophic acne scars：a randomized
controlled trial with blinded response evalua-
tion. Lasers Surg Med. **44**：447-452, 2012.

12) 須賀　康：フラクショナルレーザー療法の実際；
その基礎と応用について―．日レ医会誌．**31**：65-
71，2010.

13) 大城貴史ほか：創痕(瘢痕，肥厚性瘢痕など)の
レーザー治療；適応と限界．形成外科．**56**：S9-
S17，2013.

14) 宮田成章：リストカット後瘢痕，線状瘢痕に対す
るフラクショナル炭酸ガスレーザーの効果．形成
外科．**58**：761-768，2015.

15) Hunzeker, C. M., et al.：Fractionated CO_2 laser
resurfacing：our experience with more than
2000 treatments. Aesthet Surg J. **29**(4)：317-322,
2009.

16) Kohl, E., et al.：Fractional carbon dioxide laser
resurfacing of rhytides and photoageing：a pro-
spective study using profilometric analysis. Br J
Dermatol. **170**：858-865, 2014.

17) Lee, S. M., et al：Adverse events of non-ablative
fractional laser photothermolysis：a retrospec-
tive study of 856 treatments in 362 patients. J
Dermatolog Treat. **25**(4)：304-307, 2014.

18) Cohen, S. R., et al.：Clinical outcomes and compli-
cations associated with fractional lasers：A
review of 730 patients. Aesthetic Plast Surg. **41**
(1)：171-178, 2017.

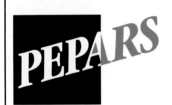

◆特集/美容医療の安全管理とトラブルシューティング
Ⅰ．各種治療の安全管理とトラブルシューティング
高周波(RF)治療の合併症と回避法

石川　浩一*

Key Words：高周波(radiofrequency)，非手術(non-surgial)，スキンタイトニング(skin tightening)，たるみ(sagging)

Abstract　高周波(ラジオ波；RF, radiofrequency)は，電磁波の波長3 kHz～300 GHzの一定波長帯を指す．医療においては，手術用電気メスとして使用されてきた歴史がある．その熱作用の特性を生かして，皮膚治療，特にたるみの治療として，2003年単極性高周波 ThermaCool® が開発され，その後様々な高周波を応用した機器が開発・改良を重ね進歩し，皮膚科・形成外科領域で一般化してきた．高周波はレーザーや光治療とは違い，クロモフォアにエネルギーを消費されないため，non-ablativeに真皮，皮下組織を加熱し，熱による皮膚の収縮，創傷治癒機転によるコラーゲンの産生，熱による生理活性的刺激，熱ショックプロテインを介したコラーゲン産生が期待できるエネルギーである．高周波の照射方式は，単極式，双極式，レディエイティブ方式，そこから派生した各種方式がある．合併症は，軽度の発赤，腫脹から，熱傷，熱傷による瘢痕，硬結，色素沈着などがあるが，一般に軽微なものであり，頻度は高くない．各種機器に精通することで，合併症を予防できる．

はじめに

　1960年 Maiman が初めてルビーレーザーの発振に成功し，以後様々な皮膚疾患に対するレーザー応用の試みがなされる．1987年 Anderson の熱融解理論[1]により，メラニンやヘモグロビンなどを正確にターゲットとするレーザーの開発が加速し，美容皮膚科・形成外科領域では，しみ・色素性疾患に対して，メラニンをターゲットとするレーザーが使用されるようになる．一方，水分吸収率が高く，人体には広義に選択性のないアブレイティブレーザーは，スキンリサーフェシングとして，皮膚を剝離・熱凝固させ，若返りレーザーとして応用された[2]．

　標的にエネルギーが吸収されるレーザー・光治療では，皮膚の浅い層でエネルギーの大半が消費されるため，熱作用は深部に到達しない．たるみ治療では，真皮，皮下組織を含めた皮膚全層に対する熱作用が必要となり，この問題を解決する1つの方法として考案されたのが，高周波治療器である．高周波は電磁波の一定波長帯を指す呼び名であり，特にラジオと同じ周波数であり，ラジオ波(RF；radiofrequency)とも呼ばれる．医療では古くから使用されるいわゆる電気メスがある．高周波は，レーザー・光エネルギーとは違う電気的選択性を持ち，皮膚深部に熱を発生，伝播させることができる．この技術により，non-surgical たるみ治療の道が開けたと言える．

* Hirokazu ISHIKAWA，〒104-0061　東京都中央区銀座5-4-9 ニューギンザ5ビル10F，医療法人社団優成会　クロスクリニック銀座，院長

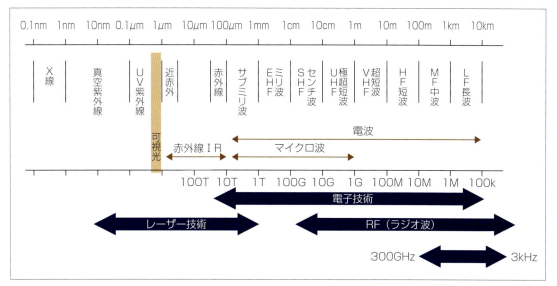

図 1. 電磁波と高周波(RF)

高周波とは

　高周波は，波長 3 kHz～300 GHz の周波数を持つ電磁波の一定波長を指し，通信，ラジオなどに使用される周波数のため，ラジオ波(RF；radio-frequency)とも呼ばれる(図 1)．医療では，手術用電気メスとして 20 世紀初頭に発明され利用されてきたエネルギーである[3]．高周波が，美容医療機器として脚光を浴びたのは，皮膚のたるみ改善に有効性が認められたからである．それより以前，レーザーや光治療が，しみ・色素性疾患に有効な治療として確立される過程で，その熱作用がしわやたるみなど，皮膚の色だけではなく，質や形状にも効果があることがわかったが，反面，これらは皮膚内のクロモフォアにエネルギーを消費するため，表皮から真皮浅層で急速にエネルギーを失い，真皮深層ないし皮下組織に有効なエネルギーを送り込むことができない．これに対し高周波は電気的選択性により，皮膚深部に熱を発生，伝播させることができる．特にたるみを改善するには，皮膚深部の加熱が必要なため，高周波はたるみ治療に適したエネルギーとして認識され，治療法が確立されてきた．

高周波の熱の発生

　高周波の熱は，ジュール熱の性質で考えると理解しやすい．ジュールの法則(熱量 Q(J)，抵抗を流れる電流 I(A)，電気抵抗 R(Ω)，電流が流れる時間 t(秒))ならびにオームの法則，電圧 V(V)＝R×I から，

$$Q = I^2 \times R \times t = V \times I \times t$$

となる．

　ジュール熱は，電気的抵抗に電流が流れた場合に発生する熱であるが，抵抗値が極めて大きくなれば，電流はほとんど流れないし，逆に抵抗値がなくなれば，熱は発生しない．

　人体においては，細胞内液という水分で満たされた細胞そのものは抵抗値が低く，細胞内液の陽イオンと陰イオンは細胞内で電気的に振動することで電気を流しやすい．

　概して水分が多い組織は抵抗値が低いと考えられるので，肝臓や筋肉などは高周波で加熱されにくい．それに対し，水分の少ない脂肪組織や線維組織が多い皮膚は抵抗値が高いため，発熱しやすい[4]．

　高周波を利用した医療機器は，いわゆる電気メスが知られているが，電気メスでは，電流を一点に集中させる放電熱で強い熱を発生させる．たる

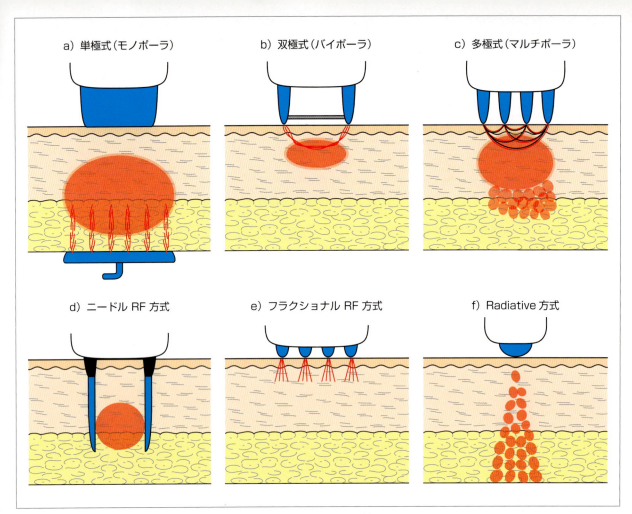

図 2. 高周波治療器の種類

み治療に開発された高周波治療器は，皮膚表面での放電を起こすことなく，non-ablative に皮膚内部のジュール熱で皮膚に熱作用による反応を起こすよう設計されている．

真皮・皮下組織における高周波の熱の発生は，水分の多い細胞は素通りし，膠原線維を中心にジュール熱を発生する．発生した熱は皮膚全体に伝播する．高周波は，電子顕微鏡的には，ランダムに膠原線維を熱損傷するため[5]，偶発的にフラクショナルな損傷であり，回復可能な熱損傷を起こすと考えられる．また皮下組織においても線維束を優位に加熱する[6]．

高周波治療器の種類

高周波の方式には主に 2 種類，単極式，双極式がある．さらに双極式から派生した多極式，ニードル RF 方式，フラクショナル RF 方式などと，特殊な Radiative 方式がある（図 2）．

単極式（モノポーラ方式）は，作用する電極（アクティブ電極）と対極板が必要で，高周波は人体を含めて閉鎖回路を形成する（図 2-a, 図 3）．代表機種に ThermaCool®（Soltamedical 社）（図 4），IntraGen™（Jeisys 社），truSculpt®（Cutera 社）などがある．

双極式（バイポーラ方式）は，対極板を必要とせず，先端の 2 つの電極内で高周波が行き来する（図 2-b）．代表機種は，AuroraSR™，PolarisWR™，RefirmST™，Sublime™（SyneronCandela 社）（図 6）であるが，これらは RF と光・レーザーエネルギーを組み合わせた機器である．

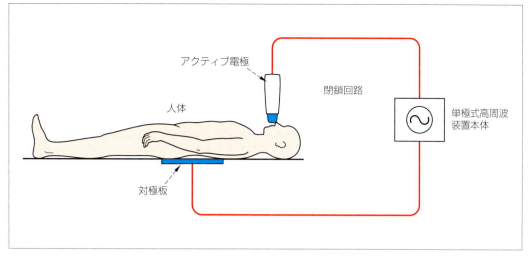

図 3. 単極式高周波

双極式高周波は他エネルギーとの併用，電極の多様化により，派生機器が多数ある．

多極式（マルチポーラ方式）は，3つ以上の電極があるもので，機種により対電極の配置が工夫されている（図 2-c）．RegenXL，Maximus（Pollogen 社），Endymedpro（Endymed 社）などがある．複数の電極で広い面積を加熱することができるため，体幹用にも使用されることが多い．

ニードル RF 方式は，双極式高周波の電極を針電極にし，電極を皮膚に刺入して電極間を加熱する．皮膚刺入口付近を絶縁カバーし皮膚表面の熱損傷を防ぎ，刺入した針電極の埋入部分に，高電圧で高周波を通電する Profound®（ePrime™）（SyneronCandela 社）などがある（図 2-d）．

フラクショナル RF 方式は，皮膚接触面に点状の小さな電極を配し，皮膚表面で放電熱とジュール熱を発生させる．皮膚深部の加熱ではなく皮膚表面でのスキンリサーフェシングとして用い，フラクショナル・レーザー・リサーフェシングよりも真皮内の引き締め効果の効率がよいと言われる．eMatrix（Sublative）（SyneronCandela 社）などがある（図 2-e）．

Radiative 方式は，ユニポーラ方式と呼ばれる電極から 40.68 MHz の高周波を発振する．緩やかな深部の温度上昇を期待する[7]．Accent™（日本名：テノール）（Almalasers 社）がある（図 2-f）．

高周波のたるみ治療の機序

高周波たるみ治療の機序は，標的温度による照射法で異なる．

① 45℃ 以上 60℃ に満たない温度で，ヒートショックプロテインや生理学的活性によるコラーゲン増加とアンチエイジング効果を期待する照射法[8)9)]，② 60℃ 以上の凝固する温度で，熱による組織の収縮で余剰皮膚の表面積を減少させ，創傷治癒機転による組織修復でマトリックスの再構築を起こす方法，③ 脂肪組織に作用させ過剰な脂肪沈着を減少させ重力の影響を減ずる照射法がある．

高周波の熱による治療は，熱の性質に依存する．熱の性質を，① 温度，② 深度，③ 形状・大きさの 3 つの要素で規定するとわかりやすい．特に作用は温度依存性と考えられるが，臨床においては，様々な要因の影響を受けるため，常に一定の条件，一定の熱量を与えることは難しい．

高周波と痛み

高周波治療の最もありふれた副作用は，照射痛である．特に初期に開発された ThermaCool TC® は，強烈な照射痛があり，痛みのために患者に敬遠されることも多かった．初期のサーマクールの特徴は，60℃ 以上の高熱により，明確な組織学的凝固層を形成し，引き締めとコラーゲン産生を期待する治療だったが，その後，1 照射では痛みを

伴わない程度の強度で，連続照射し45℃以上の温度を維持する照射方法（マルチプルパス法）が主流となる．その後開発された機種ThermaCool CPT®では，ゲートコントロール理論を応用した振動機能や高周波照射を間欠的に行うパルス照射方式で，さらに痛みを軽減する工夫がなされるようになった．

双極式高周波のPolarisWR™も初期の照射方法は痛みを伴うものであったが，その後の後継機種，RefirmST™，Sublime™では，連続照射機能が追加され，蓄熱作用を主に痛みを伴わない治療法となった．Radiative方式や多極式の機器も同様である．

最近の高周波治療の傾向として，痛みを伴わず，45℃以上の緩やかな加熱と蓄熱，ヒートショックプロテイン[8)9)]や生理学的活性によるコラーゲン増加とアンチエイジング効果を期待する方法が主流となっている．

合併症の種類と頻度

高周波機器の波長では，どのような機器でも人体に感電を起こすことはない[3)]．高周波治療による合併症は，軽度の腫脹，腫れ，熱傷，続発する瘢痕形成，色素沈着などである．比較的低温による治療では合併症は少なく，高温治療ほど合併症頻度は高くなる．

高周波治療は，たるみ改善目的では，深部加熱を行う設計になっているが，強い熱作用を企図する機器では，表皮・皮膚浅層を保護するシステムが必要となり，冷却の有無も合併症リスクにかかわる．一方，比較的緩やかな熱作用を企図する機器では，熱傷の危険がほとんどない．

合併症の頻度は，熱作用の強さに依存するので，機器はもちろん，照射法によるところが大きく一概には述べられない．

代表的機種である単極式高周波ThermaCool®と双極式高周波elosPlus™について合併症と回避法を述べる．

1．単極式高周波（ThermaCool®）について

ThermaCool®（Solta medical社）は，6.75 MHzの単極式高周波発生装置で，本体とハンドピース，先端のディスポーザブル・チップから成り立つ（図4）．2003年ThermaCool TC®，2007年Thermacool NXT®，2009年ThermaCool CPT®，2018年ThermaCool FLX™ 4機種が発売された[10)11)]．通常顔面に使用するチップは正方形で3～4 cm²，300～900ショットと一定のショット数がある．眼周囲には照射面積の小さな専用0.25 cm²チップがある．チップ皮膚接触面の電極には，フレームにポリミドフィルムが貼られ，熱分布が均一になるようになっている．また，電極の内側に冷却ガスが噴出され接触面が冷却される（図4-d）．ThermaCool®の1照射（ショット）は，高周波の照射時間が1秒間で，その前後と照射中に断続的に冷却が行われる．皮膚表面は冷却に守られnon-ablativeである．熱が最も高熱になる深度は真皮と皮下組織との境界部付近で，概ね2～4 mmの深さが有効に加熱される．そのピーク温度が60℃に達することが可能なThermaCool®の加熱は，熱量の大きいbulk heatingであり，3 cm²×垂直幅の体積に熱が発生する．ただし，高い温度は強い痛みを伴うため，臨床においては常に60℃以上の高温を維持して照射するのは困難である．チップは照射時に振動し，ゲートコントロール理論により疼痛を緩和する試みがなされている[12)]．

A．単極式高周波（ThermaCool®）の合併症

ThermaCool®で，起こり得る合併症は，発赤，腫脹，疼痛など，直後から見られる軽度の症状は頻発するが，数時間から長くても数日で軽快する．熱傷とそれに続発して起きる瘢痕，炎症後色素沈着などの治療を要するものがあるが，頻度は極めて低い．

筆者の経験では，単極式高周波（ThermaCool®）で，経過観察ないし治療を要する合併症の頻度は，14年間延べ2,770照射機会中13回（0.43％）であった．また，これらの多くは，2003年ThermaCool®が開発導入されて間もないごく初期の

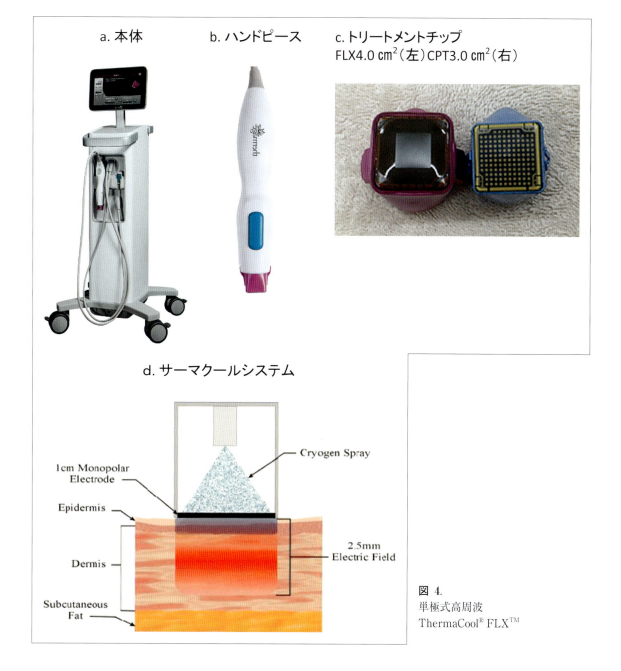

図 4.
単極式高周波
ThermaCool® FLX™

ThermaCool TC®のもので,2009 年 ThermaCool CPT® 以降の合併症頻度は 0.1％以下である.

ThermaCool® 含め高周波治療では,治療における概ねの標的温度により,期待する効果や合併症頻度に影響するので,機種のみでの副作用頻度を比較することは難しい.

初期の ThermaCool TC® のような,痛みを伴う高温治療では,直後から数日間の腫脹をきたし,特に頸部の腫脹が顕著で疼痛を生じることが多い（症例 1）.

B．単極式高周波(ThermaCool®)の合併症予防のポイント

ThermaCool® は,照射面を内部から -26℃ の冷却ガスにより冷却することで照射面に接触する皮膚表面を冷却し熱傷から保護している（図 4-d）.冷却は照射直前と照射直後に行われるが,冷却温度が適切でないと照射されないといった安全対策が施されている.また,照射間内でも冷却が行わ

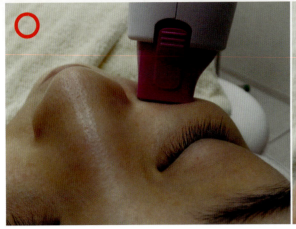 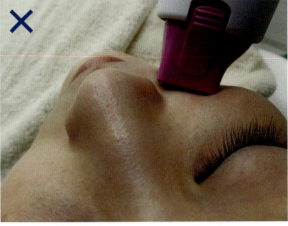

a．電極面でしっかりと皮膚をとらえる良い例　　b．鼻唇溝の段差部分が電極の接着が悪い例

図 5. 単極式高周波 ThermaCool® FLX™

れ，適切な照射が行われれば，深部は 60℃ に達しても表面熱傷を起こすことはない．

ThermaCool® では，照射面積に応じた設定値の高周波が流れるため，接触面が接触不良で接触面積が少ない状態で照射されると単位面積あたりの高周波量が増え熱傷の可能性がある．ただし ThermaCool® のトリートメントチップには圧力センサーが付いており，適切な圧力で皮膚に接着していないと，エラー表示となり高周波は照射されない安全対策が施されている．

そのため，表面熱傷が起きるとすれば，高周波照射がすでに開始した後に，患者の体動または術者の手先のブレにより，接触不良が生じ，照射面積あたりの高周波量が増えた時か，何らかの機械的不具合が生じた時である．

照射チップ表面が破損していると，均等な高周波密度が保てなくなるので，表面熱傷が起きる[13]．照射中にチップの破損に気付かないと，広い範囲で点状の表皮熱傷を生じる（症例 3）．照射チップの破損には常に留意する必要がある．照射チップは使い捨てが基本で再利用できないようになっているが，不正に再生利用された違法チップの使用による副作用が問題になったことがある．

＜高周波による脂肪陥没＞

高周波は脂肪を減少させる効果があるが[14]，加齢変化により骨吸収や脂肪萎縮が起きる部位に不用意に高熱で脂肪層に到達する照射を繰り返すと，脂肪陥没が起きる可能性がある．コメカミや頬外側頬骨弓下は危険な部位であり，ThermaCool® による強い照射は行わないよう注意する（症例 4）．

患者選択において，顔面脂肪萎縮の顕著な場合は，高熱照射の ThermaCool® は不向きである．

＜合併症の回避法＞

照射面が皮膚表面に接線方向に密着している必要がある．

照射のテクニックで最も重要なのは，常に照射面が正しく皮膚に接着するようにすることである．治療中は目視または感覚で照射面を使い皮膚をとらえるようにする．筆者は，皮膚に接触させる際，ハンドピースで小さく円を描くように接着を確認する．

＜危険な部位＞

頬骨弓上，フェイスライン下顎骨上，鼻唇溝付近など，皮膚が曲面の部位は照射面が浮かないように注意する（図 5）．鼻唇溝付近は，内側は死角になるので，接着を確認する．

下顎骨上は熱が集中しやすく，痛みのため患者が体動しやすい場所のため，特に注意する（症例3）．

2．双極式高周波 elosPlus™ について

双極式高周波の代表機器 elosPlus™（Syneron-

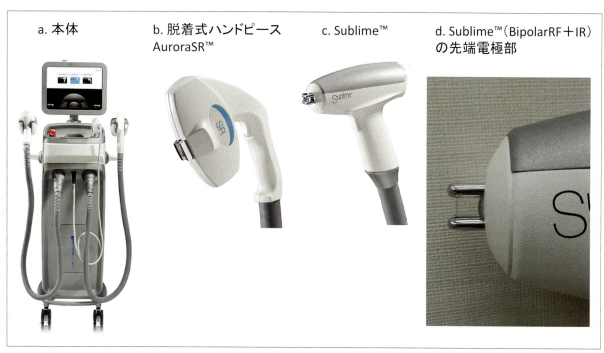

図 6. 双極式高周波複合機 elosPlus™

Candela 社)(図6)は双極式高周波と光治療，ダイオードレーザー，赤外線を組み合わせた複数のハンドピースが付属する機種である．AuroraSR™（580～980 nm），SRA™（470～980 nm），Motif IR™（915 nm），Sublime™（700～2000 nm）は，周波数1 MHzのバイポーラRFとそれぞれIPL，ダイオードレーザー，赤外線の光エネルギーとの組み合わせのハンドピースである（図6）．

皮膚表面は，コンタクトクーリングにより守られることと，表面を冷却することで，電極間の高周波がより深部を通電するようになっている．

板状の電極が光熱源を挟み込むように配置され，電極と光熱源の間には僅かに段差がある．電極を皮膚に押し込むことにより電極間に皮膚が少し入り込む（図7）．

双極式高周波では，高周波は電極間を最短距離で流れ，皮膚内に流れる高周波量は少なくなるため，電極のギャップに皮膚を押し込むことと，皮膚表面を冷却により抵抗値を高め，高周波がより深部を通電するように照射する．また連続照射の蓄熱効果により，加温された部位を高周波が通電することで熱が深部に及ぶが，その深さはせいぜい2 mm程度と思われる．

併用する光熱源により深さは，赤外線＞ダイオードレーザー＞IPLとなる．

光エネルギーを組み合わせることによる相乗効果で，しみや赤味の改善も期待できる．また一度に3種類を併用することにより，多重層の治療となり，加熱時間が長くなることで，ヒートショックプロテインを介した緩やかなコラーゲン産生を促す．

A．双極式高周波の合併症

双極式高周波機器では，痛みのない，マイルドな加熱による効果を企図する治療であり，高熱による副作用はほとんどない．

双極式高周波の合併症は，電極の皮膚の密着が悪く，かつ偶発的に皮膚表面を高出力の高周波が流れ，電極間に放電が生じ皮膚が高熱になり，皮膚表面に熱傷をきたすことである．

B．双極式高周波の合併症の回避法

2つの電極が正しく皮膚に密着することが必要である．電極が浮いてしまうと，高周波が正しく通電しないか，偶発的放電が起きる原因になる．水溶性ジェルは，皮膚表面の冷却保護のためと，

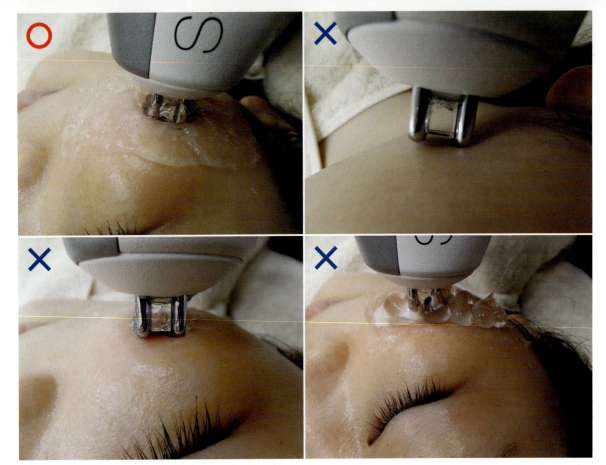

図 7. 双極性高周波．電極の接着法
a：○電極がしっかりと接着しており，ジェルの厚みが程よい．
b：×電極の一方が接着不良．RF は流れないか，放電する恐れがある．
c：×電極は接着しているが，ジェルが少ない．
d：×ジェルが多すぎ，電極の接着が確認できない．

a	b
c	d

電極間の偶発的放電を防ぐために，適度に介在させることが必要である．電極の1/3〜1/2程度がジェルで埋まるようにする．ジェルが少なすぎると偶発的な放電が起きる可能性があるが，ジェルが多すぎても電極の接着を目視できず，照射しにくくなる．連続照射中も常に適切なジェルの量を保つようにする(図7)．

＜危険な部位＞

下顎フェイスラインとコメカミ・額は放電が起きやすい．鼻は原則たるみ治療では行わないが，電極が接地しづらい場所は特に注意する．

高周波の合併症に対する処置

軽い熱傷，放電熱による切り傷のようなⅠ度熱傷では，ほとんどが保存的に完治する．

極めて強い熱量の治療では，Ⅱ度熱傷となるが，表皮が上皮化するまで閉鎖療法を行う．創閉鎖後は，遮光し色素沈着の予防をする．

炎症後色素沈着は，自然に軽快することがほとんどだが，ビタミンCや美白剤などの処置が改善を速めることがある．

1．対極板について

A．対極板の役割

単極式高周波治療では，対極板が必要となる．対極板はアクティブ電極から流れる電流を，生体に損傷を与えることなく，拡散して機器本体に回収する．アクティブ電極に対して広い面積をもち，電流密度を集中させないことが重要で，これ

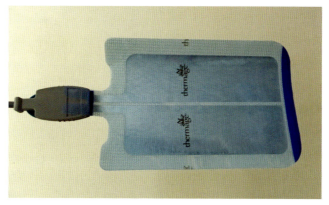

図 8. 分割型対極板(ThermaCool FLX™)

は一般的な電気メスと同じ要件である[3)4)](図3).

B．対極板の位置

理想的な場所は，治療部位から近く，対極板が密着しやすく剥がれにくい皮膚面積が広い部分である．顔面の治療では背中上部が最適であるが，日常診療では，着替えることなく，洋服や下着をそのままに貼れる背中中央から腰付近に貼ることが多い．骨の突出した部位や屈曲部位は避け，皮膚障害(損傷・病変・瘢痕)のある部位，入れ墨のある部位も避ける．体毛のために対極板が十分に密着しないおそれがある場合には，除毛を行う必要がある．

C．対極板熱傷

対極板の接触不良により，接着面の一部に電流が集中すれば，対極板熱傷が起きる可能性がある．ThermaCool® では，分割型対極板を採用し対極板熱傷を予防している(図8)．分割型対極板は，片側から微弱な高周波を流し，もう一方の対極板の抵抗値をモニタリングし，対極板が剥がれるなどの接触不良では，抵抗値が上がるため，対極板の接触不良を感知する．ThermaCool® では対極板の接触不良を感知すると，警告が表示され，高周波照射ができない仕組みになっているため，実際には対極板熱傷はない．

2．患者への合併症の説明

高周波治療の副作用は，軽微なものがほとんどで，問題となる例は稀であるが，熱作用による治療全般の副作用として，発赤，腫れ，熱傷，色素沈着などについてはインフォームドコンセントが必要である．

3．効果がないという合併症

高周波のような非手術的方法のたるみ治療は，手術のような明確な組織の移動や切除を行うことができない．よって効果は写真判定かあくまで感覚的に患者が満足するかどうかによって評価される．過度の期待を抱く患者には，治療の特質と限界を十分にインフォームドコンセントをする必要がある．

代表症例

症例 1：55 歳，女性．初期の ThermaCool® TC による頬部熱傷瘢痕

極めて強い照射を行った．Level 15.0($1.5\,cm^2$)．

症例 2：47 歳，女性．ThermaCool CPT®．電極膜破損による熱傷($3.0\,cm^2$チップ)．

電極膜に損傷があると，連続で照射部位に表皮熱傷ができる．痂皮形成した後，瘢痕を残すことなく治癒した．

症例 3：他院にて ThermaCool® 照射．下顎部熱傷，炎症後色素沈着

症例 4：57 歳，女性．ThermaCool TC® での脂肪陥没

初期の過剰照射による副作用．ThermaCool® 導入初期には脂肪に対する影響は全くわかっていなかった．

まとめ

高周波治療は，機器の種類や照射熱の程度により，痛み，合併症の程度，頻度，効果等に大きな差がある．機種ごと，治療レベルごとのテクニッ

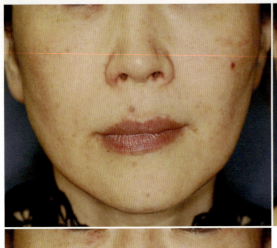
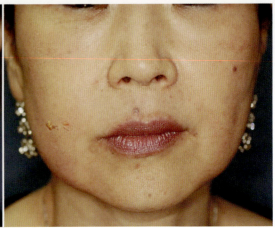
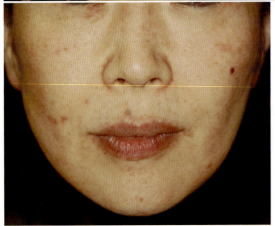
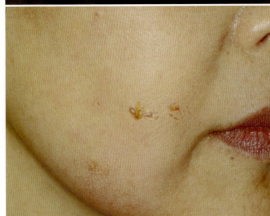
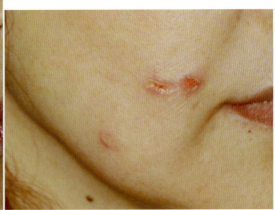
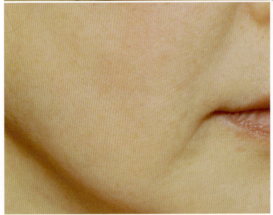

図 9.
症例 1：55 歳，女性
初期の ThermaCool TC® による頬部熱傷瘢痕
極めて強い照射を行った．Level 15.0（1.5 cm²）
　a：照射前
　b：照射後 1 日．右頬に水疱形成．顎部に強い腫脹を認める．
　c：照射後 6 か月．皮膚のタイトニング効果を認める．瘢痕の陥凹が残っている．
　d：照射後 1 日．右頬に水疱形成
　e：照射後 7 日目．Ⅱ度熱傷後潰瘍化
　f：照射後 5 年．瘢痕を残さず治癒

a	b
c	
d	e
f	

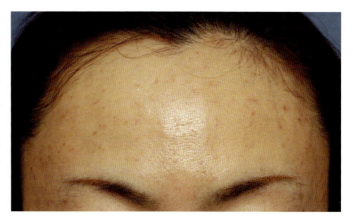

図 10.
症例2：47歳，女性．ThermaCool CPT®
電極膜破損による熱傷（3.0 cm² チップ）
電極膜に損傷があると，連続で照射部位に表皮熱傷ができる．痂皮形成した後，瘢痕を残すことなく治癒した．

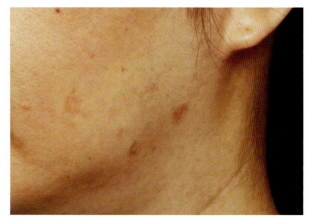

図 11.
症例3：他院にて ThermaCool® 照射
下顎部熱傷・炎症後色素沈着

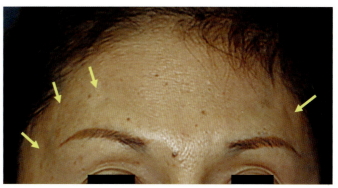

図 12.
症例4：57歳，女性．ThermaCool TC® での脂肪陥没
初期の過剰照射による副作用
ThermaCool® 導入初期には脂肪に対する影響は全くわかっていなかった．

クを身に着け，また，リスクと期待できる効果を十分に理解し，患者にインフォームドコンセントすることが必要である．非侵襲性治療の1回の効果は限定的ではあるが，長期に繰り返し行うことで効果を蓄積すれば大きな変化が望める．高周波のスキンタイトニング効果は，レーザー，HIFU など他のタイトニング治療との併用，原理の違うフィラー，ボツリヌストキシンなどと併用することで，さらに高い満足度が得られる治療となる．

参考文献

1) Anderson, R. R., Parrish, J. A.：Selective photothermolysis：precise microsurgery by selective absorption of pulsed radiation. Science. **220**：524-527, 1983.
2) Goldberg, D. J.：Ablative and non-ablative facial skin rejuvenation. Martin Dunitz, 2003.
3) 日本生体医工学会 ME 技術教育委員会：ME の基礎知識と安全管理 改訂第6版．南江堂，2014.
4) 桜木　徹：わかりやすい電気メスの本：自分の武器を知る！．金原出版，2014.
5) Zelickson, B. D., et al.：Histological and ultra-

structural evaluation of the effects of a radiofre-quency-based nonablative dermal remodeling device：A pilot study. Arch Dermatol. **140**(2)：204-209, 2004.

6) Jimenez Lozano, J. N., et al.：Effect of fibrous septa in radiofrequency heating of cutaneous and subcutaneous tissues：computational study. Lasers Surg Med. **45**(5)：326-338, 2013.

7) 宮田成章：【実践 非侵襲的美容治療】高周波(テノール)によるたるみ治療. PEPARS. **27**：40-44, 2009.

8) Dams, S. D., et al.：Pulsed heat shocks enhance procollagen type Ⅰ and procollagen type Ⅲ expression in human dermal fibroblasts. Skin Res Technol. **16**(3)：354-364, 2010.

9) Dams, S. D., et al.：Heat shocks enhance procol-lagen type Ⅰ and Ⅲ expression in fibroblasts in ex vivo human skin. Skin Res Technol. **17**(2)：

167-180, 2011.

10) 新橋 武：高周波(radiofrequency)による non-surgical skin thightening. 日美外報. **26**：169-176, 2004.

11) Ruiz-Esparza, J., Gomez, J. B.：The medical face lift：a noninvasive, nonsurgical approach to tis-sue tightening in facial skin using nonablative radiofrequency. Dermatol Surg. **29**(4)：325-332, 2003.

12) Non-Surgical 美容医療超実践講座. 宮田成章編. 全日本病院出版会, p209-230, 2017

13) Mayoral, F. A., Vega, J. M.：Multiple facial burns with the new Thermage CPT system. J Drugs Dermatol. **10**(11)：1320-1321, 2011.

14) Franco, W., et al.：Controlled volumetric heating of subcutaneous adipose tissue using a novel radiofrequency technology. Lasers Surg Med. **41**(10)：745-750, 2009.

Non-Surgical 美容医療 超実践講座

好評書籍

編著
宮田 成章
(みやた形成外科・
皮ふクリニック 院長)

Non-Surgical 美容医療の基本の"キ"から、美容外科・美容皮膚科の領域で第一線を走る豪華執筆陣が行っている施術のコツまでを図総数281点、総頁数400頁にギッシリとつめこんだ、"超"実践講座!!

2017年7月刊　B5判　オールカラー
定価（本体価格 14,000円＋税）

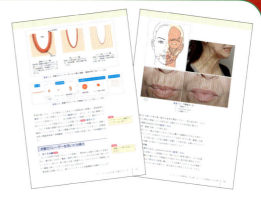

contents

I　準備編
　Non-Surgical 美容医療を始めるにあたって
II　総 論
　各種治療法総論
　疾患ごとの考え方
III　各 論
　A　レーザーによる治療
　　炭酸ガスレーザー
　　Er：YAG レーザー
　　Q スイッチアレキサンドライトレーザー・
　　　ルビーレーザー
　　Q スイッチ Nd：YAG レーザー
　　光治療
　　ロングパルスアレキサンドライトレーザー／
　　　ロングパルス Nd：YAG レーザー
　　付記：カーボンピーリング
　　ロングパルス Nd：YAG レーザー
　　ダイオードレーザー
　　フラクショナルレーザーの基本原理と
　　　ノンアブレイティブフラクショナルレーザー
　　フラクショナル Er：YAG レーザー
　　フラクショナル炭酸ガスレーザー
　　ピコ秒レーザー
　B　高周波による治療
　　単極型高周波と高密度焦点式超音波治療
　　Radiative 式高周波
　C　ボツリヌス菌毒素による治療
　　ボツリヌス菌毒素による治療
　　ボツリヌス菌毒素の注射手技：Microbotox
　D　注入剤による治療
　　ヒアルロン酸・レディエッセの注入手技①
　　ヒアルロン酸の注入手技②
　　PRP（多血小板血漿）療法
　E　糸による治療
　　スレッドリフト
　F　スキンケアによる治療
　　薬剤の経皮導入：水光注射
　　薬剤の経皮導入：エレクトロポレーション
　　ケミカルピーリング、トレチノイン
　　　およびハイドロキノン
　　マイクロダーマブレーション：
　　　ダイヤモンドピーリング
　G　手術による治療
　　顔面の解剖と手術の概念
IV　経 営
　経営についての一般論・国内美容医療の状況

全日本病院出版会
〒113-0033 東京都文京区本郷 3-16-4　Tel：03-5689-5989
http://www.zenniti.com　　　　　　　Fax：03-5689-8030

◆特集/美容医療の安全管理とトラブルシューティング
Ⅰ．各種治療の安全管理とトラブルシューティング
ヒアルロン酸注入

古山　登隆*

Key Words：ヒアルロン酸注入合併症(complications of hyaluronic acid filler)，ヒアルロン酸注入合併症予防(prevention of hyaluronic acid filler's complications)，承認品(approved medicine)，感染症(infection)，アレルギー(allergy)，塞栓(embolus)

Abstract　美容医療の需要の高まりと共に，ヒアルロン酸注入は低コストでダウンタイムがほとんどない若返り治療として人気が急速に増加している．ISAPS のデータによると，ヒアルロン酸注入治療は，ボツリヌストキシン注入治療について多いノンサージェリーによる美容施術である．

ヒアルロン酸には様々な種類があり，それぞれ特性，それに伴うリスク，禁忌，注入時の必要条件などがある．有害事例の多くは，マイルドで一時的なケースが多く，塞栓や失明にいたる深刻な合併症事例は少ないが，安全，簡便と思われている注入治療法においても重篤な合併症を引き起こす可能性がある．合併症は，製材そのものの合併症もあるが，注入量であったり，技術が関係していることも多く，顔面の詳細な解剖学を含めた正しい知識と適切な技術を習得することが大切である．そして，起こり得る合併症とそれを回避する方法，起きてしまった時の対処の仕方を熟知しておくべきである．

患者にとって注入の技法は非常に簡便なイメージがある．また，合併症の意識も低い．そのため，一旦合併症が生じた際にはトラブルが発生する確率が高いので，トラブルを避けるためには，医師は正しい知識と技術を習得し，安全な注入を行う必要がある．

はじめに

高齢化社会に伴い様々な抗加齢美容医療の需要が高まってきている．傾向としては手術法より簡便なノンサージェリーの手法が増えてきている[1]．注入治療法で代表されるヒアルロン酸注入治療は，ボツリヌストキシン注入治療についで多く[2]，International Society of Aesthetic Plastic Surgery(ISAPS)[3]のデータによると，ヒアルロン酸注入治療は，年々増加している(図1)．組織の萎縮，拘縮が見た目の加齢現象の原因だという点から考えると，ボリューム修正を行うヒアルロン酸，また筋の緊張をリラックスさせるボツリヌストキシン治療というのは，理に適った治療法であり，今後も増加することが予測される．ただし，注入法は非常に簡便ではあるが合併症にも注意しなければならない．ヒアルロン酸注入治療の代表的な合併症には，感染症，アレルギー，血行障害，壊死など軽度なものから重度なものまで様々ある．患者にとって簡便な治療と認識する注入治療は，合併症というリスクがイメージしづらく，一旦合併症が生じると，トラブルにつながる確率が高い．トラブルを回避するためにも，医師は正しい知識と技術を習得し，安全な注入を行う必要がある．

---

* Nobutaka FURUYAMA，〒152-0023　東京都目黒区八雲 3-12-10 パークヴィラ 医療法人社団喜美会 自由が丘クリニック，理事長

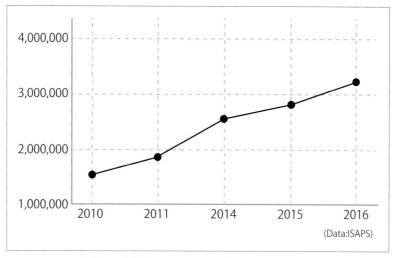

図 1. 世界的なヒアルロン酸注入治療の推移

製材について

1. ヒアルロン酸製材の特徴

皮膚充填材注入治療の需要増加に伴い，マーケットも拡大しており，世界的に約50社160種類以上の製材[1]が現在入手可能である．ヒアルロン酸は，体内で産生されるが加齢とともに減少する[4]．ヒアルロン酸が減少すると皮膚においては肌の弾力や保湿力が低下し，しわやたるみの発生につながる．ヒアルロン酸製材は美容医療においては，しわを埋めたり盛り上げたりする目的で皮膚に注射し，ボリュームを増加させる皮膚充填材として，現在世界的に広く使われている．初期のヒアルロン酸製材は，ニワトリの鶏冠やウシの靱帯から生産されていたため，アレルギーのリスクがあったが，1990年代後半に登場したヒアルロン酸注入材は，トリ由来の抽出成分に替わって，バイオテクノロジーによって生産された非動物由来の成分が主流[5]となっている．そのため，不純物として含まれるたんぱく質の量が極めて少なく，抗原性刺激が少なくなってる[6]ため，アレルギー反応を起こす可能性は低くなっている．そのため，安全な注入治療を即日行うことができる注入製材である．

2. ヒアルロン酸製材の種類

美容医療に使用されるヒアルロン酸製材には様々な種類があるが，2018年7月現在までに厚生労働省に承認された製材は，アラガン社のジュビダームビスタ®ウルトラ，ジュビダームビスタ®ウルトラXC，ジュビダームビスタ®ウルトラプラス，ジュビダームビスタ®ウルトラプラスXC，ジュビダームビスタ®ボリューマXC，ジュビダームビスタ®ボリフトXC，ガルデルマ社レスチレン®リド，レスチレン®リフト™リドのみである．

3. 承認品の重要性

ヒアルロン酸製材は比較的合併症などのリスクが低い製材であるため，未承認品を個人輸入して使用する医師も少なくないのが現状である．しかし，製材の安全性や今後の様々な未承認品に対する規制など考慮すると，承認品を使用することが重要だと考えている．

承認品の中で，ヒアルロン酸製材は『クラスIV品目』に指定されているため厚生労働大臣の承認が必要である．厚生労働省が定めた基準に適応した正確性・完全性・網羅性・保存性を満たした資料を独立行政法人医薬品医療機器総合機構（PMDA：Pharmaceuticals and Medical Devices Agency）に提出，送られた資料はPMDAの審査官による審査だけでなく，場合によっては，提出資料の正確性を確認する専門医による「専門協議」審査，提出資料の正確性を確認する「信頼性調査」また，製造所の適格性をみる「QMS調査」が行われる．QMS調査は審査員が製造工程を現地に赴いて調査するもので，これらの調査を経て綿密な

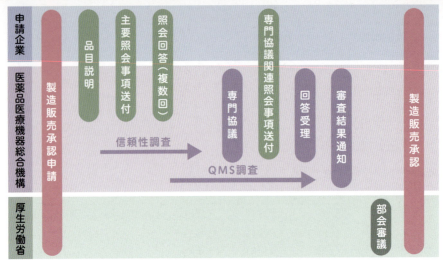

図 2. 日本の PMDA 審査プロセスについて

チェックにより医薬品の安全性は確保され承認される[7](図 2).

また，未承認品は，未承認品に対する広告規制により，日本国内で承認や認証を得ていない医薬品・医療機器について，その名称，製造方法，効能，効果または性能について広告や宣伝活動を行うことは禁止されている(薬機法 第68条). また，2018年6月に改定された医業若しくは歯科医業又は病院若しくは診療所に関する広告等に関する指針(医療広告ガイドライン)においても，医療機関のホームページ上で薬機法上の未承認品および未承認品を用いた治療内容について広告することは禁止されている.

他にも，承認品においては，日本で承認された医薬品を適正に(添付文書の記載に則り)使用したにも関わらず発生した副作用により，入院治療が必要な程度の疾病や障害等の健康被害を受けた方への迅速な救済を図ることを目的として，医療費，医療手当，障害年金などの救済給付を行う公的な制度があり，患者にとってもメリットである. 以上の点から考えても承認薬がある限りにおいては承認品を使用すべきである.

4. ヒアルロン酸製材注入部位

ヒアルロン酸製材の注入には，その目的によって①骨組織，軟部組織などの組織萎縮に対してのボリューム補充を目的とした治療，②支持靱帯の補強による挙上効果を目的とした治療，③目の錯覚を利用した治療など様々な目的がある. 加齢による形態の変化は，人間の顔面の形態が球体であると想定すると，支持靱帯によってサポートされた区画は，組織萎縮に伴い下垂するが，その形態の変形は下部に行くほど強調されることになる. 変形は下部組織が強調されるが，原因は下部組織だけによるものではなく，上顔組織の萎縮，拘縮などにも原因があるため，筆者は治療にあたっては，上方から，外側から，深層から少量ずつ顔全体に行っていくことが原則であると考えている.

手術や他の施術ではできないヒアルロン酸注入治療の優れた特徴として，注入により組織のボリュームが足りない部位を足したり，形態を段階的に調整できるところが挙げられる(図 3).

合併症の種類と頻度

1. 合併症の種類

ヒアルロン酸注入治療における合併症は，治療直後から数日以内に出現するものがほとんどで，内出血や紅斑などの比較的軽度のものから，塞栓による壊死，失明など重篤なものまで様々ある. 重篤な副作用は稀な事象であるが，多くは適切な施術計画と技術により避けることができる[1]. 事前の予防，正しい施術計画と技術，トラブルが起こってしまった場合の迅速で的確な対応を医師として常に意識しておくべきである.

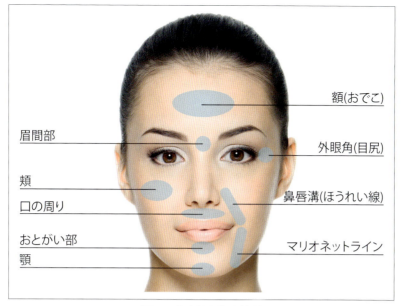

図 3. 代表的な注入箇所
(Finn, C. J., et al.: Fillers in the periorbital complex. Facial Plast Surg Clin North Am. 15(1): 123-132, 2007)

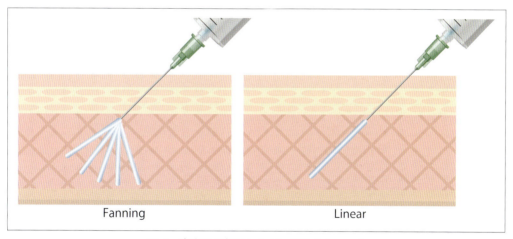

図 4. 内出血を起こしやすい注入テクニック
(Finn, C. J., et al.: Fillers in the periorbital complex. Facial Plast Surg Clin North Am. 15(1): 123-132, 2007)

2. 軽度合併症

A. 内出血

内出血は, 真皮または皮下へのファニングやリニアスレッドテクニック(図4)による注入で多く認められる. また, 毛細血管の多い下眼瞼や鼻唇溝で起こりやすい(図5). 皮膚の内出血に対しては患部の冷却や, ビタミンKクリーム[1]を使用する. 注入時出血を確認した際には, すぐに圧迫することが重要である.

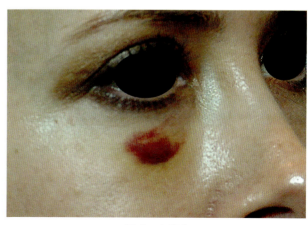

図 5. 内出血
(Finn, C. J., et al.: Fillers in the periorbital complex. Facial Plast Surg Clin North Am. 15(1): 123-132, 2007. より引用)

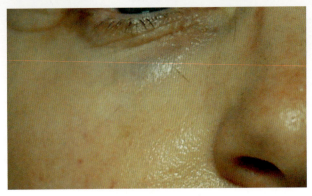

図 6. チンダル現象
(Finn, C. J., et al.：Fillers in the periorbital complex. Facial Plast Surg Clin North Am. 15(1)：123-132, 2007. より引用)

B．腫　脹

　注入における腫脹には早期注入後腫脹，抗体が媒介して起こる腫脹，非抗体性の腫脹などがある．早期注入後腫脹に関しては，注入後すぐに起こり，注入する量と技術に関係していることが多い．また，ヒアルロン酸製材が水分を吸収する性質も関係している．多くの場合は1週間以内に消失[1]する．

C．皮膚の変色

　皮膚の変色には紅斑，血管新生，チンダル現象などが挙げられる．注入直後にみられる赤みは一過性の反応である．しかし，紅斑が2～3日続く場合は過敏反応[1]を疑う必要がある．

毛細血管新生：

　毛細血管新生は皮膚充填材注入箇所に生じる可能性がある．これらは施術後数日から数週間の間に現れ，追加的な治療をしなくとも3～12か月の間に消失する[1]．

D．チンダル現象

　微粒子ヒアルロン酸製材を皮膚の浅い層，典型的には目の下の皮下浅層に注入した時，ヒアルロン酸が透けて皮膚の表面が青白く見えるチンダル現象(図6)が起こることがある．原因は，皮下浅層への過量注入である．この現象は，注入が皮膚の浅層になるほど変色も強くなり，変色の期間が長くなる傾向がある．ヒアルロニダーゼで処置できるが，高密度クロスリンクや粒子の大きなヒアルロン酸はヒアルロニダーゼに対する感受性が低く，いくつかの処置を施さなければならない場合

がある．望ましい方法ではないが，最後の手段として，小さいゲージ(30ゲージ)の針や手術用メス(♯11ブレード)を使って皮膚に切り込みを入れ，不要な充填材を絞り出す[1]方法もある．

E．感染症

　注入治療における代表的合併症の1つである．皮膚の表面に傷をつけるいかなる施術においても，例外なく感染症のリスクを伴う．治療が必要な感染症は一般的にバクテリアであるが，真菌類，ウィルス[8]である場合もある．感染症には急性，遅延性，慢性がある．丹毒と蜂窩織炎は，注入時の黄色ブドウ球菌や化膿性ブドウ球菌が原因で起こる皮膚または結合組織のびまん性炎症で，注入した箇所に発現する[1]．遅延性の感染症は，施術後2週間以上経ってから発現し，広範囲に起こることが多く，マイコバクテリアや大腸菌などの微生物が関与している[8]ことがある．

F．ヘルペス

　皮膚充填材の注入は，ヘルペスウィルスの感染反応を引き起こすことがある．ヘルペスの再発は口周囲，鼻腔粘膜，硬口蓋粘膜に起こりやすく，治療が口唇や口唇周辺で単純疱疹の病歴がある患者には，3～5日前からバラシクロノビルなどのヘルペス予防薬を処方する[1]とリスクを減らすことができる．

H．その他

　このほか，注入後，疼痛や気分不良を訴える患者もいるが，治療を必要とするものは少ない．

3．重度合併症

　ヒアルロン酸注射による血行障害は，様々な点で注意が必要である．直接の血管内への注入は，塞栓を引き起こしたり，周辺組織の壊死を引き起こす(図7)．直接に血管内への注入がなくとも，過度な注入は周辺組織の血行障害を起こし，壊死にいたらなくても，皮膚の変色，疼痛などの症状が出現する．注入による塞栓で最も重篤なものに網膜血管の閉塞による失明がある．網膜血管の閉塞は，眼動脈遠位枝へ皮膚充填材が逆行性に注入され眼球循環に入った場合に起こる稀な事象であ

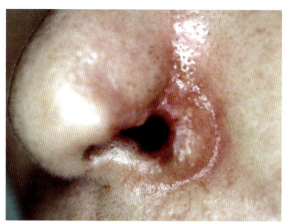

▲図 7. ヒアルロン酸の注入と塞栓の発生
(Kim, D.W., et al.: Vascular complications of hyaluronic acid fillers and the role of hyaluronidase in management. J Plast Reconstr Aesthet Surg. 64 (12): 1590-1595, 2011. より引用)

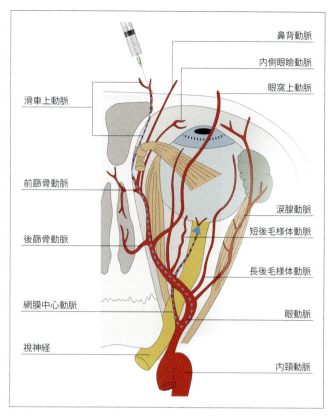

図 8 ▶
網膜血管の閉塞の例

表 1. ヒアルロン酸の合併症の数

Adverse effect type		Hypersensitivity	Injection site inflammation
1990	Number of adverse events	104	68
	Incidence[a] of adverse events (per 100 treated)	0.07	0.05
2000	Number of adverse events	52	49
	Incidence[a] of adverse events (per 100 treated)	0.02	0.02

(Dermatol Surg, 28(6): 491-4, 2002)

る. 眼動脈の枝や, 眼角動脈, 頰骨側頭動脈, 頰骨顔面動脈, 鼻背動脈, 滑車上動脈, 眼窩上動脈(図 8)に動脈内圧を超えた圧で注射をすると, 注入物が網膜中心動脈の近位に達し, 圧力から解放された時, 注入物が網膜動脈の遠位に拡散して閉塞をきたし, 視力障害や失明[1]を引き起こす.

4. ヒアルロン酸施術数の推移と合併症の頻度

ヒアルロン酸注入の施術数は年々増えているなかで, ヒアルロン酸による合併症を引き起こす事例は多くはない. データとしては少し古いものとなるが, 1999～2000 年にヨーロッパ, カナダ, オーストラリア, 南アメリカ, アジアにおける有害事象報告(推定使用患者数 144,000 人(1999 年)～262,000 人(2000 年))対象に行われたデータによると主な有害事例は過敏症と感染症による腫脹[9]である(表 1).

ただし, このデータは皮下の皺に対しての注入のみ行っていた時代のデータであり, 現在のボリュームを中心とした深層への注入を行う注入法においては, より重篤な合併症は増えているものと思われる.

合併症予防のポイント

1. 患者の既往

患者の既往歴，アレルギー，肌の質などじっくり診察し，注入に適応する患者かどうか判断することが合併症を予防する最初のステップである．また，この際注入部位に関する手術の既往も血行判断上，大変重要である．複数の重篤なアレルギーやアナフィラキシーの既往歴のある患者は施術すべきではない．副腎皮質ステロイド誘発性萎縮症に見られるような異常に薄い皮膚または皮膚萎縮を有する患者，突発性皮膚萎縮症，もしくはある種の充填材既往者[8]はやめておくべきである．処置される予定の領域もしくはその近くで皮膚感染症を有する患者は，まず感染症治療を優先し，症状が改善するまで施術するべきでない．

A. 適切な製材

数ある様々なヒアルロン酸製品の特徴を熟知し，製材の硬さ，持続時間を含め，適切な製品を選択することが大切である．

B. 適切な技術

顔面解剖に精通し，危険なエリアを熟知し，注入の技法や注入する深さを使い分け，危険なエリアでの施術は慎重に行うことが予防につながる．塞栓発生の予防としては，以下のことを注意する．①1か所に大量に注入しない，②アスピレーションを必ずして，血液が逆流していないか確認をする，③ゆっくり注入する，④部位によってはカニューレを使う，⑤注入時肌の色が白くなったり，青くなったり，突然異常な疼痛の発生などの変化を早急に発見する．

以上，合併症予防のための3つの原則(3P)をまとめると次の通りである．

- Patient Factor（患者既往のチェック）
- Product Factor（信頼できる適切な製材の使用）
- Procedure Factor（Injection & Aseptic Techniques）

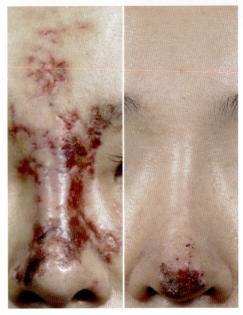

図 9. 臨床症例：塞栓による壊死
(Kim, D.W., et al.：Vascular complication of hyaluronic acid fillers and the role of hyaluronidase in management. J Reconstr Aesthet Surg. 64, 1590-1595, 2011. より引用)

2. 合併症に対する処置

A. 診断・処置

a. 感染症

感染症の主要な症状は，紅斑，熱感，疼痛，腫脹である．感染症の症状と過敏症の症状は似ているため鑑別が難しいが区別することが大切である．感染症の治療にステロイドは使用すべきではない．感染症を識別する重要な要因は，皮膚の温度，疼痛（過敏症では疼痛症状がなかったり，もっと拡散していたり，あまり強くなかったり），発熱や膿瘍の兆候，そして掻痒感の不在[8]である．急性の炎症で症状が軽い場合には経口投与の抗生物質を処方する．初期投与は，マイクロライド系抗生物質やテトラサイクリン系抗生物質[8]から始めるべきで，それらは，抗炎症作用と免疫調節作用を有する．症状が重篤な場合は抗生物質を静脈注射する．感染症が広がるのを避けるために，患部は安静に保つ．

また，ヒアルロニダーゼはマトリックスを破壊し，関連するいかなるバイオフィルムの質量を減少させるのに役立つとされている．

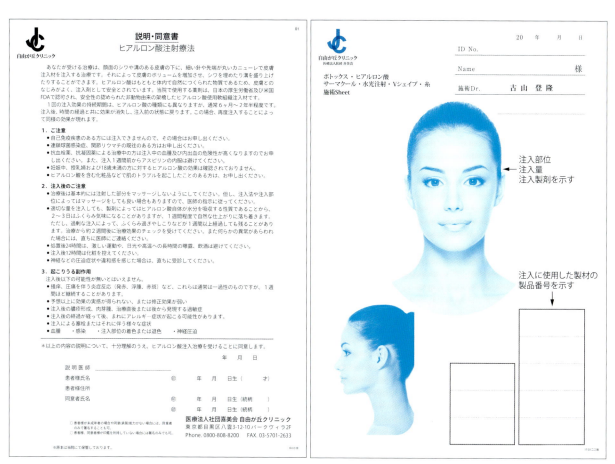

図 10. 説明・同意書・カルテ

感染症のリスクを最小限に抑えるためには，清潔操作を徹底することが重要である．針やシリンジは殺菌された個々のパッケージから注意深く扱い，施術中は手袋をはめる．注入時に針が汚染されていないことを確認する．針先の余分な充填材を殺菌されていないガーゼで拭かずに跳ね飛ばす[1]など繊細な注意が重要である．

b．アレルギー

皮膚充填材は基本的に異物である．患者の中には，注射した製材に対して免疫グロブリンE（IgE）媒介性の過敏症（Ⅰ型反応）[1]を発症することがある．浮腫，紅斑，掻痒感，疼痛などのアレルギー反応の典型的な特徴を示す．アレルギー反応は場合によるが数週間続くことがある．急激に進行する血管性浮腫を起こした場合は，気道閉塞の危険があるので要注意である．遅延性過敏反応は紅斑，浮腫，硬化を特徴とし，抗体よりむしろTリンパ球[1]によって媒介される．これらは，数週間から数か月継続することもある[1]．アレルギー反応が疑われた患者に対しては，発症したタイミングを把握し，患者の既往歴を再検討，適切な検査を行う．

c．血管内塞栓

血管内塞栓は血管支配領域の皮膚壊死をもたらす．注入箇所に激しい疼痛とともに皮膚の色が白く変化し斑点に脱色した場合，動脈塞栓が疑われる．この変化は急激に起こるので見逃すことは少ない．静脈の塞栓の症状は遅れて出現することが多く，鈍痛とともに皮膚色が青く変化する(図9)．

鼻背動脈，眼角動脈，滑車上動脈および眼窩上動脈への不適切な注入は，塞栓による眼症状を引き起こす可能性がある．いずれにせよ注入時に何らかの異常が生じた場合は，ヒアルロニダーゼをなるべく早く投与する必要がある．網膜循環の回

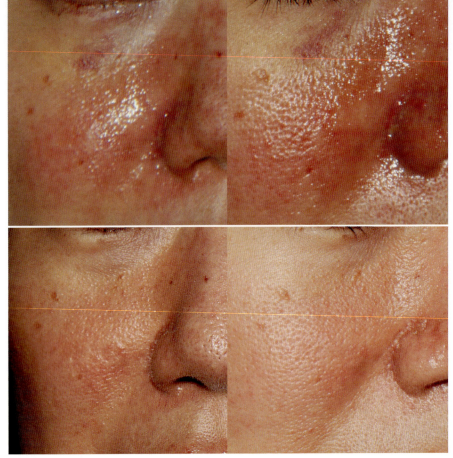

図 11. 症例 1：41 歳，女性
NLF に対して皮下にリニアスレッティングでヒアルロン酸を注入．注入後より疼痛および皮膚色の変化あり．ヒアルロニダーゼを注入
　　a：2018 年 5 月　b：2018 年 7 月．2 か月後，皮膚の色調回復

復許容時間は 60～90 分で比較的早く不可逆的な変化が始まるため，皮下動脈塞栓よりもさらに早急な救済処置が必要である[10]．

動脈塞栓が疑われる時の処置の手順に関しては，ISAPS による処置の手順『Filler Crash Kit』[11]を参考にするとよい．塞栓が軽度の場合は，プロスタグランジンの点滴[12]や，患部を温める[13]のも効果的である．

3．患者への説明

施術を施す前に患者へ治療のリスクを説明することも大切である．当院では治療に関する注意事項を明記した同意書の他に，注入した箇所と量の詳細，使用したヒアルロン酸の製材名とロット番号，併用療法などを記したカルテのコピーを患者に渡し，治療に関する正確な知識と明確な情報をもってもらうようにしている．当院で使っている同意書とカルテを示す(図 10)．

4．症　例

症例 1：41 歳，女性
鼻唇溝にヒアルロン酸をリニアスレッティングで注入．注入後より疼痛，皮膚の変化によりヒアルロニダーゼを注入．2 か月後皮膚の色調改善(図 11)．

症例 2：53 歳，女性
前頬部にカニューレを使用してヒアルロン酸を注入．注入後 40 日目より腫脹がみられた．当時，ヒアルロニダーゼがなかったため，対処療法にて対応(図 12)．

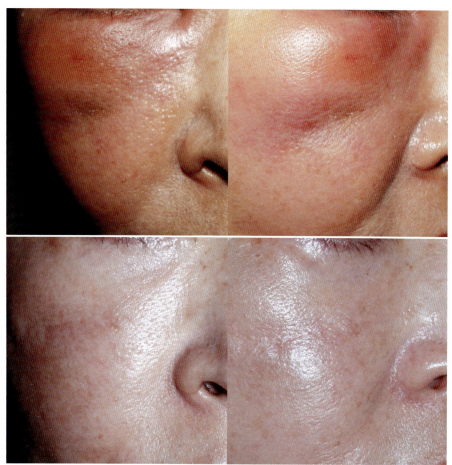

図12. 症例2：53歳，女性
前頬部にカニューレを使用してヒアルロン酸を注入．注入後40日目より腫脹．当時はヒアルロニダーゼがなかったため，対症療法にて対応
a：2010年9月　　b：2013年8月

考察

最近のヒアルロン酸製材は1～2年と長期に持続する製材もあるので，長期的に患者の生活背景や状態をフォローしていく必要がある．患者の合併症要因としては施術前だけでなく，施術後，特に3か月や半年後に遅発性に起こるケースなども含め，チェックして行く必要がある．有害事象の中には，施術や無菌対策の不備が原因というよりも患者の要因(他院での追加治療(歯科治療含む)，皮膚症状，施術後のその他感染症・ヘルペス・ニキビなどの再発などがあり，鑑別が難しい場合も多い．

合併症を起こさないことがベストであるが，起きてしまったら，早く気づく，早めに対処することである．起きてしまってからの準備を他の医療機関との連携を含め普段から十分にしておくことも大切である．

まとめ

合併症を引き起こす要因は，材料そのものに関係していることもあるが，大多数は殺菌状態や注入箇所や量など，施術者の技術に関係している場合が多い．合併症を減らすべく，適切な知識と技術で最善の結果を出すべく情報を共有し，技術を身につける努力が求められる．

参考文献

1) Funt, J., Pavicic, P. : Dermal fillers in aesthetics : an overview of adverse events and treatment approaches. Clin Cosmet Investig Dermatol. **6** : 295-316, 2013.

2) Signorini, M., et al. : Global aesthetics consensus : avoidance and management of complications from hyaluronic acid fillers-evidence- and opinion-base review and consensus recommendations. Plast Reconstr Surg. **137**(6) : 961e-971e, 2016

3) https://www.isaps.org/medical-professionals/isaps-global-statistics/

4) Papakonstantinou, E., et al. : Hyaluronic acid : A key molecule in skin aging. Dermatoendocrinol. **4**(3) : 253-258, 2012.

5) http://vst-beauty.jp/gen/pc/hyaluronic/

6) Friedman, P. M., et al. : Safety data of injectable nonanimal stabilized hyaluronic acid gel for soft tissue augmentation. Dermatol Surg. **28**(6) : 491-494, 2002.

7) 独立行政法人医薬品医療機器総合機構(PMDA)『新薬品にかかる承認審査の標準的プロセスにお

けるタイムライン』https://www.pmda.go.jp/review-services/drug-reviews/about-reviews/p-drugs/0014.html

8) Boulle, D. K., Heyderych, I. : Patient factors influencing dermal filler complications : prevention, assessment, and treatment. Clin Cosmet Investig Dermatol. **8** : 205-214, 2015.

9) Friedman, M. P., et al. : Safety data of injectable nonanimal stabilized hyaluronic acid gel for soft tissue augmentation. Dermatol Surg. **28**(6) : 491-494, 2002.

10) 野本俊一, 小川　令:ヒアルロニダーゼの使用方法に関する考察. 日美外報. **40**(2):19-29, 2018.

11) Filler crash kit read this before injecting(https://www.isaps.org/wp-content/uploads/2018/01/Filler-Crash-Kit.pdf)

12) DeLorenzi, C. : Complication of injectable fillers, part 2 : Vascular complications. Aesthet Surg J. **34**(4) : 584-600, 2014.

13) Cohen, J. L., et al. : Treatment of hyaluronic acid filler induced impending necrosis with hyaluronidase : Consensus recommendations. Aesthet Surg J. **35**(7) : 844-849, 2015.

◆特集/美容医療の安全管理とトラブルシューティング

Ⅰ. 各種治療の安全管理とトラブルシューティング
<コメント>
ヒアルロン酸注入治療安全マニュアル

西田美穂[*1] 野本俊一[*2] 牧野太郎[*3] 衛藤明子[*4] 大慈弥裕之[*5]

Key Words: ヒアルロン酸(hyaluronic acid), 注入治療(injection treatment), 合併症(complication), 失明(blindness), ヒアルロニダーゼ(hyaluronidase), 医療安全(medical safety)

Abstract ヒアルロン酸注入治療の施術件数は増加の一途をたどり,JSAPSの2017年次報告では非外科的治療の約1割を占めている.症例数の増加に伴って合併症の報告例も年々増え,失明や脳梗塞,皮膚壊死などの重篤な合併症の報告もある.

そこで,我々は2016年のISAPS Filler Crash Kitに準拠し,本邦で入手可能な製剤や規格などを勘案して「ヒアルロン酸注入治療安全マニュアル」を作成した.ヒアルロン酸注入治療の安全対策と合併症治療については未だエビデンスに乏しく,本稿で示す内容には議論の余地があると思われるが,ヒアルロン酸注入施術が広く行われている現状を鑑み,現時点で最善と思われる安全方策について,なるべく具体的に示した.

医療において事故の発生をゼロにすることはできないが,常に備えを怠らず,知識をアップデートして最善の対処を行うことが我々医師の責務である.

はじめに

美容医療の領域では,非外科的治療の分野が世界的に拡大している.国際美容外科学会(ISPAS)の2016年次報告によると,ヒアルロン酸注入の施術件数は注射系治療でボツリヌストキシン注射に次いで多く,前年比で18%増加している.本邦でも,ヒアルロン酸注入治療の症例数は,JSAPSの2017年次報告では非外科的治療のうちの約1割を占めていた[1].

こうした症例数の増加に伴い,消費者センターに寄せられる注入物全般に対してのクレーム件数や,合併症の報告例も年々増えている現状がある.合併症の多くは軽微なものだが,血管内誤注入による失明や脳梗塞,皮膚壊死などの重篤な有害事象の報告もある.

医療に伴う合併症の全てを回避することは不可能であるが,医師は事故を未然に防ぐための体制を整備すると共に,万が一事故を起こした場合は,迅速かつ的確に対処する責務がある.

そこで我々は,2016年のISAPS Filler Crash Kit(表1)[2]に準拠し,本邦で入手できる製剤や規格などを勘案して「ヒアルロン酸注入治療安全マニュアル」[3]を作成した(表2).

[*1] Miho NISHIDA, 〒812-0012 福岡市博多区博多駅中央街9番1号 KITTE博多8階,福岡大学博多駅クリニック,形成・美容医療主任/福岡大学形成外科
[*2] Shunichi NOMOTO, 〒113-0022 東京都文京区千駄木1-1-5 日本医科大学形成外科,助教
[*3] Taro MAKINO, 〒812-0039 福岡市博多区冷泉町2-12 ノアーズアーク博多祇園3階 牧野美容クリニック,院長/牧野皮膚科内科形成外科医院/福岡大学形成外科
[*4] Akiko ETOH, 福岡大学博多駅クリニック形成外科,助教/福岡大学形成外科
[*5] Hiroyuki OHJIMI, 〒814-0180:福岡市城南区七隈7丁目45-1 福岡大学形成外科,主任教授

表 1. ISAPS Filler Crash Kit

Patient Safety Recommendations – Issue Date 20 December 2016 - ISAPS

Filler Crash Kit
Read This Before Injecting

If filler injection site has **severe pain** (or no pain) with **blanching** or **mottled skin discoloration** (livedo reticularis) *immediately* administer:
- **Warm compress**, massage filler out of entry site(s)
- **Nitropaste**,(2% solution of Nitroglycerin absorbent paste) apply topically to the area
- **Baby aspirin** (81mg of acetylsalicylic acid)**;** orally
- **Supplemental oxygen**
- **HYALURONDASE**
- **Inject** 300 units of Hyalurondase (2cc in a 3cc syringe, with 0.2cc plain Lidocaine 2% , 27 g-needle) into subcutaneous tissue in area of discoloration
- **Massage** Hyalurondase into tissue
- **Repeat** every 40 – 60 minutes until skin circulation is restored to a bright red appearance (Hyalurondase can be liberally injected, 1000-8000 units or more)
- **Restock** Hyalurondase (package of 4 vials; each vial contains 150 USP units/cc; 2cc equals 300 units; store at 36-46F; always keep 12 vials on hand)
- **In the event of BLINDNESS urgently consult an ophthalmologist and retinal specialist for possible retro-bulbar injection of Hyalurondase**
- **In the event of stroke, initiate standard emergency room stroke protocol**

Know filler complication risk factors:
- Deep injections (nasal radix and lateral nasal wall)
- Avoid upper lip philtrum (vessel is superficial)
- Large volume bolus (greater than 0.1cc)
- Previous rhinoplasty patient
- High pressure injection
- Small, sharp needles

Disclaimer:

The preceding methods and products are not required. They are recommendations from the ISAPS Patient Safety Committee and do not establish a standard of care. Practitioners who do not have these products should consider practicing near a facility which does and which would allow for expeditious access.

https://www.isaps.org/wp-content/uploads/2018/01/Filler-Crash-Kit.pdf#search=%27ISAPS+filler+crash+kit%27

表 2. ヒアルロン酸注入治療安全マニュアル(簡易版)[3]

注入中に激しい痛みや皮膚の蒼白化,失明などをきたして塞栓を疑う場合は,直ちに注入を止め,できる限り早期に以下の対処を行う.また,注入後に注入に伴う循環不全を疑った場合も以下の方法に則り速やかに対処する.

以下は,ISAPS Filer Crash Kit(2016 年)[2]に準拠して,本邦の製剤と規格を勘案し,文献的考察を加えて作成した.

＜循環不全時の対処＞

● **温湿布**
　　血管拡張を図る.

● **マッサージ**
　　フィラーを注入部から圧出させる.

● **ヒアルロニダーゼ投与の準備**
　　ヒト由来製剤(Hylenex®)の場合 1 vial＝300 単位(1 mℓあたり 150 単位)で調整されている.
　　粉末製剤の調整例:1 mℓあたり 150〜300 単位になるように生食で調整する.
　　アレルギーのリスクもあるため,アナフィラキシーに備えた準備を整えて施行する.

● **ヒアルロニダーゼの局所投与**
　　ヒアルロニダーゼ 300〜500 単位以上を塞栓の疑われる血管支配流域の皮下全体に注射する.ヒアルロニダーゼの投与時にキシロカインを混注してもよい.
　　(キシロカインアレルギーの有無は事前に確認する)
　　投与後,ヒアルロニダーゼをマッサージで組織に拡散させる.

● **反　復**
　　上記は,皮膚の循環が回復し,蒼白化した皮膚の紅潮が認められるまで,30 分〜60 分ごとに繰り返す.
　　ヒアルロニダーゼは 1,000〜8,000 単位以上の投与を行ってもよい.
　　組織を十分量のヒアルロニダーゼで満たすことが重要である.

● **二次性末梢塞栓への配慮**
　　マッサージやヒアルロニダーゼ投与といった治療介入により,比較的中枢の血管塞栓では,ヒアルロン酸の破砕小塊がさらに末梢を塞栓するリスクもあるため,血流支配流域を含めた注意深い観察を行う.

● **補助療法の検討**
　　・ニトログリセリン投与
　　　投与例:ニトロペン舌下錠 0.3 mg 内服,ニトロダーム TTS 25 mg 貼付)
　　・アスピリン投与
　　　投与例:バイアスピリン® 100 mg 2〜3 錠または
　　　　　　　バファリン® 81 mg 2〜4 錠を舌下投与もしくは咀嚼服用
　　・高気圧酸素療法

　ヒアルロン酸注入治療の安全対策と合併症治療については未だエビデンスに乏しく,本マニュアルおよび本稿で示す内容には議論の余地があるが,ヒアルロン酸注入治療が日常的に行われている現状を鑑み,現時点で我々が最善と考える安全方策について,文献的考察を加えて示す.

ヒアルロン酸注入による循環不全

　循環不全はヒアルロン酸注入治療の重大な合併症の 1 つで,発生率は 0.001％[4]〜0.09％[5]である.その原因として,A)血管塞栓,B)注入物による血管の圧排[6],C)血管の攣縮[7]などが挙げられる.

1.原　因

A.血管塞栓

　動脈閉塞は,突然発症して皮膚壊死や失明といった重篤な合併症に至ることもある.皮膚壊死の発生頻度は,鼻尖と鼻翼で最も高く[8],口唇,鼻唇溝,眉間,額,頬骨隆起部でも見られる.また,顔面の静脈は弁構造が乏しく,逆行性塞栓が起こりやすい.このため海綿静脈洞→眼静脈への流入の可能性もある[7].注入中は,痛みや蒼白化といった塞栓の兆候を見逃さないようにする.

B.注入物による血管の圧排

　ヒアルロン酸を直接血管内に注入するよりも,血管周囲に注入して血管を圧排した方が,虚血性変化を起こす程度が高かったとする報告もあ

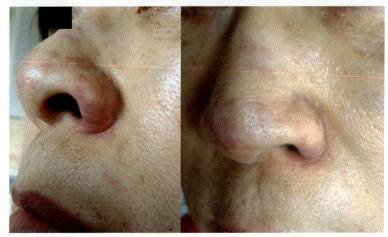

図 1. ヒアルロン酸注入後の循環不全による皮膚色の変化（注入 5 時間後）．赤〜紫色のまだらの変色を認める．

る[6]．一般に，ヒアルロン酸製剤は注入された後，水分を含んで膨張する．注入 4 週後に生体内で 1.8 倍に膨張する製剤もあり[9]，それぞれのヒアルロン酸の特性を理解し，その後の動態を考慮して注入する．

C．血管の攣縮

ヒアルロン酸は血管内に注入されると強い炎症物質となり[10]，血管の攣縮をきたすことで注入された部位よりも，広汎に循環不全を引き起こすとの意見がある[7]．

2．症　状

動脈塞栓では皮膚色の蒼白化が見られるが，多くの場合，一瞬現れてすぐに常色に戻るため，注入中は必ず施術部から目を離さず，皮膚色の変化を見逃さないようにする．

軽度〜中等度の循環不全では，皮膚色の変化は 3〜4 時間で徐々に明らかになり，患者が自宅に帰ってから異常に気づくことが多い（図 1）．このため，ヒアルロン酸を注入した患者には「皮膚色の変化（強い赤み，赤〜紫色のまだらの変色，小さなブツブツが多発するなど）が見られた場合は早期に連絡する」ことを説明し，緊急連絡先を渡しておく．

循環不全による皮膚色の変化（赤〜紫色の網状皮斑）は数日持続し，その後に水疱や膿疱を形成して，痂皮化・壊死に至る．このため，単純疱疹と誤診されることもある．

3．治　療

循環不全を引き起こした場合は，できる限り早期にヒアルロニダーゼの投与を行う．24 時間以内に治療を開始することが患者の予後を左右する[4]．頻度は低い（1/1,000 程度）が[4]，ヒアルロニダーゼによるアレルギーの報告があるため[11]，アナフィラキシーを想定した準備を整えて慎重に投与する．

ISAPS Filler Crash Kit では，皮膚の循環回復が認められるまで，塞栓の疑われる血管支配流域の皮下全体に合計 300 単位のヒアルロニダーゼを 40〜60 分ごとに，繰り返し注射することを推奨している[12]．

ヒアルロニダーゼの適正投与量は，ヒアルロニダーゼの種類や濃度とヒアルロン酸製剤の組み合わせによって異なり，一概に述べるのは困難であるが[13]，近年 ISAPS 推奨量よりも多くの投与量が推奨される傾向にある．その一例として，De Lorenzi らは「High dose pulsed hyaluronidase protocol」として，ヒアルロニダーゼを「洪水のように満たす」ことの重要性を述べている[14]．リスクの高い区画を（白唇，鼻部，頬，額というように）分画し，塞栓が疑われる場合は，各区画ごとに 500 単位ずつのヒアルロニダーゼを注入する（図 2）．ヒアルロニダーゼは周囲に拡散しやすい性質があるため，十分量を繰り返し投与することが肝要である．また，必要に応じて補助療法も適宜併

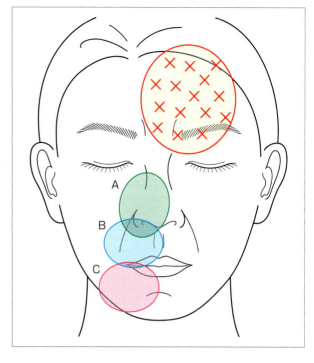

図 2.
塞栓が疑われる場合のヒアルロニダーゼの投与例
ISAPS Filler Crash Kit[j]:
×1 か所に 10〜20 単位ずつ
塞栓を起こしたと推測される血管の支配流域全体の皮下にヒアルロニダーゼを注射する.
全体で 300 単位程度

DeLorenzi"High dose pulsed hyaluronidase"[b]
リスクの高い区画を(白唇,鼻部,顎,額というように)分画し,塞栓が疑われる場合は,各区画ごとに 500 単位ずつのヒアルロニダーゼを注射する.
　B 領域の塞栓：500 単位
　A＋B：1,000 単位
　A＋B＋C：1,500 単位

表 3. 我々の「ヒアルロン酸注入治療安全マニュアル」より「失明事故時の対処」

＜失明事故時の対処＞

- 患者を横たえ,点滴ルートを確保する.
- 眼科医の協力が得られる施設に救急対応を要請し,スタッフと協力して搬送の準備を行う.
- ヒアルロニダーゼ投与の準備(上述)
- 球後にヒアルロニダーゼを注入する.
　投与例：1 回に 2 cc(300〜600 単位),経過により 30〜60 分で繰り返す.
- 眼科医と連携協力して補助療法を検討する.
　・眼球マッサージなど眼圧のコントロール
　・ステロイド投与
　・アスピリン
　・ペーパーバック法換気(発症直後)
　・高気圧酸素
　・選択的動脈内ヒアルロニダーゼ投与

用する.

＜治療介入による二次性末梢塞栓について＞

　野本らは,マッサージやヒアルロニダーゼ投与といった治療介入により,二次性末梢塞栓が生じる可能性について指摘している[15].比較的中枢の血管塞栓では,ヒアルロン酸の破砕小塊がさらに末梢を塞栓するリスクもあり,動脈の支配流域を考え,どこの末梢血管に辿り着くのかを想定して備える.このため,塞栓治療後は必ず数時間滞在させ,翌日以降も来院を促して経過を観察する.

失明・脳梗塞などの重篤合併症・他診療科との連携

　ヒアルロン酸注入治療において,最も重篤な合併症は失明と脳梗塞である.ヒアルロン酸注入治療に伴う失明は 2015 年時点で 23 例の報告があるが[8],事故の多くは報告されることなく内々に処理されているものも少なくないと推察され,実際の発生率は不明である.我々の施設ではマニュアルを作成すると共に(表 3),眼科医と事前に申し合わせて事故に備え,速やかに対処する体制を整えている.

1．発生機序

外頸動脈系の顔面動脈の終末枝である眼角動脈や鼻背動脈は，内頸動脈系の眼動脈背側鼻枝と吻合している．鼻背動脈，眼角動脈，滑車上動脈，眼窩上動脈などに動脈圧より高い圧でヒアルロン酸が注入されることで，逆行性に眼動脈に注入物が到達して閉塞することで失明となる．さらに内頸動脈まで達すると脳梗塞を発症する．この「動脈逆行性流入仮説」が現在有力な機序と考えられているが[16)17)]，未だ完全には解明されていない．失明や脳梗塞を最も伴いやすい施術部位は，鼻部，眉間部，鼻唇溝とされている．

2．症状（脳梗塞は症状があまりに多様であるため，失明についてのみ記す）

強い眼痛（全くない場合もある），突然の視力障害，視野障害，眼球運動障害，頭痛，嘔気などで，眼瞼周囲や眉間の皮膚色の変化（蒼白，紫斑）を伴うことが多い．

3．検　査（失明事故を中心に示す）

視力検査

視野検査

眼底検査：網膜の血管の状態の観察，ヒアルロン酸による塞栓では，cherry red spot（桜実紅斑）が観察されるなど網膜動脈の閉塞が認められることが多い．

フルオレセイン蛍光眼底造影検査：網膜血管の閉塞や虚血性視神経炎の有無を調べる．

光干渉断層計（OCT）：網膜の厚みを測定し，炎症による浮腫の有無などを調べる．

頭部MRI：脳梗塞の合併の有無を調べる．

4．治　療

ヒアルロン酸塞栓による失明事故の救済では，「動脈逆行性流入仮説」に基づき，塞栓の溶解を目的としたヒアルロニダーゼの投与を行うことが重要である．詳細は，「ヒアルロン酸注入治療安全マニュアル」を参照されたい[3)]．

治療には高度な専門性が要求されるため，直ちに眼科・脳神経外科・血管治療医などの連携協力が得られる高度救急医療施設に搬送する．

A．失明事故に対する治療

Chesnutは，ヒアルロン酸注入後の失明に対して，球後にヒアルロニダーゼを注射することで，失明を救済した症例を世界で初めて報告し（2017年），その経験から失明救済のプロトコールを示した[18)]．これにより，失明事故に備えて必要な準備を整え，的確な対応を迅速に行えば救済の可能性があることが示唆された．

現在，失明の救済の初期治療では，球後に球後麻酔の手法でヒアルロニダーゼを注入することが最も重要と考えられている．網膜が不可逆性変化をきたすまでのゴールデンタイムは発症から60〜90分以内で[16)19)20)]，なるべく早期にヒアルロニダーゼの投与を開始する．

＜球後へのヒアルロニダーゼの投与方法＞

ヒアルロニダーゼの投与量は1回量2〜4 cc（150〜200単位/ml）を目安とし[16)]，視力の回復が得られるまで30〜60分おきに投与する．

初期治療として，球後麻酔の手法により眼球後部へヒアルロニダーゼを注入し，ヒアルロン酸塞栓の溶解を図ることが最も重要である．ヒアルロニダーゼは血管外から血管内へ浸透するため[21)]，滑車動脈をカットオフしてヒアルロニダーゼを動脈内逆行性投与をするより，球後の塞栓された血管周囲にヒアルロニダーゼ満たす方が安全かつ有効である[14)18)]．

しかし，球後麻酔の手技にはリスク（眼球穿孔，視神経損傷，球後出血など）があり，手技に長けた眼科医に施行を依頼することが望ましい．しかし，網膜中心動脈閉塞による網膜の虚血は90分で不可逆的な変化をきたして救済不能となるため，速やかに眼科医の協力を得ることが困難な場合が多い．施術医は，あらかじめ眼科医への失明事故時の協力体制を整えておくと共に，いざとなれば自らも球後注射を行えるようトレーニングを行い，危急の事態に備える．

※補　足

20年ほど前までは眼内手術で，球後麻酔を行うことが多かったが，現在は，機器や技術の進化に

よって低侵襲手術が可能となり，眼内手術の多く
は局麻下（点眼麻酔やテノン囊下麻酔）で行われて
いる．このため，40 代未満の眼科医では球後麻酔
の経験がある医師は少なく，このことからも連携
眼科医との事前の申し合わせが必要であることを
ここに強調する．

＜眼圧のコントロールとその他補助療法について＞

ヒアルロン酸注入の失明事故の救済において，
ヒアルロニダーゼの投与を推奨する報告は多い
が，ヒアルロニダーゼを投与して網膜の循環回復
を得たにも関わらず，失明を救済できなかったと
いう報告[22]や，網膜中心動脈に明らかな虚血性変
化が認められない失明例の報告[23]もある．失明に
至る機序については未だ完全には解明されておら
ず，ヒアルロニダーゼで救済された報告も乏し
い．ヒアルロン酸が血管内で炎症性の物質になり
視神経などの周辺組織に障害を及ぼし，血管攣縮
を引き起こすこと[7)10)22]，後部虚血性視神経症の発
症[20)22]，ヒアルロン酸が注入後に水分を含んで膨
らみ周囲を圧迫することによる二次的な循環不全
など[6]，複合的な要素の関与も考えられる．

これらのことから，ヒアルロン酸注入後の眼障
害の事故対処では，ヒアルロニダーゼの早期投与
を主とした血管閉塞の溶解を図ると共に，血管攣
縮や二次性血栓への配慮，後部虚血性視神経症な
どを想定したステロイド療法を行うことなど，眼
科と連携して多様的な治療を行うことで，失明救
済の可能性が高まると筆者らは考えている．

●眼球マッサージ[16)24]

目を閉じさせ，5～15 秒眼球が 2～3 mm 沈む程
度に圧迫→圧迫を解除（3～5 分おきに繰り返す）
することにより塞栓除去を図る．

●眼圧コントロール[16)24]

投与例：チモプトール® 0.5%点眼 滴下
　　　　マンニトール® 300 ml 注射を 100 ml/3～
　　　　10 分で急速点滴静注
　　　　前房穿刺など

●ステロイド投与[5]

投与例：プレドニン® 20～40 mg/日
　　　　視神経症が疑われる場合は入院管理のも
　　　　とステロイドパルス療法

●アスピリン投与[5)18]

投与例：バイアスピリン® 100 mg 2～3 錠または
　　　　バファリン® 81 mg 2～4 錠を舌下もしく
　　　　は咀嚼服用

●ペーパーバック法換気（発症直後）

動脈血中の炭酸ガス分圧を上昇させることで，
網膜の血管拡張を図る[25]．

●高気圧酸素療法[5)16]

●選択的動脈内ヒアルロニダーゼ投与

失明事故発生から 60～90 分以内という短時間
に血管内治療医，眼科医などの専門的かつ高度な
協力を得ることができる施設では，マイクロカ
テーテルによる塞栓部近位からのヒアルロニダー
ゼ投与を検討する[26]．

B．脳梗塞に対する治療

ヒアルロン酸注入により脳梗塞を生じた症例の
報告は少なく，その治療は確立されていない．脳
梗塞が疑われる症例では，脳神経内科・脳神経外
科などの連携協力が得られる高次施設に直ちに救
急搬送を行い，個々の症例に応じて適切な治療を
行う．

超選択的動脈治療によって，塞栓部近位から高
濃度ヒアルロニダーゼ投与を行うことが有効とす
る報告がある[26]．ヒアルロン酸塞栓の続発性血栓
の形成も考慮する．

C．他診療科との連携について

失明・脳梗塞など重大な合併症救済には，他診
療科の協力が不可欠である．ヒアルロン酸注入治
療における合併症の治療は，エビデンスが乏し
く，経験のある医師は少ない．まして，普段，ヒ
アルロン酸注入製剤治療を行っていない医師に，
ヒアルロン酸注入治療に伴う合併症治療の知識は
ない．このため，ヒアルロン酸注入の施術を行う
医師は，常に最新かつ最善の治療方法の情報収集
に努め，他診療科に協力を要請する際に，必要な

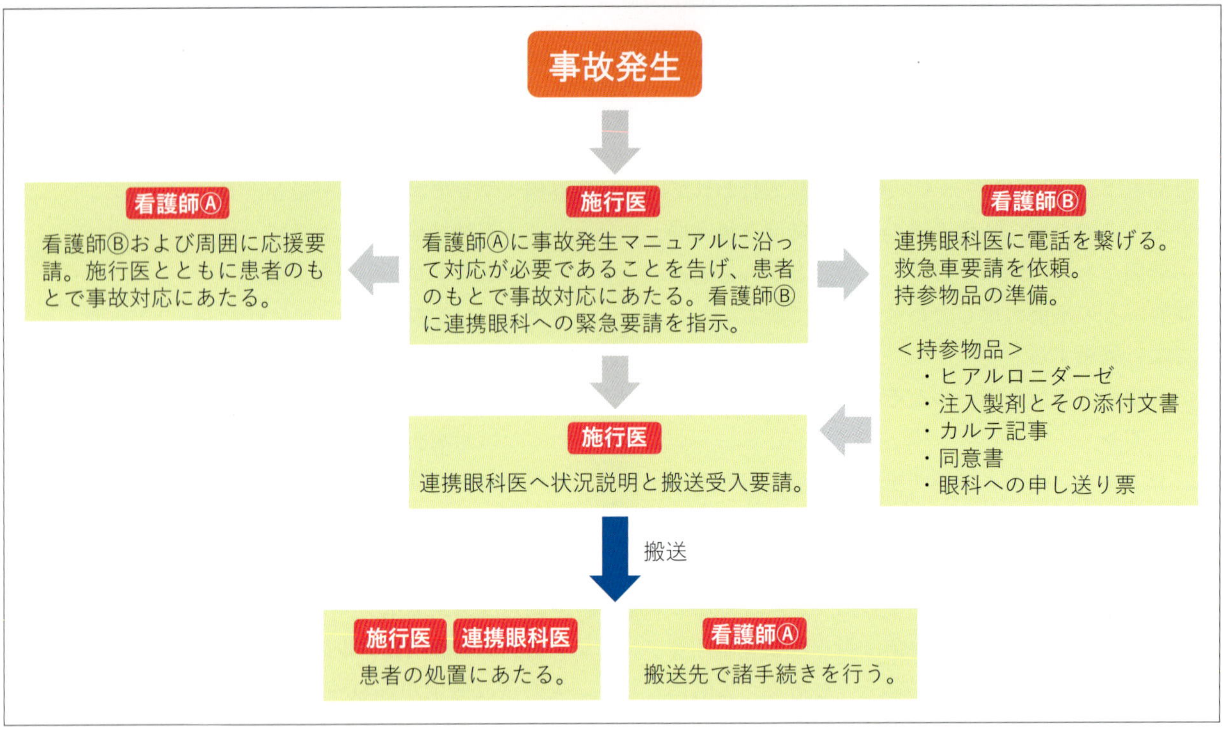

図 3. ヒアルロン酸注入による重篤な合併症が発生した場合の搬送手順

情報を的確に提供する責務がある.

また，速やかに治療を行うためには，事前に他科との申し合わせを行い，連携体制を築いておくことが望ましい．自由診療の医療事故においては，その後に訴訟へ発展する恐れもあるため，「面倒に巻き込まれたくない」という理由で協力に難色を示される可能性も高く，救済協力を依頼する際には，他科医師の法律的な懸念を払拭することが必要である．医療事故で医師が法的責任を負うのは，① ミスがあった（＝過失），② そのミスが事故につながった（＝因果関係），という 2 つの条件を充たした場合である．一般的に，救済に協力した他診療科が，施行医の起こしたヒアルロン酸塞栓（＝過失）による失明や脳梗塞（＝因果関係）の法的責任を問われることはないことを説明する[27].

事故が起きた時の対処マニュアルの必要性

事故を起こしてから慌てるのではなく，必要な準備や連携体制を「事前に備えておくこと」が最も重要である．

ヒアルロン酸注入などで事故が起きた際に，迅速に対応できるよう，治療方法のみならず，連絡先や搬送経路を予め作成しておく．図 3 に一例として，当院の搬送手順を示す．

注入物による合併症を引き起こすリスクファクター

ヒアルロン酸注入治療の安全対策には，解剖学的知識と愛護的な手技が不可欠である．特に ISAPS Filler Crash Kit で喚起されているリスクファクターについて，以下に述べる．

---

1 ）深部への注入（特に鼻翼基部，鼻翼外側部）
2 ）人中への投与を避ける（血管が表層を走行）
3 ）大量のボーラス注入（最大 0.1 cc まで）
4 ）過去に鼻形成をしている既往
5 ）高い圧力をかけた注入
6 ）細い鋭針の使用

＜ISAPS Filler Crash Kit より一部抜粋＞

1 ．深部への注入（特に鼻翼基部，鼻翼外側部）では皮膚壊死の発生率が高く注意を要する

特に眉間・鼻部・鼻唇溝では失明や皮膚壊死な

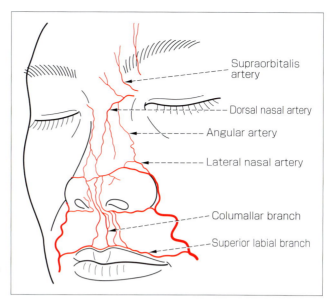

図 4.
鼻部の血管

どの重篤な合併症の報告が多く[5],注入時には,眼窩下縁内側と鼻部側面を指で圧迫して血管吻合部からの塞栓を予防するなど[20)24)],安全面に心がけて慎重に施術する.

2.人中への投与を避ける

人中部皮下の columellar branch の循環不全により,鼻柱の壊死のリスクがあるため,投与を避ける(図4).

3.大量のボーラス注入を避ける(最大 0.1 cc まで)

一部位への大量の注入は血管塞栓や血管の圧排などのリスクを増すため,ボーラス法での注入量は 0.1 ml 以下に留める[12)14)28)〜31)].例えば眉間部では,滑車上動脈から筋円錐に到達するまでの血管内容量は最小 0.4 ml で平均 0.085 ml と少ない[32)].たとえ少量の注入でも,血管内をダイレクトに塞栓すれば,重大事故を招く可能性があり,特に眉間部や鼻部といったリスクの高い部位では,極少量ずつ針先を動かしながら注入する.

ボリュームを補う目的での注入の際,ボーラス法での注入を避けると複数箇所への刺入を要することとなり,血管穿刺のリスクを増すという危惧はあるが,重大な事故(失明や皮膚壊死)防止という観点から,ボーラス法での注入は避けることが望ましい.

4.過去に鼻形成の既往があるかなど,治療歴を確認する

患者が過去に外科的施術(特に鼻形成術や顔面の再建術[20)])あるいは注入治療を行っている部位では,血管走行の偏位や周囲組織の線維化などが見られ,血管穿刺のリスクが高まる[12)].必ず治療歴を確認し,治療歴のある部位では,特に注意して施術する.

5.高い圧力をかけた注入を避ける

動脈への逆行性流入では失明などの重大事故を招く恐れがあり,できる限り低圧で注入し[20)24)],通常よりも強い抵抗を感じる部位では注入を避ける.また,ゆっくり注入することは,事故予防に最も重要である[20)24)28)29)].0.3 ml/分以下のスピードでの注入が事故の発生率を下げる[30)].

6.鋭針の使用について

血管のトラブルのリスクの高い部位では,鋭針よりもカニューレを用いた注入を推奨する論文が多い[5)20)24)29)33)〜35)].一方で,注入治療による失明事故をまとめた報告では[5)],失明の発生率はカニューレを用いた例が多いが,もともとリスクの高い部位ではカニューレを使用することが多いのもその理由として挙げられる.25 G のカニューレを用いた実験ではカニューレと血管の角度が垂直であれば,鈍針であっても血管を貫く危険性があるため,カニューレを用いる際には血管と平行

(10°程度)に挿入することが推奨されている[34].現実的には,顔面の血管は三次元で複雑に交通しているので,完全に安全な部位や角度はないが,最大限の安全のために最善の努力をすることが重要である.カニューレは挿入時に抵抗や痛みの訴えの少ない層で,丁寧にゆっくりと操作する.

ヒアルロン酸事故対策の今後の課題

1.ヒアルロン酸注入治療事故のエビデンス不足

ヒアルロン酸注入治療の合併症例の多くは施設内で処理され,合併症例のデータが蓄積されないため病態の解明が進まず,治療方法のエビデンスが形成されにくい.今後,診療科・学会の枠を越えて合併症情報を集積し,適切な治療方法を検討する必要がある.

2.ヒアルロニダーゼが未承認薬であること

ヒアルロン酸注入治療の合併症対処においてヒアルロニダーゼは不可欠であるが,現在国内承認薬はなく,入手は医師の個人輸入による.個人輸入したヒアルロニダーゼの安全が担保されているとは言い難く,ヒアルロニダーゼの承認は喫緊の課題である.

3.他診療科の連携協力が得られにくいこと

ヒアルロン酸注入治療で生じた重篤な合併症の対処には,他診療科の連携協力が不可欠である.一般に,美容医療に伴う合併症治療への協力は他診療科から難色を示されることが多く,日頃より良好な連携を構築し,事前に協力を依頼しておく必要がある.

おわりに

医療安全に対する要求水準は高く,特に美容医療などの自由診療へは厳しい目が向けられている.ヒアルロン酸注入治療は簡便でアンチエイジング効果の高い治療であり,今後ますます市場が拡大していくと予想されるが,それに伴い合併症も増加するであろう.

ひとたび,新聞で取り沙汰されるような重大事故が起きれば,美容医療の信頼性は大きく揺らぎ発展が妨げられるため,安全対策と課題の解決が急務である.

医療事故をゼロにすることはできないが,「備えあれば憂いなし」の諺の如く,常に備えを怠らず,事故時に最善の対処を行うことが我々医師の務めである.

参考文献

1) 日本美容外科学会(JSAPS)第1回全国美容医療実態調査 最終報告書
https://www.jsaps.com/pdf/explore/explore_img2.pdf

2) ISAPS Fille Crash Kit
https://www.isaps.org/wp-content/uploads/2018/01/Filler-Crash-Kit.pdf#search = %27ISAPS + filler + crash + kit%27

3) ヒアルロン酸注入治療安全マニュアル―必須の知識と事故対策―.大慈弥裕之監.克誠堂出版,2018.

4) Cohen, J. L., et al.：Treatment of hyaluronic acid filler-induced impeding necrosis with hyaluronidase：consensus recommendations. Aesthet Surg J. **35**：844-849, 2015.

5) Beleznay, K., et al.：Vascular compromise from soft tissue augmentation：experience with 12 cases and recommendations for optimal outcomes. J Clin Aesthet Dermatol. **7**：37-43, 2014.

6) Chang, S. H., et al.：External compression versus intravascular injection：a mechanistic animal model of filler-induced tissue ischemia. Ophthalmic Plast Reconstr Surg. **32**：261-266, 2016.

7) Ashton, M. W., et al.：The role of anastomotic vessels in controlling tissue viability and defining tissue necrosis with special reference to complications following injection of hyaluronic acid fillers. Plast Reconstr Surg. **141**：818e-830e, 2018.

8) Beleznay, K., et al.：Avoiding and treating blindness from fillers：a review of the world literature. Dermatol Surg. **41**：1097-1117, 2015.

9) Mochizuki, M., et al.：Evaluation of the in vivo kinetics and biostimulatory effects of subcutaneously injected hyaluronic acid filler. Plast Reconstr Surg. **142**：112-121, 2018.

10) Zhuang, Y., et al.：An Islanded rabbit auricular

skin flap model of hyaluronic acid injection-induced embolism. Aesthetic Plast Surg. **40**：421-427, 2016.

11) Yocum, R. C., et al.：Assessment and implication of the allergic sensitivity to a single dose of recombinant human hyaluronidase injection：a double-blind, placebo-controlled clinical trial. J Infus Nurs. **30**：293-299, 2007.

12) Patient Safety Recommendations. ISAPS, 2016.

13) Casabona, G., et al.：Durability, behavior, and tolerability of 5 hyaluronidase products. Dermatol Surg. **0**：1-9, 2018.

14) DeLorenzi, C.：New high dose pulsed hyaluronidase protocol for hyaluronic acid filler vascular adverse events. Aesthet Surg J. **37**：814-825, 2017.

15) 野本俊一，小川　令：ヒアルロニダーゼの使用方法に関する考察．日美外報．**40**：51-60, 2018.

16) Carruthers, J. D., et al.：Blindness caused by cosmetic filler injection：a review of cause and therapy. Plast Reconstr Surg. **134**：1197-1201, 2014.

17) Park, K. H., et al.：Iatrogenic occlusion of the ophthalmic artery after cosmetic facial filler injections. Am J Ophthalmol. **132**(6)：714-723, 2014.

18) Chesnut, C.：Restoration of visual loss with retrobulbar hyaluronidase injection after hyaluronic acid filler. Dermatol Surg. **44**(3)：435-437, 2018.

19) Hayreh, S. S.：Intra-arterial thrombolysis for central retinal artery occlusion. Br J Ophthalmol. **92**：585-587, 2008.

20) Loh, K. T., et al.：Prevention and management of vision loss relating to facial filler injections. Singapore Med J. **57**(8)：438-443, 2016.

21) Wang, M., et al.：Comparison of intra-arterial and subcutaneous testicular hyaluronidase injection treatments and the vascular complications of hyaluronic acid filler. Dermatol Surg. **43**(2)：246-254, 2017.

22) Zhu, G. Z., et al.：Efficacy of retrobulbar hyaluronidase injection for vision loss resulting from hyaluronic acid filler embolization. Aesthet Surg J. **38**(1)：12-22, 2017.

23) Kim, Y. K., et al.：Cerebral angiographic findings of cosmetic facial filler-related ophthalmic and retinal artery occlusion. J Korean Med Sci. **30**(12)：1847-1855, 2015.

24) Urdiales-Gálvez, F., et al.：Treatment of soft tissue filler complications：expert consensus recommendations. Aesthetic Plast Surg. **42**(2)：498-451, 2018.

25) Humzah, M. D., et al.：The treatment of hyaluronic acid aesthetic interventional induced visual loss(All VL)：A consensus on practical guidance. J Cosmet Dermatol. **18**：71-76, 2019.

26) Chiang, C., et al.：Intravenous hyaluronidase with urokinase as treatment for arterial hyaluronic acid embolism. Plast Reconstr Surg. **137**：114-121, 2016.

27) 白川敬裕：Ⅳ．失明事故への対策　4．弁護士の視点・アドバイスＱ＆Ａ―法的責任の有無は？―．ヒアルロン酸注入治療安全マニュアル―必須の知識と事故対策―．大慈弥裕之監．p86-93, 克誠堂出版, 2018.

28) Lazzeri, D., et al.：Blindness following cosmetic injections of the face. Plast Reconstr Surg. **129**：994-1012, 2012.

29) Rzany, B., DeLorenzi, C.：Understanding, avoiding, and managing severe filler complicatios. Plast Reconstr Surg. **136**：196S-203S, 2015.

30) Glogau, R. G., Kane, M. A.：Effect of injection techniques on the rate of local adverse events in patients implanted with nonanimal hyaluronic acid gel dermal fillers. Derm Surg. **34**：S105-S109, 2008.

31) Van Loghem, J. A., et al.：Sensitivity of aspiration as a safety test before injection of soft tissue fillers. J Cosmet Dermatol. **17**：39-46, 2018.

32) Khan, T. T., et al：An anatomical analysis of the supratrochlear artery：considerations in facial filler injections and preventing vision loss. Aesthet Surg J. **37**：203-208, 2017.

33) De Boulle, K., Heydenrych, I.：Patient factors influencing dermal filler complications：prevention, assessment, and treatment. Clin Cosmet Investig Dermatol. **8**：205-214, 2015.

34) Tansatit, T., et al.：A dark side of the cannula injections：how arterial wall perforations and emboli occur. Aesthetic Plast Surg. **41**：221-227, 2017.

35) van Loghem, J. A. J., et al.：Cannula versus sharp needle for placement of soft tissue fillers：an observational cadaver study. Aesthetic Surgery J. **38**：73-88, 2018.

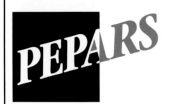

◆特集／美容医療の安全管理とトラブルシューティング
Ⅰ．各種治療の安全管理とトラブルシューティング
ボツリヌス毒素製剤使用の安全性とトラブルシューティング

青木　律*

Key Words：ボツリヌス菌毒素製剤(BTXA)，トラブルシューティング(troubleshooting)，副作用(complication)

Abstract　ボツリヌス菌毒素製剤(BTXA)により起こり得る副作用とその対策について述べた．基本は正規品を規定通りに決められた部位に注射すればよいのだが，潜在性の眼瞼下垂などがあると眉毛下垂による開瞼障害などの症状が出やすい．そのため，BTXAの使用量は少なめから始めること，スポックアイブローの治療にはLWP(lowest wrinkle peak)が大切であることを述べた．

はじめに

ボツリヌス菌毒素製剤(以下，BTXA)は顔面(眼瞼)痙攣や痙性斜頸の治療の他，顔面表情筋に由来する表情ジワの治療薬として用いられる．現在我が国ではしわ取り治療目的ではアラガンジャパン社よりボトックスビスタ®が承認薬として供給されており，本稿では使用方法などについてはボトックスビスタ®の使用を前提とすることをまずお断りしておく．

表情ジワとBTXAの作用機序

顔面皮下には表情を作る表情筋が存在する．表情筋とは皮膚に起始・停止をもつ皮筋であり骨に起始・停止を持つ骨格筋と性格を異にする．ヒトでは顔面の表情筋と頸部の広頸筋が皮筋にあたる．これらはすべて顔面神経支配である(顔面神経は純粋に運動神経である狭義の顔面神経と中間神経からなるが，ここでは狭義の顔面神経を指すことにする)．顔面神経は運動神経であるため中枢から末梢の神経筋接合部まで途中神経節でニューロンを乗り換えることがなく，神経筋接合部でアセチルコリンを介して刺激の伝達が行われる．

一方ボツリヌス毒素は分子量約15万のたんぱく質であり分子量5万の軽鎖と10万の重鎖からなる．クロストリジウム属であるボツリヌス菌が産生し，AからFまでの6種類が知られているが，このうち製剤化されているのはA型である．ヨーロッパで腸詰ソーセージの食中毒菌として発見されたため，腸詰(botulus)という名前が冠せられた．筋肉あるいは神経終末に投与されたBTXAの重鎖は神経終末のアセチルコリン受容体を認識しそれと結合し細胞内に取り込まれる．そしてピノサイトーシスによって形成されたエンドソームで軽鎖が切り離され，軽鎖は酵素としてSNAP-25たんぱくを切断することによってアセチルコリンの分泌を阻害し，結果的に中枢からの神経伝達が遮断されることになる．

* Ritsu AOKI，〒190-0023　立川市柴崎町3-11-20　医療法人社団ローレル　グリーンウッズスキンクリニック立川，院長

BTXA 治療の実際

BTXA については既に多数の文献が存在するため治療についてはここでは詳しくは述べない. また実際に施術を行う際にはアラガンジャパン社が実施する施注資格をとる必要があり，この際に施術の方法については講義があるはずだからである. 大切なことは製剤の希釈と使用量，そして注射部位である. これを間違えなければ BTXA という薬剤による副作用は殆ど心配がない. 希釈に関しては 1 V 50 単位を 1.25 ml～2.5 ml で希釈することが推奨される. 1.25 ml で希釈すると 0.1 ml あたり 4 単位, 2.5 ml であれば 2 単位となる. 1 か所への注入量は 0.1 ml を超えないこととされている. 筆者は概ね 1 か所 0.05 ml（すなわち 2 単位または 1 単位）で注射している.

推奨される使用量に関しては承認された部位である眉間は 10～20 単位を 5 部位に分割して，目尻は 12～24 単位を左右各 3 部位合計 6 部位に分割して注射することとなっている. 未承認の部位に関して筆者が通常使用している使用量は表 1 に掲げる通りである.

BTXA 治療による副作用

BTXA の副作用はいくつか知られている. 国内臨床試験時に報告された副作用のうち，最も頻度が高かったのは眉間の治療総症例数 578 例中 31 例（5.4％）の頭痛である[1]. BTXA 注射でなぜ頭痛が起こるのかその詳しい機序は不明である. 筆者は 1,000 例以上 BTXA の治療経験があるが，実際に患者から頭痛の訴えを受けたのは 1 例だけであるが，もし積極的に頭痛の有無を尋ねたらもっとあるのかもしれない. これについては作用機序が不明であるため回避の方法がなく，実際に頭痛が起こった場合には NSAIDs の投与で対照的に対応するしかない. 次に多いのは眼瞼下垂 29 例（5％）である. 目尻の治療では総症例数 294 症例中有害事象が発生したのは 70 例であるが，このうち薬剤の副作用であると判定された症例はなかった. 海外

表 1. 承認された部位以外での BTXA の使用量

部　位	使用量
前額	6～12 単位
鼻根部	5～10 単位
エラ	50 単位
眼拡大	8 単位
ガミースマイル	4～6 単位
上口唇	6～12 単位
上下口唇	10～10 単位

の報告では眼瞼浮腫が 1％（5/526）認められた. この他に起こり得る合併症としては複視，閉瞼障害，眼瞼外反，眼瞼内反，流涙，引き攣れ感などであるが，これらは薬液が眼輪筋にとどまらず動眼筋にまで達してしまったか，あるいは使用した量が多かったか，部位が不適切であったなどが理由として考えられる. これらの副作用についてはまだ BTXA 治療に慣れていないうちは，麻痺させたい表情筋に浅めに 1 部位あたり 1～2 単位程度にとどめて治療を行えば回避可能であると考える. 表情筋は前述のように皮筋であるから皮膚直下に存在する. そのためあえて筋肉内に投与しようと思わなくても，皮下に投与されていれば，即ち標的とする筋肉の上面に投与されていれば概ね効果が得られる. 皺鼻筋は眼輪筋に比べれば厚みのある筋肉ではあるが，外側に行くにしたがって薄くなる. あえて皺鼻筋の筋肉内に注射を試みようとするばかりに眼窩内に針が侵入し上直筋に BTXA が効いてしまうと複視をきたす可能性が高い.

Bai らは美容目的で使用した 86 例の BTXA の副作用について報告している[2]. 86 例中 100 単位以下の使用量で副作用を発症したのは全体の 16.28％であり，使用量と副作用の発症には正の相関がみられたとのことである. 86 例中約 1/3 の 29 例は 200 単位以上使用しており，通常美容目的でこのように大量に BTXA を使用することはな

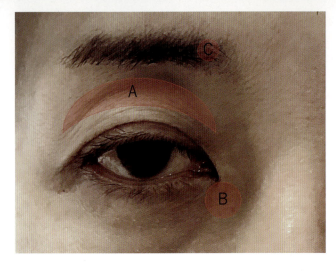

図 1.
眼瞼周囲で BTXA の注射に注意すべき部位
　A：外眼筋や眼瞼挙筋の走行に注意する部位
　B：涙小管の走行に注意する部位
　C：滑車上神経，眼窩上神経の走行に注意する部位

いはずであるが，使用した BTXA の商品名に関しては本文中に記載がないため，おそらくアラガン社のものではないと推察される．使用量の絶対値については疑問の余地があるが，副作用のリスクを減らすためには必要量以上は使用しないということが大切である．

　また BTXA は製剤中にたんぱく質を含んでいるため，中和抗体が発生する可能性があると言われている．中和抗体については近年の製剤については含有たんぱく質がかなり減少していること，また美容目的での使用量であるならば抗体発現の可能性は極めて少ないという報告もある[3]ことからあまり問題になることは少ないと思われるが，筆者は 1 回の治療で使用する BTXA は合計 50 単位まで，治療間隔は 4 か月あけるべきであると考えている．またドイツのメルツファーマシューティカル社からキャリアーたんぱくを含まない BTXA の単体が商品化されている(商品名：Xeomin®)．これについては我が国の厚生労働省の承認を得ておらず，また使用報告の文献もまだ少ない．前述のように美容目的での使用で抗体産生のリスクはそれほど大きいものであるとは思えないので，まず 1 回使用量の多い痙性斜頸や筋硬直などの症例で適応を得たのち美容目的へ使用範囲を拡大した方がより安全であろうと考える．

合併症とその対策

　対応可能な合併症とその対策について述べる．合併症は以下に類型化可能である．
　1）注射部位の誤り
　2）使用量の誤り
　3）皮下出血

1）注射部位の誤り

　1-1）眼瞼周囲は解剖学的に重要な器官が比較的表在しているため以下の部位への注射は避ける．実際の美容目的の治療ではこれらの部位に注射することはあまりないが，眼瞼痙攣が合併している症例などで痙攣に対して治療を行う場合は注意が必要である．図中 A は外眼筋，特に上直筋や上斜筋，そして眼瞼挙筋が位置する(図1)．これらの筋に BTXA の作用が及ぶと複視，眼瞼下垂が起こり得る．B は涙小管の部位であり，流涙の原因となる．C は滑車上神経，眼窩上神経の部位であり針刺入時に痛みが走る可能性があるので注意が必要である．

　1-2）前額．筆者の経験では BTXA の治療で最も難しいのは前額である．前額のシワは前頭筋の収縮によって起こるが，前頭筋は眉毛を上下させる筋肉である．この部位の治療が難しいのは，そもそも前頭にシワができる人は眼瞼下垂がありそれを眉毛を挙上することによって，すなわち前頭

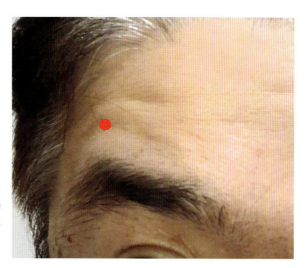

図 2.
前額のシワ治療の注意点
眉毛の上方に2本の横ジワがあるが,この下方のシワの頂点(LWP；lowest wrinkle peak)より眉毛側には注射しないことが大切である.

筋の収縮によって代償している可能性が高い.この状態で前頭筋のシワにBTXAを注射すると眉毛が下方で固定され「眼がうっとうしい」「眼が開きづらい」などの訴えが高頻度で起こる.その予防のために眉毛の周囲にBTXAを注射しないと逆に不自然な形で眉毛が挙上され,スポックアイブローと呼ばれるへの字型に吊り上がった眉毛を呈することになる.

このためBTXAを用いて前額のしわ取りをする場合は予め眼瞼下垂の程度を評価しておく必要がある.眼瞼下垂の評価として筆者はまず患者を閉瞼させリラックスさせて前頭筋の働きを緩めたうえで,検者が片手の拇指と示指で眉毛を固定したうえで患者に開瞼させている.この時眉毛が動かないようにしっかりと固定する必要がある.

患者がほとんど開瞼できなければ重度,開瞼できるが視野の制限が大きい場合を中等度,開瞼できるが「瞼が重い」「うっとうしい」などの訴えがある場合を軽度とする.この重症度に応じてBTXAの量を調節する必要がある.仮に眼瞼下垂がない場合に対して,上記の方法で(潜在的)眼瞼下垂を確認した場合にはBTXAの使用量を減じる.軽度の場合8割,中等度の場合5〜6割,重度の場合は眼瞼下垂手術を優先するか,あるいは眼瞼下垂(実際には眉毛下垂による潜在的眼瞼下垂の顕在化)やスポックアイブローなどの可能性を十分に説明して患者の理解と同意を得てから3〜5割程度で注射する.また注射部位は患者に最大開瞼をさせて前額にシワを作らせて眉毛直上のシワ(つまり前額としては最尾方)の頂点直上に左右1点(これを仮にLWP；lowest wrinkle peakと呼ぶことにする),1単位を注射し,それより多くはそして眉毛側には絶対注射しないことが大切である(図2).残りはシワのある部位に2〜3 cm間隔で1部位1単位注射すればよい.例えば前額にシワが2本あれば眼瞼下垂がない場合,大体8〜10単位である.軽度ならば注射間隔をあけるか,1部位あたり0.5単位で合計6〜8単位,中等度ならば4〜5単位とする.LWPより眉毛に近づくと眉毛下垂が起こり,遠ざかると後述のスポックアイブローが起きる.

もし眉毛の頂点が特徴的に挙上してしまうスポックアイブローをきたしてしまったら,LWPに1単位BTXAを注射すれば修正可能である.これは眉毛下垂を恐れるあまりLWPより上方に注射してしまう場合が多い.鑑別すべき別の病態として眉間のシワの治療を同時に行った場合眉毛内側だけが下垂して眉毛の外側が上がって見えることがある.スポックアイブローの時に前額のシワが強調されるのに対して,この場合は前額のシワは改善していることが多く,この時更にLWPに追加注射を行うと眉毛全体の下垂が起こってしまうため,この場合は2週間程度時間をかけて状況が改善するのを待つしかない.患者の訴えが強い場

合には後述のアセチルコリン製剤を使用することがある.

2）使用量の誤り

使用量が少なく，注射したにもかかわらず表情ジワが出現してしまった場合は追加注射で修正可能な場合がある.しかし過剰に注射してしまった場合，これを修正することは極めて困難なので慣れないうちは1注射部位1単位に留め，足りない分については抗体産生のブースター効果が現れる2週間以内に再注射を行うようにするとよいと考える.実際に我が国で行われたⅢ相試験では，眉間のシワ治療で10単位使用群と20単位使用群での効果発現は，治療後1週間目で10単位群81.8%，20単位群88.6%，プラセボ群0%であり，4週間目の時点では20単位群とプラセボ群の成績は不変であったのに対して10単位群は86.4%と20単位群にかなり近い数字となっている[4].また患者満足度については4週間目で10単位群が90.9%，20単位群が93.2%とほぼ同等であったが，8週時点ではそれぞれ49.9%，70.4%と差がつく.更に観察期間全体の患者満足度はそれぞれ88.1%と90.9%と差がなくなる.つまり使用量が少ないということは効果持続時間に影響するのであって，治療に対する患者の満足度には影響しないことがわかる.一方副作用の発現は前述のように使用量と正の相関がある.

では効きすぎてしまった場合はどのように対応したらよいのであろうか?　結論としては待つしかない.患者は今まで動いていた表情筋が動かなくなることに対する違和感や見慣れない顔に対する不安感が生じトラブルとなることがある.このためには初めてBTXA治療を受ける患者に対しては眉毛下垂によるうっとおしさなどが生じ得ることを，かなり具体的なイメージをもって理解させる必要がある.またこれらの症状は注射後1週間から2週間目がピークであり，自然に徐々に改善することも，副作用が起こってからではなく事前に説明しておくことが大切である.しかしもしそれでも患者からクレームが生じた場合にはアセチルコリン局所注射の方法がある.

我が国ではアセチルコリン製剤（商品名：オビソート®，第一三共株式会社）が術後の腸管麻痺（筋注），円形脱毛症（局注）などの適応を取って販売されている.1アンプル中0.1 gのアセチルコリン塩化物を含有しており，これを添付の注射用水2 mlに溶解して，BTXAの効果を弱めたい部位に1部位あたり0.2～0.5 ml程度局所注射する.白壁は同様の希釈倍率で1部位0.1～0.2 mlを1週間に1回，合計4回注射して効果を認めると報告している[5].筆者の方法であると患者は注射直後に麻痺した筋肉が動き始めることを自覚し（他覚的には確認できない程度），7～10日後に再度注射をすると概ね改善するようである.もっともこの時点で注射後2週間以上経過しており，果たしてアセチルコリン製剤が効いたのか，時間の経過で症状が改善したのかは検討の余地がある.また本製剤をBTXAの副作用治療に使用することは適応外使用であることに留意すべきである.

3）皮下出血

注射での治療である限り，注射部位の皮下出血は起こり得る有害事象である.このリスクを最小限にするためにはまず治療前に治療部位を十分に冷却することが効果的である.これには血管を収縮させ皮下出血のリスクを低減するだけでなく，痛みを減弱させるという効果もある.エムラ®クリームやペンレス®などの局所外用麻酔薬は患者が積極的に希望しない限りは筆者は使用していない.なぜならエムラ®クリームやペンレス®に含まれるリドカインには血管拡張作用があるからである.実際にこれらの局所麻酔薬を使用して皮下出血のリスクが増大したという報告はないが，むしろ患者の苦痛を和らげるためには同部の冷却の他に，ゲート理論を利用して注射部位を指で軽度刺激して注意をそらすなどの方法でも対応は可能である.また刺入時に出血させてしまった場合，針を抜去後圧迫止血をすることが大切である.これによって出血を最小限にすることができる.また患者には治療当日はスポーツジムやサウナ，飲酒などを制限する.しかし高齢者などでは診察室ではほとんど出血したように思えなくても後日紫斑

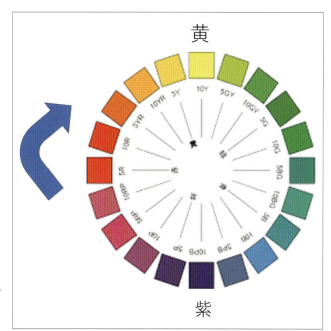

図 3.
色相環
紫色に黄色の成分を混ぜていくと徐々に橙色や肌色に近い色になっていくことがわかる.

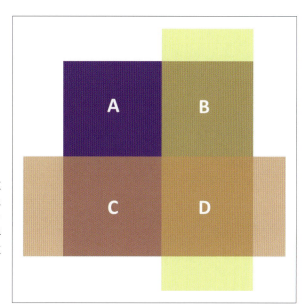

図 4.
紫色の上に黄色と肌色を重ねてみる.
Aは何も重ねていないもの. Bは黄色だけを重ねた. これだけでは黄土色になり健康な皮膚色ではない. Cは肌色, 即ち手持ちのファンデーションを重ねた状態を意味する. 下の紫色が浮き上がってしまう. Dは紫色に黄色と肌色を重ねたもの. ここでファンデーションを重ね塗りして透過性を下げると肌色に近くなる.

形成して来院することがある. その場合YAGレーザーを紫斑に照射すると瞬間的に紫斑が消えるが, 筆者は残念ながらYAGレーザーを所有していないので化粧で隠すように指示している.

皮下出血の紫斑の上に, そのまま自分が普段使用しているファンデーションを塗布するとその部位だけ色が黒ずんでしまううまく隠すことができない. そこで黄色のコンシーラーを塗布することを指導する. 図3はマンセルが考案した色相環である.

図で見るとわかるように紫に黄色を混ぜると橙色になる. この色の上に普段自分が使っているファンデーションを重ねると色が目立たなくなる.

これをパワーポイントで再現したのが図4である. 紫色の正方形にそれぞれ黄色と肌色の長方形を透過率50%で重ねてみた. 紫色(A)に直接肌色のファンデーションを塗布しても赤みは消えない(C). 一方黄色のファンデーションを塗布(B)したものの上に肌色を重ねると(D)より自然な皮膚色になることがわかる.

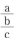
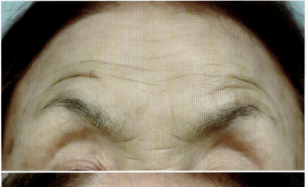
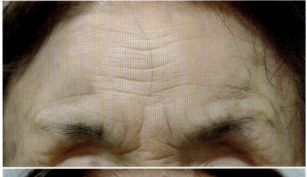
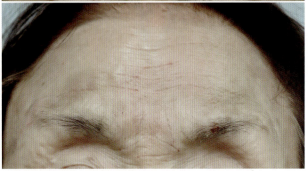

図 5.
症例1：82歳，女性
  a：治療前最大開瞼時
    皮膚には既に折れ筋がついており，BTXAの単独治療では効果が少ないことを説明した．しかしそれでもよいとのことであったので前額に6単位を使用した．
  b：注射後1週間目
    最大開瞼しても眉毛は以前ほど挙上できなくなったが，前頭筋の収縮時ではない，静止時のシワが残っていることが不満であった．この状態で前額にさらに追加注射すると眉毛下垂が起こることが予想されたため，ヒアルロン酸製剤の注射を追加した．
  c：ヒアルロン酸製剤（ジュビダームボリフト）1 m*l* 使用直後の状態

症例供覧

症例1：82歳，女性

　前額のシワを主訴に来院された．治療前前額のシワは深く，BTXAの単独治療の適応ではないことを説明したがどうしても治療したいとのことであった．図5-aは治療前の最大開瞼時の状態である．眼瞼下垂の程度は中等度．このシワをBTXA単独で治療するには前額で10単位は必要と思われたが，中等度の眼瞼下垂があるため，前額6単位使用した．注射後1週間目にシワは大分改善したが，本人はシワが完全になくなっていないことが不満とのことであった（図5-b）．このことについては事前に繰り返し文書で説明してあるが，理解が乏しかった．この時に患者の求めに応じてBTXAを追加してしまうと恐らく開瞼しづらくなることが予想されたので，BTXAではなくヒアルロン酸製剤を注射した（図5-c）．

症例2：55歳，男性（筆者）

　軽度の眼瞼下垂がある．左右で5 mm 高さを変えてLWPにBTXA 1単位の注射を行い敢えてスポックアイブローを作成した（図6-a）．ここで図中の赤丸の位置にBTXA 1単位を追加したところスポックアイブローは改善した（図6-b）．

症例3：48歳，女性

　ガミースマイル（笑う時に歯茎が露出してしまう）の治療で左右の鼻翼横にBTXAを2単位ずつ2か所，左右合計4か所で8単位注射した（図7-a）．通常筆者は4～6単位しか注射しないがこの時は患者の訴えが強かったため8単位を使用した．
　1週間後に口唇のキューピッドボウの左右非対称を訴えて来院した（図7-b）．他覚的には殆ど左

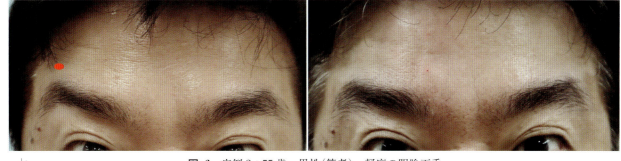

図 6. 症例 2：55 歳，男性（筆者）．軽度の眼瞼下垂
a：左右で 5 mm 高さを変えて LWP に BTXA 1 単位の注射を行い，敢えてスポックアイブローを作成した．
b：赤丸の位置に BTXA 1 単位を追加したところスポックアイブローは改善した．

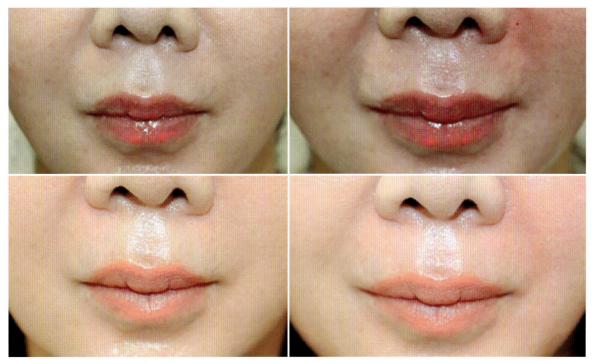

図 7. 症例 3：48 歳，女性．ガミースマイル
a：左右の鼻翼横に BTXA を 2 単位ずつ 2 か所，左右合計 4 か所で 8 単位注射した．
b：施術 1 週間後．口唇のキューピッドボウの左右非対称を訴え来院
c：オビソート®0.1 g を 2 ml に溶解し，BTXA を注射した部位に 1 部位 0.5 ml ずつ合計 0.05 g 注射したものの，その 1 週間後に再来し，数日でオビソート®の効果の自覚がなくなったとのことであった．
d：同様の注射を行った．他覚的にも左右のキューピッドボウの対称性は回復された．

右差が気にならないが，笑ったりすると強調されるとのことであった．そこでオビソート®0.1 g を 2 ml に溶解し，BTXA を注射したのと同じ部位に 1 部位 0.5 ml ずつ合計 0.05 g 注射した．他覚的にはその違いがほとんどわからなかったが，患者は注射直後に口唇の引き攣れ感が軽減したと訴えた．そのまま経過を見るように告げたが，その 1 週間後に再来し，オビソート®が数日で効果の自覚がなくなったとのことであった（図 7-c）．そこで同様の注射を行ったところ他覚的にも左右のキューピッドボウの対称性は回復されたように思えた（図 7-d）．患者は満足して帰宅し，それ以降

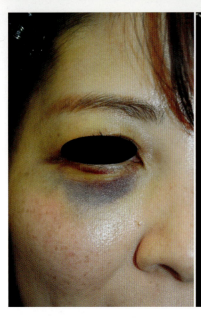 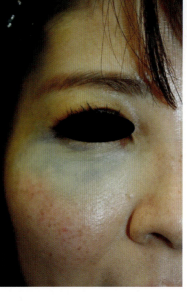

図 8.
症例 4：40 歳，女性．目じりのシワ
a：治療後皮下出血したとのことで来院
b：REIKO KAZKI 社製のイエローリキッドファンデーションを塗布したところ

の来院はない．

症例 4：40 歳，女性

目尻のシワ治療後皮下出血したとのことで来院(図 8-a)．REIKO KAZKI 社製のイエローリキッドファンデーションを塗布したところ(図 8-b)．

黄色いファンデーションを塗布しただけで色調は大分目立たなくなった．この後ご本人手持ちのコンシーラーを使用していただくことにした．

考　察

BTXA のトラブルとその回避法，解決法について述べた．すべてのトラブルシューティングの基本は「トラブルを起こさないようにすること」である．そのためには BTXA の使用量と注射部位について熟練する必要がある．しかし，BTXA の治療対象は表情ジワであり，これには表情筋の収縮する強さが大きく作用する．したがって本で基本的な使用法を学んでもなお，注射後のトラブルに遭遇する可能性は高い．ここで大切なことはトラブルが起きたらどう対応するかを「予め」患者に説明しておくことである．幸い BTXA の副作用の種類は限られており，ほとんどが予想がつく範囲内である．有害事象が起こらないようにすることは大切ではあるが，絶対に起こらないわけではなく，実際に起こってしまったら必ず来院してもらうように，あるいは予め注射後 1 週間で再来を指示しておくことも大切であろう．

基本的に BTXA には解毒剤がないと理解しておいた方がよい．文献では解毒血清を 12 時間おきに筋注するというものもあるが[2]，我が国をはじめ欧米諸国にはそのような解毒血清は存在しない．そのため使用量は多めよりも少なめから始めて，効果が足りない場合に追加をするぐらいのつもりでいた方がよい．本文中で述べたアセチルコリン製剤は，原理的には効きすぎた BTXA の効果を減弱(神経筋接合部の機能の回復)することが出来そうである．筆者は最初倍の 4 ml で希釈し使用してみたが全く効果がなかった．そこで円形脱毛症で使用されるのと同じ用量で局所に注射したところ，数名ではあるが，注射直後から筋収縮の回復を自覚する訴えが認められた．まだ他覚的に明らかな改善を認めるほどではないので今後動物実験などを経て使用法の効果と安全性を確立し，もし安全な使用法が確立されたならば製薬会社にきちんと厚生労働省の承認を得て我々が使用しやすい環境を築いて欲しいものである．

最後に BTXA は現在何種類か使用されており，本文中で述べたボトックスビスタ® や Xeomin® の他にも英国製，韓国製，中国製が流通している．このうち中国製のものに関しては表記されているよりもはるかに高単位の BTXA が含まれているという報告があるので，できればこの中国製も含

めて使用しない方が安全であると考える．並行輸入品を使用して，もし何らかのトラブルが発生した場合，その責任はたとえトラブルの原因が製品の不具合であったにせよ，使用した医師が全面的に負わなくてはならないからである．現実問題として米国では非正規のBTXAの過量投与による医療事故が起こっているのである．

逆に考えると，正規のBTXA製剤を教えられた量を教えられた部位に注射し，起こり得る有害事象を予め説明し，実際に起こったらそれに対応する方法を習得しておけば，この治療法は安全で効果が高く，医師と患者の双方の満足度が高い治療法であると考える．

参考文献

1) ボトックスビスタ添付文書
2) Bai, L., et al.：Clinical analysis of 86 botulism cases caused by cosmetic injection of botulinum toxin(BoNT). Medicine. **97**(34)：e10659, 2018.
3) Matarasso, S. L.：Complications of botulinum A exotoxin for hyperfunctional lines. Dermatol Surg. **24**：1249-1254, 1998.
4) Harii, K., Kawashima, M.：A double-blinded, randomized, placebo-controlled, two-dose comparative study of botulinus toxin type A for treating glabellar lines in Japanese subjects. Aesthetic Plast Surg. **32**：724-730, 2008.
5) 白壁征夫：前額部・眉間部のシワの治療．美容医療のボツリヌス治療．47-48, 診断と治療社, 2010.
6) Hunt, T., Clarke, R. E.：Potency of the botulinum toxin product CNBTX-A significantly exceeds labeled units in standard potency test. J Am Acad Dermatol. **58**：517-518, 2008.

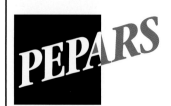

◆特集/美容医療の安全管理とトラブルシューティング
Ⅰ. 各種治療の安全管理とトラブルシューティング
脂肪注入

市田　正成*

Key Words：脂肪注入術(fat injection)，脂肪嚢腫(oil cyst)，脂肪注入トラブル(trouble after fat injection)

Abstract　脂肪注入術は脂肪吸引術の登場と発展の結果，吸引脂肪の再利用という発想から生じた手技である．脂肪吸引では吸引した脂肪の分だけ確実に皮下脂肪の容量は減少する．脂肪注入も同じように注入した分だけ容量が増加するかと予想したいが，結果は全く違う．簡単であるように見えても実際は思い通りにはならないのである．そこには多くのトラブルが存在するはずである．ここではそのトラブルの種類と原因，予防と解消法について解説する．

はじめに

脂肪注入術は，想像では簡単な手術に思えても，手技的には非常に難しい手術である．難しいということは，思わしくない結果を生じる可能性が高いのである．ここではトラブルとその予防と解決について解説する．

トラブルの種類と原因

脂肪注入術そのものは単純な手術であり，トラブルの種類は多くない．強いて挙げるとすれば，以下のようなものである．

1．注入部位の凹凸やしこり

これは技術的に未熟な間に起こり得ることである．ただし，凹凸が体表にもわかるほど目立つことは少ない．例えば，下眼瞼下部のような柔らかみがある部位は，表面には見えなくても，触ると注入脂肪がしこりとして触れることがある．これを気にする人もいるが，術前に詳しく説明していれば，大きいトラブルになることはまずない．ただし，豊胸術によるしこりは，乳腺腫瘍の疑いに通じるため，安易に許されるものではない．またこれは注入法での技術的な稚拙さが原因であるため，何らかの対処が必要である．

2．脂肪嚢腫

1部位に0.2 m*l*以上の容量の脂肪が注入されると，嚢腫を形成する可能性が生じる(図1)．顔面よりも豊胸目的の胸部への脂肪注入の際に生じる可能性が高い．

脂肪注入術が日本でも始まったころ，稚拙極まりない注入方法で脂肪注入を行い，術直後の状態を施術の結果として供覧し，脂肪注入による豊胸術がよい方法であると宣伝した美容外科医がいた．その施術方法は，1か所に多量の脂肪を注入して，それをよく揉みほぐせばよい，という説明であったが，普通に研修を受けた形成外科医であれば，皮下に注入した脂肪が揉むことで細かく散らばることはないことくらいは容易に想像がつくはずである．それでもこの安易な注入方法を鵜呑みにして追試した美容外科医がかなり多くいて，脂肪嚢腫のトラブルケースを作り，問題となった

---

* Masanari ICHIDA, 〒500-8351　岐阜市清本町10-18　いちだクリニック，院長

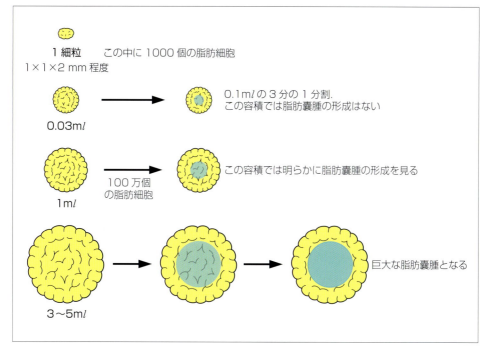

図 1.

ことがある．それは約 30 年前のことであった．脂肪嚢腫は外壁の脂肪組織は生きていて，球状を呈している．内側はオイル状態で，年月が経ってもほとんど吸収されることはない．

球状の嚢腫は直径が 2～5 cm 以上のものまで遭遇したことがあるが，直径 1 cm のものでは，乳腺外科で診察を受けて，乳癌かもしれないので手術して検査します，と言われることもあるため問題である．

3．脂肪の不生着

脂肪注入術が始まった頃，時々他院で顔面に脂肪注入を受けた患者が，「全部なくなってしまった」と言って来院することがあった．実際は生着率がゼロということはないが，限りなくゼロに近いことはあり得る．

生着率が低くなる原因は以下のようなものがある．また部位によって生着率も異なる．
① 術後の安静が保てなかった
② 術後のクーリングが不足している
③ 季節的に暑い夏で戸外にいる時間が多い仕事や生活を強いられた
④ 喫煙者でたばこを禁煙できない

4．感　染

感染は術後トラブルの中で最も悲惨である．感染を起こすと，注入部位の脂肪はほとんど融解して膿瘍を形成するが，切開すると膿汁として排出されてしまう．（トラブル解消法の項(p. 87)に後述）

トラブルの予防

1．合併症予防のポイント

合併症は誰も起こしたくはない．それ故それを予防するための基本的な必要条件について考察すると，以下のようになる．

① 適応を選ぶ

顔面であれば部位によって生着率が高い部位と低い部位がある．そのことを術前に説明しておくことは必要である．また，胸部であれば，殆ど平坦な胸では，乳房の容量が少ないため脂肪の注入の量にも限界があり，無理に多量を注入しても脂肪嚢腫を形成する可能性が高く，脂肪注入は正確には適応がないとも言える．したがって，どうしてもという場合は複数回の注入を行うべきである．最もよい適応は，もともと大きかった胸が，加齢によって萎縮した状態のものである．

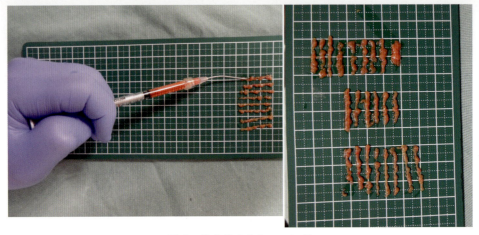

図 2. 注入法のトレーニング
a：桝目は 1 cm の方眼になっている．1 列が 0.1 m*l*
b：3 段のうち，上の 2 段全体で合計 1 m*l*．最下段全体で 0.5 m*l*

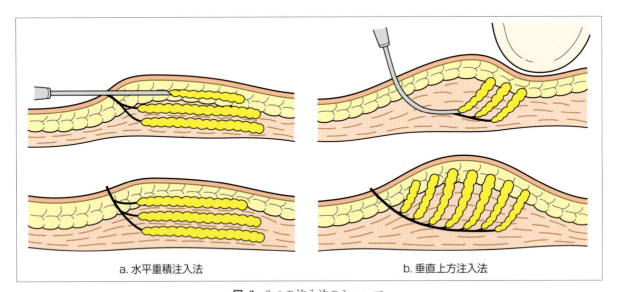

a. 水平重積注入法　　　　　　　b. 垂直上方注入法

図 3. 2 つの注入法のシェーマ
a は通常の方法であるが，b は部位的にふくらみをもたせるべく注入する方法．
頬部やこめかみなどの部位の脂肪注入には特に有効である．

② 技術の習得

必要な技術はつまるところ注入法である．シリンジを持ってメモリを見なくてもどれだけの量を注入できるか，0.1 m*l* の脂肪をシリンジのメモリを見なくても大体正確に注入できるか，などが必要である（図 2）．図 2-b は 3 段のうち，上の 2 段全体で合計 1 m*l*，最下段全体で合計 0.5 m*l* である．これをメモリを見ずに手指の感覚だけで注射できるように修練する．

また注入法として垂直上方注入法や，水平重積注入法を技術として習得する必要がある（図 3）．

2．インフォームドコンセント

術前に起こり得ることをできるだけ多く説明しておく．つまり，

① 顔面の注入の場合，凹凸が残ることがある．生着しやすい部位と生着しにくい部位がある（表 1）

② 脂肪注入による豊胸術の場合，胸部の状態に

表 1. 部位別に見た脂肪の生着度

部 位	効 果
頬部	◎〜○
法令線部	△〜×
下眼瞼部・下眼瞼下部	◎〜○
上眼瞼部	○
口唇部	△〜×
口角部	○
おとがい部	○
こめかみ部	△〜×
前額部	○〜△
眉間部	○
鼻根部	×
鼻尖部	○
頸部のしわ	○〜△

◎：著効，○：有効，△：やや有効，×：あまり効果なし

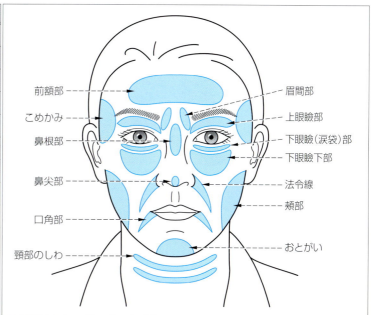

よって，注入量にも限界がある
③ 無理に大量の脂肪を注入すると，脂肪囊腫を形成する可能性が高くなるため，最大限注意して実行する
④ 感染の危険性は常に伴う
などである．

3．清潔操作

脂肪注入は血流のない脂肪の小粒を大量に注入する操作であるため，不潔操作で感染を起こすと拡大する可能性が高い．その予防のために脂肪採取部位の清潔度には特に注意する．特にへそ部位から脂肪を採取する時は要注意である．また男性の大腿部など，有毛部位から脂肪を採取することは危険である．何故なら毛根の深部は基本的に完全な清潔部位ではない．ただ，感染を起こすことは頻度的には稀である．ちなみに筆者は5,000例以上の脂肪注入の経験で1例の経験がある．へそと有毛部は脂肪採取部としては不適切である．

4．術後の安静と冷却

このことは注入脂肪の生着にかなり大きく影響する．しかし，皮膚移植のようにしっかりドレッシングをしないため，術後の安静度にはかなり差があることも事実である．冷却に関してはまじめすぎるほど氷でしっかり冷やしていたのに頬に注入した脂肪の生着率が異常に低かったケースを経験したことがあるが，低温すぎると，毛細血管が却って開きにくくなり，血行の再開が望めなくなるのである．理想は，ほどほどの低温での冷却が望まれる．つまり冷却シートを4,5時間毎に替える，夜は就寝前に冷却シートを貼れば朝までそのままにする，程度の冷やし方でよしとする．

また，局所の安静のためには，気になってもあまり脂肪を注入した部位を触ったり，押さえたりしないということを説明しておくことである．

トラブルの解消法（治療法）

1．凹凸に対して

顔面の脂肪注入の結果の凹凸には，気になるふくらみ部位へのステロイドの局所注射で目立たなくする処置をして解消する．それでも気になる場合はメスを使ってしこりを除去するか，皮膚表層の細かい隆起に関しては，18 G 針で 20 ml のシリンジによる吸引で解消できる．

2．過剰生着

顔面では脂肪注入によって予想以上に脂肪が生着した場合は，基本的にはメスを持って脂肪を除

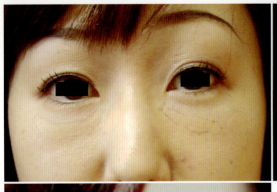
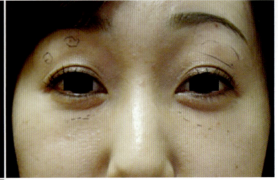
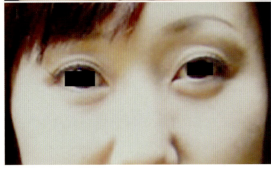

図 4.
症例 1：35 歳，女性
涙袋の下方の腫脹が軽快した．上眼瞼はまだ腫れぼったい．

去することはしない．ステロイドを局所注射することで，隆起を解消する．これは一度の施術で解決はしないため，複数回の局所注射が必要であるが瘢痕は残さないので無難である(図 4)．

症例 1：35 歳，女性

上下眼瞼の脂肪注入を受けたが，注入脂肪に成長因子が加えられていたのか，余分に生着してしまった．メスを入れたくないため，ステロイド注射にて隆起部位を目立たないようにすることにした．1 か月に 1 回のペースで 10 回にして，ようやく効果を見た．

3．脂肪嚢腫に対して

豊胸術で嚢腫を形成した場合は，半永久的に残るため外科的な処置が必要である．先ず穿刺をして嚢腫の中の油分を排出する．それでも気になる場合は摘出するしかない．摘出術は結果的に切開部位に瘢痕を残すが，それでも取り出したいという場合に限る．

4．不生着に対して

注入した脂肪の生着状況が不良で，満足できないという状態になった場合，再注入を勧める．初期の頃は再度脂肪を採取する必要があったが，最近では初回注入時に多く脂肪を採取して，余った脂肪を冷凍保存しておく．次の脂肪注入の際，そ

の脂肪を解凍して使用する．脂肪の採取には局所麻酔が必要であるため，患者にとっては苦痛というストレスがかかるため，冷凍保存した脂肪が使えることは，ありがたいことであるらしい．

5．感染に対して

① 顔面の脂肪注入部位の感染では最初，腫脹，熱感，発赤を伴う蜂窩織炎状態を呈する．抗生物質の点滴と共に消炎鎮痛剤を処方することで，炎症が軽度のうちに濃厚な治療を行い，軽症のうちに炎症を収束させることが重要である．

② 豊胸術を脂肪注入で行った場合，蜂窩組織に膿瘍を伴った炎症となり，炎症が起きた部位は切開排膿して洗浄する．抗生物質の投与など，早期に濃厚治療にて化膿，炎症を解消する．

症例 2：32 歳，女性

2 週間前に他院にて脂肪注入による豊胸術を受けた．術後 1 週間目に左胸に熱感・腫脹が出てきたが，電話をしてもあまり対応が親身ではなかった．日に日に腫れが強くなってきたので，比較的住所が近い当院に電話を入れて来院した．経過を聞いてすぐに感染と判断して切開排膿処置を行った．抗生剤の点滴などを行い，約 1 か月で症状は解消した(図 5)．脂肪注入術で最も起こしてはならない合併症は感染である．正しい手順で清潔操

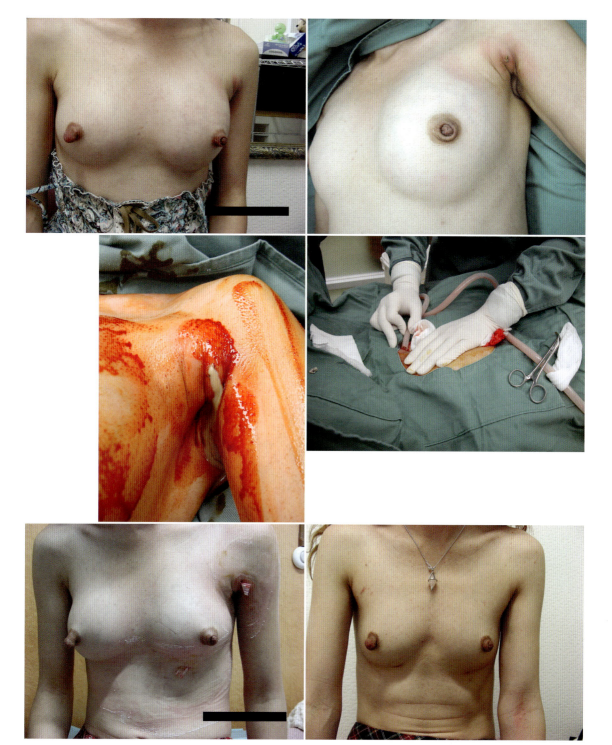

a	b
c	d
e	f

図 5. 症例 2：32 歳，女性

a：左乳房が腫脹している．
b：左の脇部から脂肪注入を行った瘢痕部に膿瘍が存在する．
c：消毒しているうちに膿汁が流出
d：膿汁を吸引して洗浄する
e：洗浄後ドレーンが挿入されている．
f：約 1 か月で化膿性炎症は治まったが，乳房はもとの大きさに戻った．

作で脂肪注入を行うことが必要である.

まとめ

　脂肪注入術について，トラブルの種類，治療法について解説した.

　メスを使わないということで，簡単な手術のようではあるが，実際には手技が煩雑であるため，手掛けない美容外科医が多いことも事実である.清潔操作を心がけて，正しい手技で行うことが重要である.

参考文献

1) 市田正成：美容外科手術アトラスⅡ　脂肪吸引・注入術. 文光堂, 1997.
2) 市田正成：私の行っている脂肪注入法(第1報). 日美外報. **18**：150-158, 1996.
3) 市田正成, 南條昭雄：我々の行っている脂肪注入法(第2報—その手技の詳細). 日美外報. **22**：101-109, 2000.
4) 尾郷　賢：脂肪吸引. 注入術の合併症—文献的考察. 日美外報. **19**：94-97, 1997.

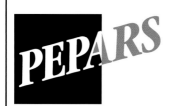

◆特集／美容医療の安全管理とトラブルシューティング
Ⅰ．各種治療の安全管理とトラブルシューティング
PRP療法の安全管理とトラブルシューティング

楠本　健司*

Key Words：多血小板血漿(platelet rich plasma；PRP)，シワ(wrinkle)，トラブル(trouble)，再生医療等安全性確保法（Act on the Safety of Regenerative Medicine），再生医療(regenerative medicine)

Abstract　美容医療でPRP療法は，主にシワ治療で有効に応用されている．しかし，時に皮膚の発赤，皮下出血，皮下硬結，過剰な皮膚隆起といったトラブルを生じることがある．原因として挙げられるのは，赤血球と白血球を含むred-PRP施術により皮膚の発赤を生じること，刺入針による細血管損傷による皮下出血に続き皮下溢血斑を生じること，主にPRPとbFGFとの混合注射によって皮下硬結や過剰な皮膚隆起をきたすことである．これらを生じさせないためには，red-PRP適用の説明を適切に行うこと，注入療法の基本に倣った愛護的な注入を行うこと，注入を認められないbFGFをPRPとの混注に用いないことがトラブルシューティングの重要なポイントであることについて詳述した．

はじめに

多血小板血漿(platelet-rich plasma；PRP)療法は，美容医療の領域では，シワ治療や育毛などで施術されている．本法は先進の再生医療であり，美容医療での安心安全な臨床推進が期待されている．しかし，PRP療法を実施している臨床現場でトラブルを生じた報告もあり，この発生原因とトラブルシューティングについて述べる．

なお，PRP療法を実施するには，再生医療等安全性確保法(以下，再生医療法)に従った再生医療製品等加工施設の届け出と，認定再生医療等委員会と厚労省からの認可が必要である．

PRP療法とは

多血小板血漿(PRP)は，全血由来の濃縮した多数の血小板を含む血漿液のことである．これを用いたPRP療法とは，得られた血小板を活性化することにより血小板内から放出される多種多量の細胞増殖因子(サイトカイン)を得て，目的とする細胞や組織に付与することで，細胞増殖や組織増生を促す治療法である．創傷治癒の過程で，血液凝固期に血小板がこの細胞成長因子を放出することにより，炎症期，増殖期を導いている機序を人為的，強制的に，さらに目的に合わせて応用したもので，極めて生理的な治療法と言える[1]．PRP自体が自己の血液由来で調製したものであることから，医療としての応用は極めて安全と考えられるが，シワ治療を代表とする美容医療でのPRP療法では後述するトラブルを生じることに注意が必要である．

PRPの調製法には多種あり，大別してdouble spin法とsingle spin法がある[2]．前者は，より多数量の血小板を回収でき，後者は，より短時間で調製ができる．

PRPは，手順通りに調製すると一定の規格された再生医療等製品として得られるように思われるが，血液の供与者でPRP療法の受療者自身や

---

* Kenji KUSUMOTO，〒573-1191　枚方市新町2丁目3番1号　関西医科大学形成外科学講座，教授

表 1. PRP 療法で効果に違いを生じる 10 のポイント

	過　程	ポイント	主な起因
1	採血	全血の血小板濃度	受療者
2	調製法	抗凝固剤の使用の有無	調製法
		single spin 法か double spin 法か	調製法
		遠心分離回転数	調製法
		活性化の有無	調製法
		ピペット操作	施術者
3	保管法	温度，保存時間など	調製法
4	治療対象	対象組織	受療者
5	注入材料	混用法(脂肪など)	施術者
6	注入手技	注入技術	施術者

PRP の調製法に依存した多様な PRP が得られる．PRP 療法を行う場合，施術する PRP がどのような調製法による PRP かを知り，その特徴を認識した治療説明や施術を行う必要がある．

美容医療における PRP 療法

PRP 療法は，細胞増殖や組織増生を応用できる治療対象として慢性創傷や新鮮創傷の治療，腱損傷，関節内治療，骨治療，歯科インプラント，種々の歯科治療など極めて広い医療での応用範囲を有している．美容医療では，真皮を主としたコラーゲンの増生[3]によるシワ治療が代表的な目標で，他に育毛治療やハリのある皮膚の獲得などにも応用される．

PRP 療法は，当初骨治癒促進やシワ治療に始まったが，その治療原理や機序が詳細に検討されないまま，その調製の簡便さや治療効果から，広く世界中に波及し使用されるようになった．特に美容医療の領域では，長期経過を観察したり，科学的にかつ詳細に検討される機会が少なく，学術的，実証的検証がほとんどなされていないのが実情である．

美容医療での PRP による安全管理

PRP は，自己血由来であることから安全，安心で，その調製の観点から最も安価な再生医療であるとされる．しかし，元来，PRP 療法の一連の過程で，血液自体，調製法，活性化の有無，準備法，注入手技など多分に有効性の差や副作用を生じる可能性を含んでいる．その因子を列挙すると，1) 血小板数とサイトカイン量，2) 抗凝固剤，3) 遠心分離，4) 血小板濃縮率，5) ピペット操作，6) 活性化，7) サイトカインの保持，8) 施術対象組織，9) 施用量，10) 混合材料である[4]．さらに PRP 療法を進める段階を追って整理すると，段階として 1) 採血，2) 調製法，3) 保管法，4) 治療対象，5) 注入材料，6) 注入手技に区分できる．それぞれのポイントとして，1) PRP の基盤となる受療者の全血の血小板濃度の差，2) 調製法として，抗凝固剤の使用の有無，single spin 法か double spin 法か，活性化の有無，ピペット操作，3) 調製から注入までの保管法，4) 治療対象組織(皮下など)，5) 他の注入材料(吸引脂肪など)との混注，5) 注入技術，が挙げられ，"PRP 療法で効果に違いを生じる 10 のポイント"として表 1 に示す．各段階を理解し，調製法を一定とし，一貫した治療法を進めることになる．

PRP療法におけるシワ治療での臨床上のトラブルとして挙げられるのは，皮膚の発赤，皮下出血による皮下溢血斑，皮下硬結，過剰な皮膚の増高である．

トラブルシューティング

1．皮膚の発赤

PRP使用で，赤血球と白血球を含むred-PRPを適用する場合は，注入後に多くは皮膚の発赤を認める(図1)．皮下に赤血球成分が透見されるためで，概ね淡い紅斑として認められる．次項の皮下出血も合併したかの診断が必要である．

red-PRPを適用することは施術前に施術者と受療者とが，有効性は高くなるが施術後の発赤を含めた了解を得た上での施術あり，一般に数日のダウンタイムを要することを施術前に説明して了解を得ておく必要がある．これを避けるには，red-PRP以外のPRPを採用し，有効性がやや下がることの了解を得ておくこととなる．

2．皮下出血による皮下溢血斑

PRPの注入療法では，注射針を使用することから刺入時に針の先端で細血管を損傷する可能性がある．施術直後に小範囲に暗紫色を呈することがあり，数日経過するとさらに広い範囲に暗紫色となる．年齢が高い受療者ほどこの現象は生じやすい．皮下の血液が吸収され，色調が消退するには，1，2週間を要する．

これらの皮下溢血斑を生じる機会を減じ，軽減に向けるためには，愛護的に針刺入を行うことが重要である．小ジワが多く認められる範囲を施術目標として，その範囲を印記し，その周囲に針の長さを考慮して数か所に刺入点を決め，ここにのみエピネフリン入りの局所麻酔薬を微量浸潤させる．PRPは領域内の皮膚直下に一定量を万遍なく浸潤させる．一方，中ジワには，シワの最陥凹に沿って皮膚直下に針の全長分を刺入してから，針を引きながら均一の微量ずつ活性化PRPを浸潤させていく．以上のように注入療法の基本に倣い，注入を終えると，その後数分間以上患部を冷

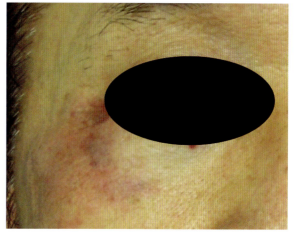

図1．皮膚の発赤
赤血球と白血球を含んだred-PRPを注入すると，数日間，皮膚の発赤を呈する．

やしながら軽く圧迫することで皮下溢血斑を減じるには有効である．

3．皮下硬結

PRPの針刺入による細血管の損傷により微小の血腫を生じることが稀にある．PRP単独注入での血腫から長期の硬結に至ることはさらに稀である．一方，PRPにbFGFを混注する場合は，血腫形成にbFGF本来の線維芽細胞を増殖させる効果が加わり，時に長期に残る硬結を生じることがある．

PRPとbFGFとの混注は，PRP療法が元来自己材料での治療である利点から外れ，bFGFの注入自体が認可されていない投与法であり，長期的硬結の報告があることから，筆者は美容医療では一貫してPRPにbFGFを混注することは避けるべきものと考えている．特に皮膚が薄く繊細な眼囲や口囲での問題を生じて社会的問題ともなっている．

万一，硬結を生じた患者さんを診た場合は，軽度の比較的柔らかい硬結は自然に軽減される可能性もあるが，治療として硬結をより早期に軟化させ縮小させる方法を考慮する．成因から皮下出血から血腫形成，さらに線維化による硬結形成したものであることから，圧迫や揉んだりするような刺激を加えないよう指導し，ステロイドの局所注射を行う．硬結のサイズや硬度にもよるが，5 mm径の皮下硬結であると，筆者はステロイドの局所

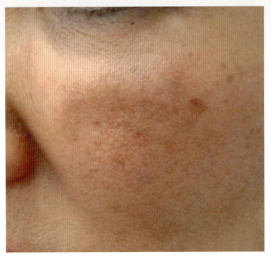

図 2. 皮膚の過剰な隆起
PRP と bFGF との混合注射によって，皮下脂肪が著明に増生することで皮膚面が隆起する．

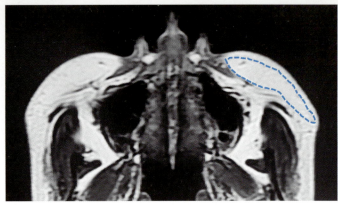

図 3. 皮膚の過剰な隆起の CT
PRP と bFGF との混合注射によって，皮下脂肪が著明に増生した所見（点線内）を示す．

注射としてケナコルト-A®（Triamcinolone Acetonide）0.03～0.05 cc を 3 週ごとに 3 回施術を 1 クールとして治療している．

4．過剰な皮膚隆起

PRP 療法による皮膚の改善に，皮膚のハリが得られることが挙げられる．この目的で施術後に，過剰な皮膚隆起となり，長期に維持されることがある．通常の PRP 療法では，この結果に至らないが，PRP と bFGF の混注では，bFGF による脂肪誘導の作用により皮下脂肪が厚みを増して予期できない過剰な隆起をきたす（図 2, 3）．

前述のように bFGF の注入自体が認可されていない薬剤使用法であるとともに，美容医療での PRP と bFGF の混注は避けるべきである．

以上より PRP 療法でのトラブルを生じさせない重要な注意点は，施術に用いる PRP がどのように調製された PRP であり，どのような性状であるかの認識が必要である．PRP 療法は注入療法の 1 つであることから，一般的な注入手技に準じた愛護的手技に習熟する必要があるとともに，薬剤として注入を認可されていない薬剤である bFGF を PRP と混注することは避けるべきことを挙げておく．

おわり

PRP 療法は，自己の血液由来の安全安心な医療と考えられているが，実際には，臨床上のトラブルを生じることがある．美容医療での安心安全を得ることができるように PRP 療法の原理を正しく理解し，トラブルを生じないように，かつトラブルを回避できるように，安心安全な PRP 療法が推進されることを願っている．

参考文献

1) 楠本健司：PRP の調整原理．多血小板血漿（PRP）療法入門―キズ・潰瘍治療からしわの美容治療まで―．楠本健司編．p15-17, 全日本病院出版会, 2010.
2) 楠本健司ほか：【フィラーの正しい使い方と合併症への対応】シワ治療における多血小板血漿（PRP）の使い方と合併症への対応．PEPARS. 81：27-31, 2013.
3) Abuaf, O. K., et al.：Histologic evidence of new collagen formulation using platelet rich plasma in skin rejuvenation：A prospective controlled clinical study. Ann Dermatol. 28：718-724, 2016.
4) 楠本健司ほか：多血小板血漿（PRP）療法の原理とその効果―効果の差を生じる可能性がある 10 のポイント―．日美外報．33(2)：71-77, 2011.

◆特集/美容医療の安全管理とトラブルシューティング
Ⅰ. 各種治療の安全管理とトラブルシューティング
安全にスレッドリフトを行うために

鈴木　芳郎*

Key Words：スレッドリフト(thread lift)，合併症(complication)，副作用(reaction)，フェイスリフト(facelift)，たるみ治療(sagging treatment)

Abstract　近年，スレッドリフトは簡単かつ安全にできる顔のたるみ治療ということで注目され，本邦における症例数も急速に増加してきている．また，新しいスレッドの開発も盛んに行われており，様々な使用方法も提唱され，この流れは今後もしばらく続くものと考えられる．ただし，その使用法を熟知して正確に行わないと，思いもよらない合併症に出くわすことになりかねず，非常に小さなトラブルも含め，この合併症をなくしていくことが，スレッドリフトの患者満足度を高める非常に重要な要素と考えている．本稿ではその点を踏まえて安全にスレッドリフトを行うための方法，注意点について考察した．

はじめに

フェイスリフトの歴史は長いが，その中でスレッドは部分的な引き上げの手段としてたびたび用いられてきた．しかし，スレッドだけを単独で使ってリフトを行ったのは 1990 年代のロシアの Sulamanidze らが最初と考える．彼らは棘状の「返し」をもった特殊な糸を考案し，これを anti-ptosis を意味する造語として APTOS®(PromoItalia 社製，イタリア)[1)2)]と名付け，これを顔のたるみの改善に使い始めてからスレッドリフトが徐々に広まってきたと言える．その後 2002 年には Gordon Sasaki らによる cable-suture[3)4)]の報告がなされた．さらに 2005 年には，Countour Threads (Surgical Specialities Corp., Reading, PA)[5)]が FDA で承認され，バーブタイプのスレッドを中心に発展してきたと言える．さらにバーブではなくコーンによって組織をひっかけるタイプの Silhouette Lift™(Koister Methods inc, Corona, California)[6)]も使われ出し，その後も非常に簡単に入れられる short thread[7)]を含め様々なスレッドが出現し，工夫を凝らした使用法なども提案されてきて，現在スレッドリフトは非常にポピュラーなたるみ取り手術として確立してきた感がある．その理由の一番大きな要素は非常に簡単にできるということ，もう 1 つはこの施術によってそれほど深刻な副作用が発生してこなかったということである．言い換えればスレッドリフトにより発生する副作用のほとんどは一時的で時間の経過とともに解決する場合がほとんどであるため施術者は基本に忠実な安全な方法で慎重に行えばほとんど心配することなく行えるということが大きな理由である．それでも副作用が皆無ではない．リカバリーに難渋するケースも時々見られるのも事実である．今回は安全にスレッドリフトを行うために必要な基礎知識を述べ，臨床でよくみられる副作用とその予防法について検討する．

---

* Yoshiro SUZUKI, 〒150-0021　東京都渋谷区恵比寿西 2-21-4　代官山 Parks 2F　ドクタースパ・クリニック，院長

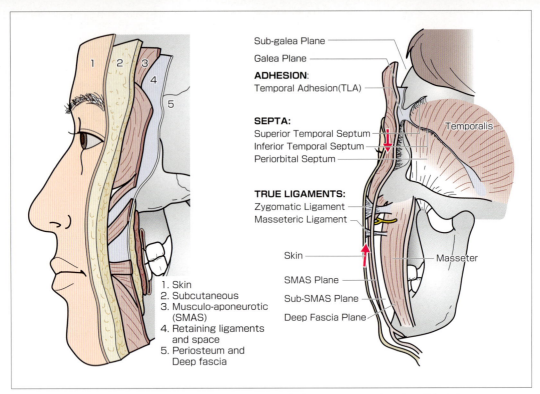

図1．皮膚直下の2番目の層に糸を通すと皮膚の引き上がりもよく，神経などのダメージが少ない．赤矢印の層に挿入することが基本である．

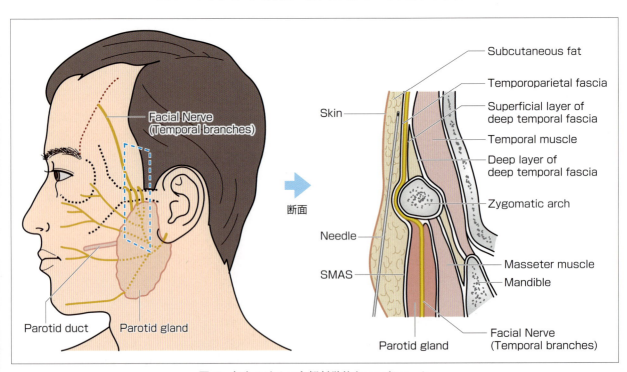

図2．気をつけるべき解剖学的なランドマーク
顔面神経，耳下腺管の走行を知るとともに，針が頬骨弓部を通過する際には，顔面神経が浅い位置にあるので気をつける

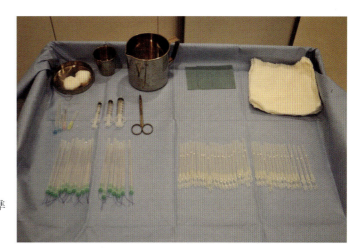

図 3.
術前の手術器具
糸や手術器具は術前に全て準備しておく.

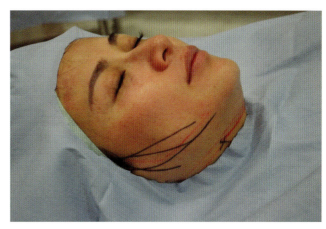

図 4.
消毒を十分に行い,覆布も十分な範囲に掛ける.

安全に行うための基礎知識

1. Thread Lift を安全に行うための解剖学的知識―Layer に関する考察:挿入する層―

顔は最表層の皮膚層から,浅い脂肪層(superficial fat),SMAS(superficial fascia)を含む筋肉層,深部脂肪(deep fat),そして最深層の骨まで 5 層に分類されることが多いが,その中で皮膚直下の浅い脂肪層(superficial fat compartment)[8]内に糸を挿入している限り重要な神経血管にダメージを与えることは考えられない.したがって,糸の挿入に関しては SMAS を越えて深部には挿入をしないという基本を守れば大きな合併症は起こらないと考えている(図 1).

さらに,主要血管および神経の知識,特に facial nerve(temporal br.)の走行位置と深さ,耳下腺の位置,耳下腺管の位置を熟知したうえでの施術が重要となる(図 2).

2. 清潔操作の重要性 手術準備の重要性

スレッドリフトは,糸という異物を皮下に置いてくる手術である.したがって,その他のインプラント手術と同様に清潔環境下で行わなければいけないことは言うまでもない.ただ,simple thread から入った外科経験の乏しい施術者により,それをおろそかにした施術が行われているケースが時々見られる.特に糸の使用法を教授するためのセミナーなどが以前は手術室でない環境で行われたりすることもあり,これが徹底されていない場合があったということは事実である.スレッドリフトはリフト手術であると同時にインプラント手術であるということを肝に銘じて完全な清潔環境下に行わなければならない.当然,清潔な機械台を用意し,手術器具は術前にすべて用意しておく(図 3).しっかりと術野を消毒し,当然,覆布も十分な範囲にかけておくことが必須である(図 4).

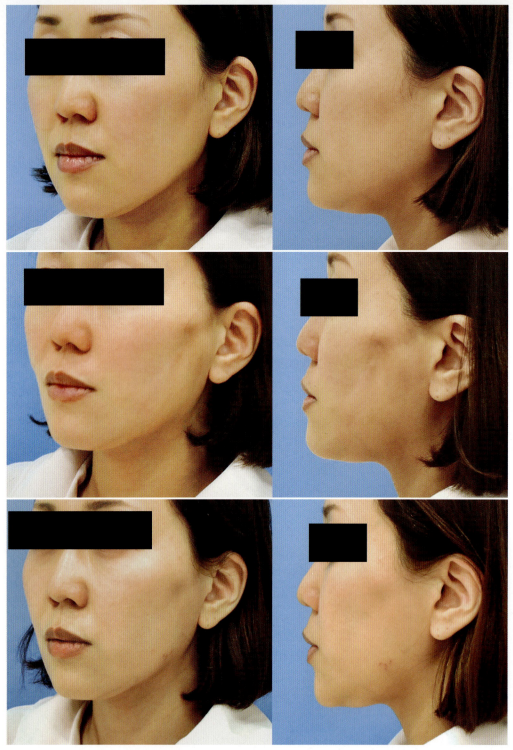

図 5.
a：施術前
b：術後 3 日目．左頬部に 1 か所陥凹が目立つ．
c：術後 1 か月でやっと陥凹が目立たなくなる．

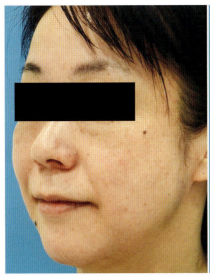 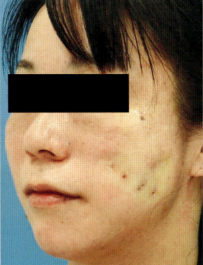 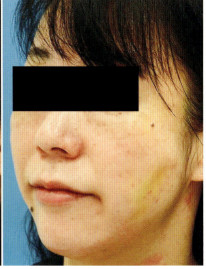

a｜b｜c　　　　　　　　　　　　　　　図 6.
　　　　　a：術前
　　　　　b：術直後．エピネフリンによりスレッド挿入部は白くなっている．
　　　　　c：術後 2 日目．非常に軽いが一部に内出血を認める．

高頻度で遭遇する副作用に対する対策と解決法

筆者自身が経験したものおよび文献的に報告されている内容[9)10)]も含め，頻度の高い順に論じる．

1．皮膚のくぼみ

これはスレッドリフトで一番高頻度に発生する副作用だが，スレッドの一部が皮膚に極端に強く引っかかってしまうためにできる場合が多く，特に尾側から挿入した場合に，その挿入部で発生する場合が多い．くぼみを作らないためには組織を糸全体に均等に引っ掛けることが重要である．しかし，この副作用はほとんどの場合，時間の経過とともに術後数日で解消してしまうため，大きな問題になることはない．ただし，消失までに 1 か月もかかってしまうとクレームになるので，術前にしっかりとした経過の説明をしておくべきである(図 5)．どうしても早く消失させたい場合にはマッサージにより消失できる場合もあるので試みてもよいだろう．それでもダメな場合にはヒアルロン酸の注入により凹みを改善させる場合もある．ヒアルロン酸が吸収するまでには完全にくぼみは消えている．

2．左右の非対称

これも，術直後にたびたび言われるクレームの 1 つである．もともとあった左右差がスレッドによる引き上がりと腫れのために強調されて患者がそこで初めて左右差に気づく場合もある．したがって術前から明らかな左右差のある場合は，そのことを患者に説明したうえで施術を行うことが重要である．術者は，術前の左右差を患者に説明したうえで少しでもそれを減らす方向で引き上げを行うわけだが，当然術中に座位にしてしっかりと左右差を確認し，調整を行うことが必須である．

3．皮下出血

スレッドリフトの際には針を数多く使うために，皮下出血を完全になくすことは難しい(図 6)．ただ最近はカニューレタイプの針の中に糸が挿入されているタイプのものを使用する場合が多く，内出血の出現率はかなり少なくなってきていると言える．ただし皆無ではなく，なるべく血管を傷つけないような工夫は必要と考えている．筆者の場合は，あらかじめ糸が通る場所にはエピネフリン入りの局麻剤で麻酔をして，しっかりと血管収縮剤が効いてきて皮膚の色が白くなるのを待ってからカニューレの挿入を開始するようにしている．また，刺入点を穿刺した際に出血が強い場合には，その部はいったん圧迫止血して，穿刺部を少しずらして再挿入を行っている．

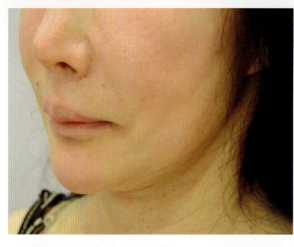

図 7.
術後 2 か月経過するも,糸の挿入部に若干の陥凹を認め,糸が入っている感じが外からわかってしまった症例

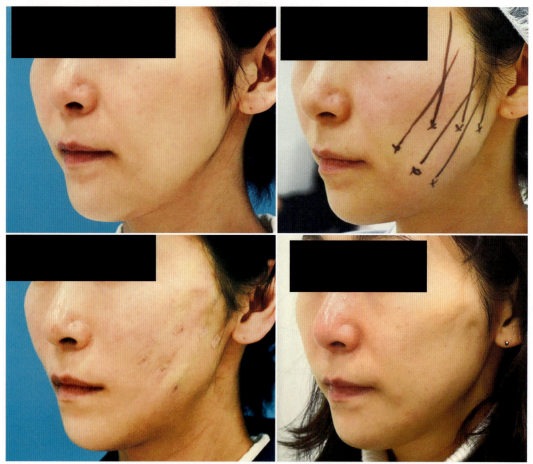

図 8.
術前(a),デザイン(b),手術直後(c),術後 1 週間の状態(d)である.術直後は糸のレリーフがわかるが 1 週間でほぼ消えている.

a	b
c	d

4.糸の触知

皮膚の薄い患者に対して,皮膚表面に近いところに糸を挿入した場合,あるいは糸を極端に強く引っ張った場合,糸を外から触知したり,なんとなく糸が入っている感じが表面からわかってしまう場合がある.溶ける糸を使用した場合はいずれは消えてわからなくなるが,溶けない糸の場合にはこの状態がずっと続いて患者からのクレームに

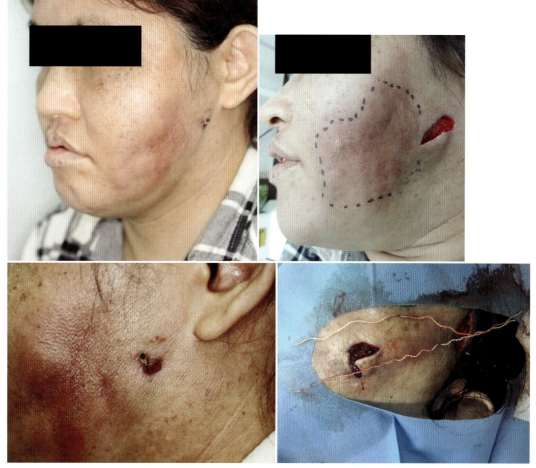

図9．他医院にて挿入したスレッドに感染を生じ，写真提供医院に駆け込み治療を受けた症例．スレッドを完全に全摘出するまで感染は収まらなかったということである．（當山美容形成外科：當山護先生より提供）

なる場合がある（図7）．皮膚の薄い症例を扱う場合は，意識的に少し深めに挿入する，あるいは通常より少し細めの糸を使うか，さらに引き上げの力を若干弱めるなどの工夫を行う必要がある．術直後の軽い糸の走行の認知は数日でわからなくなるので気にする必要はない（図8）．

5．痛 み

術直後に口を大きく開けるなどの表情を作った場合に痛みを感じることはほとんどの症例で認める．ただしこの痛みは1週間もしないで消失する場合がほとんどである．もし筋膜に深く挿入されている場合などには痛みが長く続く場合があるので，あまり深くならないように注意する．溶ける糸の場合はいずれは痛みはなくなるが，溶けない糸で，痛みが長く続く場合には一旦糸を抜くか，糸の固定部の位置を変えるなどの処置が必要になる場合もある．

6．炎症，感染

毛髪の混入による感染が多いとされている．さらに刺入部からの雑菌の混入なども原因として考えられる．感染を起こさないようにするためには施術前に頭髪部も含め徹底した消毒を行うことが重要である．

もし炎症を起こした場合に抗生剤や消炎剤の投与を行い，それでも炎症が改善しなければ糸を抜去する必要がある．糸の種類によっては感染しやすいもの，感染を起こした場合に抜去するまで収まらないようなタイプのものも存在するので注意が必要である（図9）．

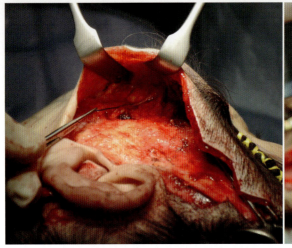
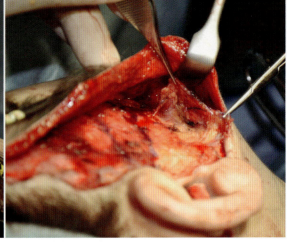

図 10.
フェイスリフトの切開にてアプローチし、耳下腺管損傷の原因となっているスレッドを抜去し、唾液分泌不全を治療した。SMAS 層の下にスレッドが挿入されていることが確認された.

その他，文献等の報告[9]から問題となるのは，

7. 唾液腺管の損傷

非常に稀にみられる合併症である．よっぽど深くに糸を挿入しない限り起こる可能性は極めて低いが，文献的にもこの存在は認められている[11]．筆者自身も他院症例で，術後，口の中に臭いものが出てくるということで来院した症例を経験している．糸が耳下腺管を損傷し，その部に感染を起こし，そこから膿が口の中に流れ出ていた症例である．

フェイスリフトの切開にて損傷部に到達し糸を抜き，感染症状は改善した（図 10）．

8. 神経損傷

これも非常に稀な合併症で，筆者自身も経験はないが報告例はある[9]．SMAS の層より表面に近いところを針が通過している限り，顔面神経の枝にダメージを与える可能性は極めて低いが，頬骨弓部のところを針が通過する際には神経が比較的浅い位置を通っているので骨を触らないようにして刺入するように気を付けるべきである（図 2）．

9. 糸の移動と突出

以前，フリーフローティングで硬めのコグ付き糸を入れていた時代に稀に見られた合併症である．当時はコグの固定力が弱いものがあり，顔面の表情筋，あるいは咬筋の動きにつられて移動し

た症例を見ることがあった．最近は糸が柔らかくなりコグの固定もよくなったためほとんど見かけることはなくなったが，糸を切る際に刺入部ギリギリのところで切ると断端が吹き出物のように隆起して見えることがあるので，断端が皮下に収まる程度に短く切った方がよい．

まとめ

以上，時々遭遇する可能性のある副作用，およびその予防策，解決策について述べたが，溶ける糸が頻繁に使われるようになってから，糸の抜去は非常に困難になり，抜去による問題の解決は不可能になってきている．したがって，問題を発生しないような正確で愛護的な糸の挿入が必須である．

参考文献

1) Sulamanidze, M. A., et al.：Removal of facial soft tissue ptosis with special threads. Dermatol Surg. **28**：367-371, 2002.
2) 杉野宏子，青木　律：特殊埋没糸（APTOS®糸）による顔面しわ・たるみ治療．日美外報．**26**：210-221，2004.
3) Sasaki, G. H., Cohen, A. T.：Meloplication of malar fat pads by percutaneous cable-suture technique for midface rejuvenation；Outcome

study(392 cases, 6 years' experience). Plast Reconstr Surg. **110** : 635-654, 2002.

4) 鈴木芳郎, 白壁征夫：Percutaneous cable-suture elevation of malar fat pad(cable-suture technique)による中顔面の若返り法. 日美外報. **26** : 1-12, 2004.

5) Lee, S., Isse, N. : Barbed polypropylene sutures for midface rejuvenation : early result. Arch Facial Plast Surg. **7** : 55-61, 2005.

6) Isse, N. : Silhouette sutures for treatment of facial aging ; Facial rejuvenation, remodeling, and facial tissue support. Clin Plast Surg. **35** : 481-486, 2008.

7) Schenck, T. L., et al. : The functional anatomy of the superficial fat compartments of the face : A detailed imaging study. Plast Reconstr Surg. **141** : 1351-1359, 2018.

8) 清水祐紀, 寺瀬佳苗：モノフィラメント吸収糸を用いたスレッドリフト法について. 日美外報. **35** : 65-73, 2013.

9) Helling, E. R., et al. : Complication of facial suspension sutures. Aesthetic Surg J. **27** : 155-161, 2007.

10) Garvey, P. B., et al. : Outcomes in thread lift for facial rejuvenation. Ann Plast Surg. **62** : 482-485, 2009.

11) Winkler, E., et al. : Stensen duct rupture(sialocele)and other complications of the Aptos thread technique. Plast Reconstr Surg. **118** : 1468-1471, 2006.

Monthly Book

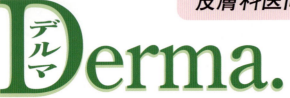

No. 262

皮膚科医向けオールカラー月刊誌

再考！美容皮膚診療
―自然な若返りを望む患者への治療のコツ―

2017年10月増大号

編集企画：森脇　真一（大阪医科大学教授）
定価（本体価格 4,800 円＋税）　B5判　142ページ

患者さんの心を掴む美容皮膚診療のコツを豊富な症例写真で詳説！！

種々の美容皮膚科診療を行うにあたってのプランの立て方、ハイドロキノンやトレチノイン、ドクターズコスメの使い方と指導法や、各種治療機器の理論とその使い方まで、各分野のエキスパートが症例写真をふんだんに用いて解説。患者さんから浴びせられるさまざまな要望に応え、よりよい診療を行うためのエッセンスが凝縮された一書です。

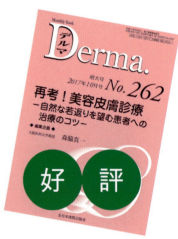

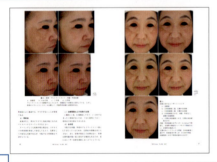

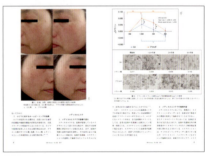

目次

自己多血小板血漿（PRP）による皮膚再生……楠本　健司
再考！トレチノインとハイドロキノンによるリジュビネーション……吉村浩太郎
新しい導入治療―エレクトロポレーションの美容皮膚科への応用……坪内利江子
アンチエイジングのための光治療……藤本　幸弘ほか
ラジオ波（高周波）、超音波治療器……河野　太郎ほか
赤外線は皮膚老化を軽減する？加速する？……船坂　陽子
再考！肝斑に対するレーザートーニング……山下　理絵ほか
老人性色素斑、顔面に生じる小色素斑のレーザー治療……秋田　浩孝
リジュビネーションを目的としたレーザー治療前後のスキンケア指導……根岸　圭
皮膚幹細胞の活性化によるアンチエイジングの新展開……長谷川靖司ほか
美容皮膚科医に必要なZOスキンケアプログラムについての知識……太田　正佳ほか
アロマセラピーと皮膚……金田　一真ほか
ホームピーリングとメディカルエステ……上中智香子

（株）全日本病院出版会　http://www.zenniti.com

〒113-0033　東京都文京区本郷 3-16-4　電話（03）5689-5989　FAX（03）5689-8030

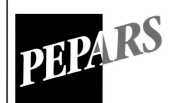

◆特集/美容医療の安全管理とトラブルシューティング
Ⅰ．各種治療の安全管理とトラブルシューティング
合併症を避けるための顔面解剖

牧野　太郎*

Key Words：顔面解剖（facial anatomy），顔面の加齢性変化（facial aging change），充填剤注入療法（filler injection），血管塞栓（vascular embolization），顔面神経（facial nerve）

Abstract　すべての治療にリスクはあり，事故は起こり得る．合併症を避けるためにも，顔面の解剖を知っておく必要がある．
　顔面形態は皮膚，脂肪，筋肉，靱帯，骨から構成されており，加齢により皮膚の菲薄化，脂肪の萎縮，表情筋の拘縮，骨の萎縮などがみられる．
　顔面解剖において平面的な位置関係は重要であるが，個体差があり変化しやすい．層は一定のことが多く，層を意識した顔面解剖が重要となる．
　顔面は，①皮膚，②皮下脂肪浅層，③SMAS，表情筋，④皮下脂肪深層，⑤骨膜，深筋膜の5層からなる．
　顔面の動脈は外頸動脈系，内頸動脈系からなる．動脈は末梢でそれぞれ交通しており，血管ネットワークを形成している．そのため外頸動脈系に血管内注入した場合でもネットワークを介して，内頸動脈系に広がる可能性がある．
　フェイスリフトにおいては剝離時に顔面神経に注意する．顔面神経が浅く走行しているところや深く入りやすい靱帯の近くは注意が必要である．

はじめに

　近年，低侵襲で簡便な手技の施術が増え，専門基礎的知識・技術がなくても導入が可能となってきている．しかし，すべての医療行為にはリスクがあり，重篤な合併症や医療事故は起こり得る．美容医療は緊急性がなく，また健康な身体を対象にしている．したがって，合併症を避け，安全な医療を提供することを最優先する必要がある．本稿では，加齢顔面の基礎解剖を述べた後に，合併症を避けるための解剖学的ポイントについて解説する．

加齢に伴う顔面の解剖学的変化

　顔面は主に皮膚，脂肪，筋肉，靱帯，骨から成り立っている．それぞれの構造に加齢性変化が生じる．中でも，加齢顔面の多くは，ボリューム減少と組織弛緩に由来するとされる[1]．

1．皮　膚

　皮膚老化は，内因性と外因性に分けられる．前者は加齢に伴うものであり，後者は環境因子によるもので，紫外線曝露による光老化が代表である．人は20歳までに人生で浴びる紫外線の50～75%を浴びると言われる．紫外線は細胞や構造成分へ広いダメージを与え，光老化（photoaging）を引き起こす．
　皮膚老化の特徴的所見は，しみ，しわ，くすみ，乾燥皮膚，および粗造な皮膚である．皮膚の老化

---

* Taro MAKINO，〒812-0039　福岡市博多区冷泉町 2-12　ノアーズアーク博多祇園 3F　牧野美容クリニック，院長/〒870-0161　大分市明野東 2-32-27　牧野皮膚科形成外科内科医院

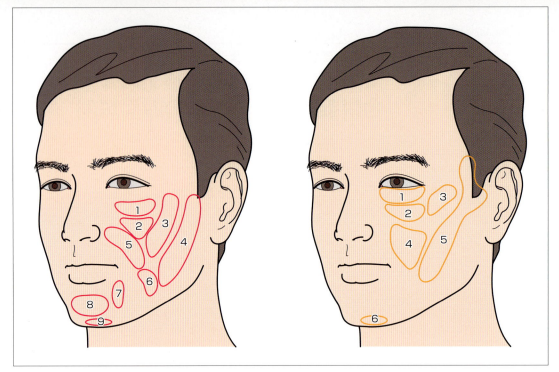

図 1.

　a：浅部 Fat compartment
　① infraorbital fat compartment　　② medial cheek fat compartment
　③ middle cheek fat compartment　④ lateral cheek fat compartment
　⑤ nasolabial fat compartment　　⑥ Inferior jowl fat compartment
　⑦ labio mandibular fat compartment　⑧ superficial chin fat compartment
　⑨ Superficial submentalis fat compartment
　b：深部 Fat compartment
　① intraorbital fat　　　　　　　　② Sub-orbicularis oculi fat（medial）
　③ Sub-orbicularis oculi fat（lateral）　④ Deep medial cheek fat compartment
　⑤ Buccal fat pad　　　　　　　　⑥ Deep submentalis fat

所見を組織学的に観察すると，非露出部は内因性老化により，表皮と真皮層ともに菲薄化し，真皮はコラーゲンやエラスチンは量と質ともに低下し，水分も減る．乳頭間突起が減少し，表皮と真皮の接合部が平坦化する．一方，光老化皮膚では，表皮は肥厚しメラノサイトは不規則に増加する．真皮には特徴的な光弾性線維症(solar elastosis)が出現し，皮膚の弾性が低下して外表からは深いしわとなって表れる[2]．

皮膚の厚みは女性の 35 歳，男性の 45 歳が最大で，加齢とともに薄くなる．慢性的なメラノサイト細胞への刺激で，しばしば色素異常を起こし，色素沈着（老人性色素斑），色素沈着した角質の肥厚（脂漏性角化症）を生じる[2]．

2．脂肪組織

近年，Rohrich, Pessa らの研究により，顔面の皮下脂肪組織の区画化ともに，これらのボリューム変化による顔面老化のメカニズムが明らかとなってきた（図 1）[3]〜[5]．

FC は浅層と深層に分かれており，前者は 1) superficial nasolabial, 2) medial cheek, 3) middle cheek, 4) lateral cheek, 5) superficial superior temporal, 6) superficial inferior temporal, 7) jowl, 8) superficial central forehead, 9) superficial lateral forehead compartment に分類される[3]．これらの中で，superficial nasolabial, middle cheek, jowl compartment は，他の脂肪区画に比べ下方に移動しやすいことがわかった[6]．一方，中顔面

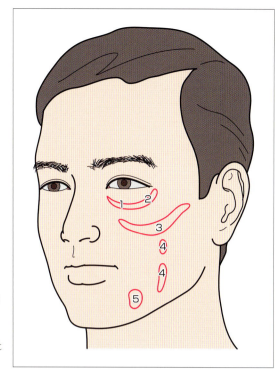

図 2.
Retaining ligament
① Tear trough ligament
② Orbicularis retaining ligament
③ Zygomatic retaining ligament
④ Masseteric retaining ligament
⑤ Mandibular retaining ligament

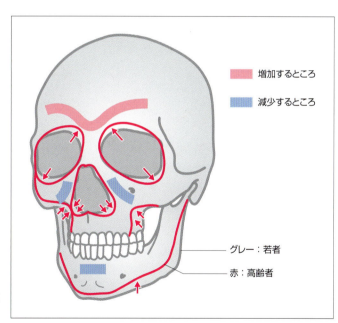

図 3.
顔面骨の加齢性変化

の深層脂肪区画では，注入による下方移動は起こりにくいことが示されている[7]．

3．筋　肉

顔面筋は加齢とともに長くなり，筋肉の緊張は強くなる．動きの振幅は短くなる．持続的な緊張は筋肉を肥大させ，加齢とともに皮下脂肪が少なくなるため，しわが生じやすくなる（前頭筋，皺眉筋，鼻根筋，眼輪筋，上唇鼻翼挙筋，鼻筋，鼻中隔下制筋，咬筋，口輪筋，オトガイ筋，口角下制筋など）[8]．

4．靱帯（Retaining ligament）

Retaining ligament（支持靱帯）は顔の軟部組織の支持組織であり，他の組織と比べて比較的形態が維持される．Zygomatic-cutaneous, Oribitomalar, Mandibular retaining ligament の弛緩は，萎縮した顔面脂肪区画とその上の皮膚をハンモック

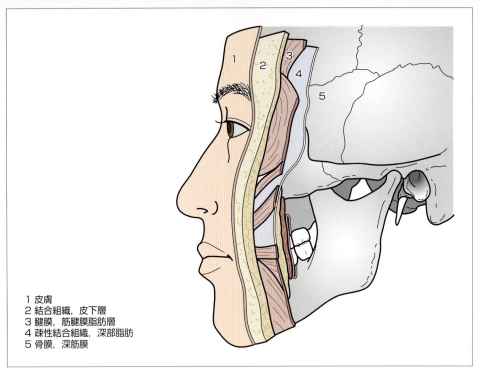

1 皮膚
2 結合組織，皮下層
3 腱膜，筋腱膜脂肪層
4 疎性結合組織，深部脂肪
5 骨膜，深筋膜

図 4. 顔面の層構造

のように下垂させ，眼瞼溝や malar bag, jowling の特徴的な加齢顔貌を生じさせる(図 2)[9].

5．顔面骨

顔面骨の変化はそれを覆っている軟部組織に影響を与える[10)~12)]．加齢により，眼窩下縁の拡大と後退が生じる．上顎は後方に移動し，眼窩は拡大して浅くなり，下顎も垂直，水平方向に萎縮する (図 3)．眼窩下縁が外側下方に広がり，眼窩隔膜が相対的に前方に位置するようになるため Baggy eyelid が目立ってくる．上顎が萎縮してくると軟部組織の支えがなくなり，鼻唇溝が目立つ．梨状口が広がると鼻翼が広がり，鼻尖の支持性が弱くなり，鼻尖が低くなる．下顎が縮小すると口唇周囲のボリュームが減り，フェイスラインは不明瞭となる[12)].

顔面解剖における層構造

顔面解剖において体表面のランドマーク(触知するもの，見えるもの)を指標にした平面的な位置関係は重要であるが，個体差があり，変化しやすい．一方，層は一定のことが多く，層を意識した顔面解剖が重要となる[13)].

顔面は 5 層からなり，① 皮膚，② 皮下脂肪浅層，③ SMAS，表情筋，④ 皮下脂肪深層，⑤ 骨膜，深筋膜となる(図 4)[12)14)].

① 皮　膚

皮膚の厚さは部位によって異なる．上眼瞼は最も薄く(0.38 mm)，頬は厚い(1.23 mm)．

② 皮下脂肪浅層

FC 浅部がこの層に含まれる．

③ SMAS，表情筋

Superficial musculoaponeurotic system (SMAS)層が含まれる．側頭部は浅側頭筋膜に続き，浅側頭動脈の前枝，後枝を含む．帽状腱膜に続き，後頭筋や頭蓋表筋に続く．表情筋は筋肉鞘に包まれているものを一般的に指す(頬筋を除く)．

④ 皮下脂肪深層

FC 深部がこの層に含まれる．FC の境界に神経や顔面の動静脈が走行する．

⑤ 骨膜，深筋膜

骨膜であることが多いが，部位によって異なる．側頭部なら深側頭筋膜，中顔面外側なら耳下

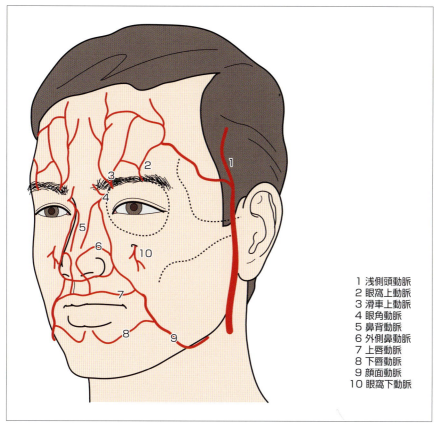

図 5. 顔面血管

1 浅側頭動脈
2 眼窩上動脈
3 滑車上動脈
4 眼角動脈
5 鼻背動脈
6 外側鼻動脈
7 上唇動脈
8 下唇動脈
9 顔面動脈
10 眼窩下動脈

腺筋膜,頸部なら深頸筋膜となる.

フィラー・脂肪注入による合併症を避けるための解剖

加齢に伴い脂肪や骨量が減少しボリュームが足りなくなるため,近年,フィラーや脂肪などの注入治療が増加傾向であるが,稀であるが,重篤な合併症として,これらの注入治療が原因となる皮膚壊死や失明,脳梗塞が報告されている.詳細は「ヒアルロン酸注入安全マニュアル」(克誠堂出版,2018 年)を参照されたい[14].

顔面の動脈は外頸動脈系と内頸動脈系の 2 系統からなり,外頸動脈系は主に顔面動脈と浅側頭動脈,内頸動脈系は眼窩上動脈,滑車上動脈,眼角動脈,眼窩下動脈がある.動脈は末梢でそれぞれ交通しており,血管ネットワークを形成している.そのため,外頸動脈系に血管内注入した場合でもネットワークを介して,内頸動脈系に広がる可能性がある(図 5)[14].

1.浅側頭動脈

側頭頭頂筋膜の中を走行しているが,前頭筋の外側縁から皮下に入る.

2.眼窩上動脈

眼窩上孔から出る.前頭筋内を走行し,浅枝は眼窩上縁から 20 mm,深枝は 40 mm の位置で皮下脂肪浅層に至る.

3.滑車上動脈

前頭切痕から出る.外側枝は深い層を走行する.内側枝は浅い層を走行し,眉間のしわ線の近くでは血管は皮下に存在する.

4.眼角動脈

内眼角部の眼窩隔膜を貫いて眼輪筋層を走行する.

5.鼻背動脈

鼻の上半分では皮下脂肪浅層,鼻の下半分では筋層と皮下脂肪深層を走行する.

6.外側鼻動脈

鼻翼溝より 2 mm 頭側で,皮下脂肪浅層を走行

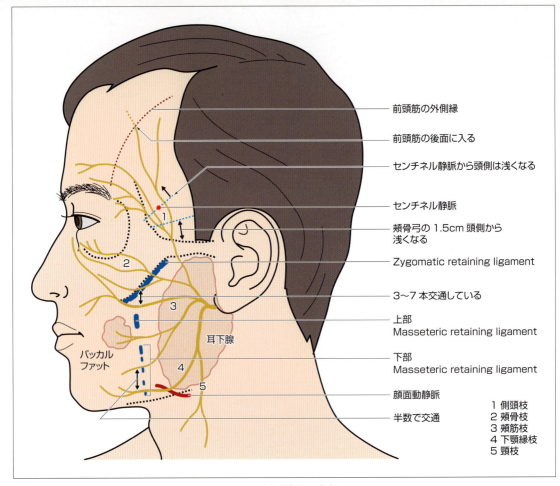

図 6. 顔面神経の走行

する.

7. 上唇動脈
赤唇縁の高さで口輪筋と粘膜の間を走行する.

8. 下唇動脈
口角の近くで顔面動脈より分岐し,口角下制筋の下を通り,口輪筋と粘膜の間を走行する.

9. 顔面動脈
下顔面では広頸筋の下,頭側に行くと大頬骨筋の内側で口輪筋上に出てくる.鼻唇溝の下 2/3 は口輪筋上,上 1/3 は皮下層を走る.

10. 眼窩下動脈
瞳孔中線上の眼窩下縁の尾側 0.5～1.0 cm から出る.

フェイスリフトによる顔面神経損傷を避けるための解剖

加齢に伴い,軟部組織の下垂が生じる.たるみ治療としてフェイスリフトが行われるが,SMAS や Retaining ligament の処理をする際に顔面神経損傷に気をつけなければならない(図 6)[13)15)].

1. 側頭枝
前頭筋,眼輪筋上部,皺眉筋を支配する.耳珠の 0.5 cm 下から眉毛外側 1.5 cm のライン上を走る.耳輪脚から 21.5～35.4 mm 前方の頬骨弓上を横切る.頬骨弓上は骨膜と接しており,弓部の 1.5 cm 頭側で浅くなる.頬骨弓の上方で 2～4 枝に分かれる.側頭頭頂筋膜の深部を走り,前頭筋の外側から筋層の裏面に入る.

安全な剝離:耳前部・側頭部から正中へ皮下を剝離する場合,SMAS・側頭頭頂筋膜の表層を剝離する.センチネル静脈は側頭枝が浅くなる部位よりも耳側にあり,これを越えたら深く入らないように注意する.

2．頬骨枝

眼輪筋下部，鼻根筋，上唇鼻翼挙筋，大頬骨筋，小頬骨筋を支配する．傷つきやすいが枝分かれしているので，他の神経と比較して問題になりにくい．傷つくと笑いの表情に影響が出る．頬骨下縁のZygomatic retaining ligament周囲は深い層に入る可能性があるので気をつける．特にZygomatic retaining ligamentとMasseteric ligamentsの間はSMASの下1 mmを2〜3本の頬骨枝と頬筋枝が通る．

安全な剥離：Zygomatic retaining ligamentの頭側の頬骨隆起上は比較的安全である．尾側は浅めに剥離する．

3．頬筋枝

口輪筋を支配する．傷つきやすいが枝分かれしているので，他の神経と比較して問題になりにくい．大頬骨筋の深部から入り，Buccal fatの表面を走る．

安全な剥離：上部Masseteric ligamentの5 mmより尾側は比較的安全である．頭側は浅めに剥離する．

4．下顎縁枝

口角下制筋，下唇下制筋，オトガイ筋を支配する．下顎縁枝は耳下腺の前方尾側縁に存在し，80％に2つ以上の分枝がある．頬筋枝との交通は50％に見られる．顔面動静脈の前方では100％下顎下縁の頭側を走る．顔面動静脈の後方では分枝の30％は下顎縁の尾側に沿い，40％は2 cm頭側を走り，30％は1 cm尾側を走行する．顔面動静脈が下顎下縁に上がってくるところで顔面動静脈の表面を走る．

安全な剥離：広頚筋下の剥離は深く入りやすいので注意する．顔面動静脈が下顎結節の前方で下顎下縁を横切るところ，Masseteric ligaments周囲は神経が浅く走行するため注意する．血管からの出血があっても電気メスによる止血は避ける．

5．頚　枝

広頚筋を支配する．頚枝は乳様突起とオトガイを結んだライン上の下顎角部から1.7 cmのとこ

ろで下顎縁枝と分岐する．耳下腺の尾側縁からでて，下顎角部の前方に出る．深頚部筋膜を貫き，広頚筋の裏面の比較的表層を走る．1〜3枝に分かれる．下顎角部の1.5〜2 cm下に頚枝が広頚筋に入るが，この部分は胸鎖乳突筋と密にくっついているので注意する．

安全な剥離：広頚筋の表層は安全である．耳下腺を越えたら下顎縁枝と同様に鈍的剥離を行う．

フェイスリフトは狭い視野で盲目的に剥離を行うと靭帯で深い層に入る傾向があるため，広い視野で層を確認しながら行う方が安全である．リスクの高い患者は軟部組織が薄く萎縮していたり，フィラーや糸などの注入物を入れられていたり，二次的・修正手術で皮下組織とSMASの間に瘢痕があり剥離が難しい場合などである．神経が浅く走行している場所や深く入りやすい靭帯の近くは注意が必要である．

まとめ

基本的な解剖を熟知しておくことで合併症を回避できるだけなく，再現性のある効果的な治療を行うことができる．ただし，解剖は個体差があるので，そのことを念頭に置いて治療に臨む．過去の治療歴，外傷の有無，頭位によって血管などの位置が変わることも考慮する．

参考文献

1) Farkas, J. P., et al.：The science and theory behind facial aging. Plast Reconstr Surg Glob Open. **1**(1). pii：e8-e15, 2013.

2) Fedok, F. G.：The aging face. Facial Plast Surg. **12**(2)：107-115. Review, 1996.

3) Rohrich, R. J., Pessa, J. E.：The fat compartments of the face：anatomy and clinical implications for cosmetic surgery. Plast Reconstr Surg. **119**：2219-2227, 2007.
   Summary　顔面の皮下脂肪の新しい概念であるfat compartmentの最初の報告である．

4) Rohrich, R. J., et al.：The anatomy of suborbicularis fat：implications for periorbital rejuvenation. Plast Reconstr Surg. **124**(3)：946-951, 2009.

5) Gierloff, M., et al.：Aging changes of the midfacial fat compartments: a computed tomographic study. Plast Reconstr Surg. **129**(1)：263-273, 2012.

6) Schenck, T. L., et al.：The functional anatomy of the superficial fat compartments of the face：A detailed imaging study. Plast Reconstr Surg. **141**：1351-1359, 2018.

7) Cotofana, S., et al.：The functional anatomy of the deep facial fat compartments：A detailed imaging-based investigation. Plast Reconstr Surg. **143**(1)：53-63, 2019.

8) George, R. M., Singer, R.：The lines and grooves of the face：a suggested nomenclature. Plast Reconstr Surg. **92**(3)：540-542, 1993.

9) Alghoul, M., Codner, M. A.：Retaining ligaments of the face：review of anatomy and clinical applications. Aesthet Surg J. **33**(6)：769-782, 2013.
Summary　Retaining ligament が加齢顔貌を引き起こす機序と顔面の主要な神経との位置関係について述べている.

10) Shaw, R. B. Jr., et al.：Aging of the facial skeleton：aesthetic implications and rejuvenation strategies. Plast Reconstr Surg. **127**(1)：374-383, 2011.
Summary　男性 60 例, 女性 60 例, 3 つの年齢層(20〜40 歳, 41〜64 歳, 65 歳以上)で顔面骨の加齢性変化について調べ, その変化に対する治療について述べている.

11) Mendelson, B., Wong, C. H.：Changes in the facial skeleton with aging：implications and clinical applications in facial rejuvenation. Aesthetic Plast Surg. **36**(4)：753-760, 2012.

12) Cotofana, S., et al.：The anatomy of the aging face：A review. Facial Plast Surg. **32**(3)：253-260, 2016.
Summary　顔面解剖の加齢性変化のレビュー. 顔面解剖のまとめと骨, 靱帯, 筋肉, 脂肪における加齢性変化について述べている.

13) Roostaeian, J., et al.：Anatomical considerations to prevent facial nerve injury. Plast Reconstr Surg. **135**(5)：1318-1327, 2015.

14) ヒアルロン酸注入治療安全マニュアル─必須の知識と事故対策─. 大慈弥裕之監. 克誠堂出版, 2018.
Summary　ヒアルロン酸注入を行う上で起こり得る合併症の予防と対策に対して網羅している. ヒアルロン酸注入に関わる医療従事者の必携の書籍.

15) Hwang, K.：Surgical anatomy of the facial nerve relating to facial rejuvenation surgery. J Craniofac Surg. **25**(4)：1476-1481, 2014.
Summary　アジア人の顔面解剖を報告している.

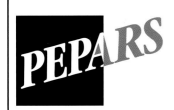

◆特集/美容医療の安全管理とトラブルシューティング
Ⅰ．各種治療の安全管理とトラブルシューティング
非吸収性フィラー注入後遺症の診断と治療

野本俊一*1　小川　令*2

Key Words：美容外科後遺症(cosmetic surgery sequelae)，非吸収性フィラー(non-absorbable filler)，異物肉芽腫(foreign body granuloma)，成長因子注射(growth factor injection)，トリアムシノロンアセトニド(triamcinolone acetonide)

Abstract　フィラー注入は簡便かつ効果的な抗加齢治療であるが，その普及に伴い不適切な使用による合併症患者も多く見られるようになっている．今回は我々の実際の診療経験をもとに，特に非吸収性フィラー注入における診断や治療，原因などについて報告する．古くはシリコーンやパラフィンによる豊胸術後後遺症から，最近ではポリアクリルアミドなどによる顔面への注入後後遺症が多く見られた．また材料は非吸収性フィラーだけでなく，安全とされている吸収性フィラーにおいても後遺症はみられた．症状は感染やアレルギー，血管内への誤注入による皮膚壊死などであった．不適切な施術が生じる要因は，施術者の解剖学的知識・技術の問題，注入素材の問題，また資格のない者による施術など，様々であると思われた．非認可材料の使用に関しては医師の裁量権に委ねられるが，起こり得る合併症についての十分な説明と同意が必要であり，後遺症の治療まで責任を持って施術にあたるべきであると思われた．

はじめに

若返り治療目的によるフィラー注入は比較的簡便かつ効果的な手技であり，近年の主流である低侵襲な抗加齢医療として欠かせない施術の1つとなっている．しかしその反面，不適切な使用による合併症も見られるようになっており，特に非吸収性フィラーによる合併症は重篤な合併症を起こすことが多い[1]．乳房増大術においては数十年前よりシリコーン注入に代表される様々な合併症の報告があるが，近年では顔面のシワ取り目的に新たな非吸収性フィラー治療が多く見られるようになってきた．今回は我々の実際の診療経験をもとに，非吸収性フィラー注入全般における診断や治療，原因などについて報告する．

様々な非吸収性フィラー

1．パラフィン，ワセリン，オルガノーゲン®

主に1950年代に炭化水素系物質による注入施術が豊胸術を中心に盛んに行われたが，頬部や前額部へ顔面のしわ取り目的での注入例も多かった[2]．多くの症例で異物肉芽腫による高度な変形をきたしており，数十年経過してからでも切除を希望して当院に来院する．注入当時に20歳台だった患者も現在は80歳台を超える世代になっているが，現在まで治療を受けずに新規に外来を訪れる患者も珍しくはない．

2．シリコーン

1960年代からは液体シリコーン注入による施術が台頭してきた．シリコーンもパラフィンなどと同様に体内で細分化されたあとにマクロファージに取り込まれ，異物肉芽腫(シリコノーマ)を形成する．海外，特に東南アジア中心にして依然と

---
*1 Shunichi NOMOTO, 〒113-8602　東京都文京区千駄木1-1-5　日本医科大学形成外科，助教
*2 Rei OGAWA, 同，主任教授

して施術が行われているようであり，未だに多数の後遺症患者が来診する．

3．非吸収性フィラー製剤

Dermalive®，Amazingel®，Artecoll® など，様々な製品が存在するが，自験例では Aquamid® による後遺症患者が多かった．これはポリアクリルアミドの代表的な製品であり，CE(EU)や KFDA(韓国)で承認され FDA(米国)でも認可申請が進行中であるが，感染や硬結などの合併症報告も多くある[4]．モノマーとしてのアクリルアミドの発癌性は特に食品業界では広く知られており，国際がん研究機関(IARC)では Group 2A(Probably Carcinogenic)で発癌の可能性は高いものとして分類されている[5]．現状ではポリアクリルアミドであれば発癌性はなく安全とされているが，皮下注射された場合の重合の数十年単位での長期安定性に関するデータはないため，慎重な使用が求められる．他国承認機関の認可は生体注入後の長期予後まで保証するものではない．

非吸収性フィラーはいずれも皮下に異物肉芽腫を呈しているか，非吸収性の樹脂状成分が残存しており，皮下浅層の場合は凹凸を気にして摘出を希望する患者が多い．現在国内を中心に流通している非吸収性フィラーの詳細については一瀬らの報告[6]が詳しい．

最近 AQUAfilling® や AQUAlift® といった Aquamid® に類似した成分の非吸収性フィラーによる乳房増大術が行われている．原材料の安全性について，韓国乳房美容再建外科学会は「アクアフィリング® の主成分はポリアクリルアミドそのものである」として乳房増大術への使用に関しては反対の立場を表明している．

4．成長因子製剤

多血小板血漿(PRP)に添加されることが多いが，単独で使用される例もある．成長因子製剤そのものは非吸収性フィラーではないが，不適正使用が後を絶たないためここでは項目の 1 つとして挙げる．症状としては消退しない硬結，発赤，違和感などである．成長因子と言っても国内外含め様々な製品が存在するが，自験例では他院施術医の情報提供によると使用薬剤の半数以上がフィブラスト® スプレーであった．製造販売元である科研製薬は 2014 年 6 月にホームページ上で「フィブラスト® スプレーの適正使用に関するお願い」としてあくまでも外用薬であることを強調し，慎重な使用を呼びかけている[7]．フィブラスト® スプレーの原液をそのままフィラーとして安易に使用するような施設もある一方で，患者満足度が高かったという報告[8]も散見される．しかし依然として後遺症患者も少なからず存在し，当院においても注入後のしこりを訴えて来診する患者がみられる．有効な治療が完全に確立されているとは言い難い状況であり，施術にあたっては更なる安全なプロトコルの開発を期待したい．

診察・検査

CT，MRI，軟 X 線撮影などの画像診断を施行する．シリコーンインプラントなどの固形埋入異物の画像診断は容易であるが，注入異物は素材により様々な画像所見を呈する．MRI は注入異物の画像診断には有用である．パラフィン，ワセリン，オルガノーゲン® に代表される炭化水素系物質および注入脂肪組織は T1/T2 が Iso/Low の右肩下がり，シリコーン系物質は逆に T1/T2 が Low/High の右肩上がりになる傾向がある．ポリアクリルアミドはシリコーン系と同様に右肩上がりの傾向となる[9]．また超音波検査も時に有用である[10]．手技は簡便であり患者の負担も少ない．異物肉芽腫は多くの場合で皮下に低エコー領域として描出され，大きさ，位置，形状など，ある程度の情報を得られる．その他にも石灰化や膿瘍形成の有無なども推定できる．

実際には顔面皮下の異物肉芽腫は乳房異物ほど大量に描出されることは少なく，画像診断で注入物の正体まで推定をするのは困難なことが多い．外科的切除を前提とした異物の位置確認に留まることが多い．

注入異物によって膠原病様症状が発現したり，

臨床症状を伴わなくても血液検査の免疫関連項目で異常値を認めることがある．抗核抗体やリウマチ因子，CH50 などを中心に"アジュバントセット"としてルーチンで採血検査を行っている．ヒトアジュバント病の疾患概念に関しては未だに様々な議論があり，少なくとも豊胸目的のシリコーンバッグプロテーゼとの因果関係は否定的とされている[11]．しかしスクリーニングとして免疫関連項目の採血は初回に実施し，異常値を認めた患者は 3 か月に一度の定期的なフォローアップを行っている．

手術を施行した患者においては，必要に応じて注入異物に対して核磁気共鳴分光法（NMR 法）による成分分析を施行している．詳細不明物質の異物注入により遅発性の急激な腫脹・発赤を呈した症例を経験したが，NMR 法によるスペクトル解析の結果シリコーン系の注入であったことが判明した例もある[12]．

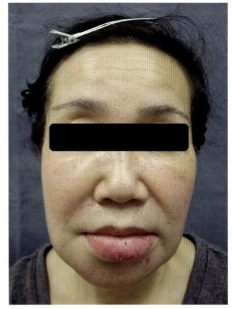

図 1．64 歳，女性
20 年前にシリコン注射の施術を受けた．数か月前から急激に顔面の下半分に腫脹・発赤・疼痛を認めた．

代表的な所見と必要な処置

1．発赤・腫脹

感染もしくはアレルギーによるものである．

急性期の感染症状は皮膚常在菌が原因であることが多いが，細菌培養結果が出るまでは，幅広いスペクトルを持つレボフロキサシンなどの抗生剤を選択する．吸収性フィラーよりも，シリコーン，ポリアクリルアミド，ポリ L 乳酸，メチルメタクリレートなどの非吸収性フィラーの方が感染の可能性は高い．これらの永久材料では，バイオフィルムやジェル内に封入されることにより病原性は低いものの細菌が長く留まり続ける傾向にある[13]ため，感染症状が遷延する．

IV 型（遅延型）アレルギーによる発赤・硬結の場合，マクロファージが異物を貪食した後に細胞性免疫を介して組織炎症反応を起こす．通常，抗原提示から組織反応までは 24〜48 時間を要する．I 型（即時型）アレルギーの場合，重症例では酸素やエピネフリン投与を必要とすることがあるため，アンビューバッグ®など最低限の救急蘇生セットは常備しておくべきである．

長年無症候であったものが数十年経過して急激に発赤・腫脹を呈する例も珍しくはない（図 1）．一度は被膜を形成して抗原が生体内隔離されたものが何かの契機で再感作されたなどの機序が働いている可能性がある．晩期性感染の場合は二次的な菌血症や異物注入部位以外の場所での侵襲的な処置に起因することが多く，菌血症が起きた時に異物は菌体のトラップとして作用する．また，晩期性の赤色膨隆に関しては"Delayed Angry Red Bumps"として報告がみられる[14]．フィラー注入後数週〜数か月後に遅発性の疼痛，発赤，腫脹を呈する[15)～19)]．原因は感染，アレルギー，無菌性膿瘍，異物反応など様々であるが病態は一様ではない．治療としては感染とアレルギーの両側面を考慮し，まずは抗生剤を，経過をみて経口ステロイドを投与する．浮動を触れる病変であれば穿刺吸引を試みて細菌培養検査を施行する．いずれの治療にも抵抗性であれば病巣の外科的切除を試みる．

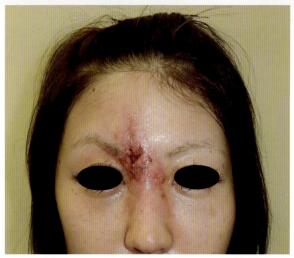

図 2. 33歳，女性
1か月前に眉間部に RADIESSE® を注入された．滑車上動脈の走行に一致して炎症と一部壊死組織を伴った皮膚潰瘍を認める．

2．皮下出血・紫斑

注入針やカニューレが皮下血管を穿破した際に生じる．患者の体質に明らかな出血性素因がなければ皮下吸収を待って経過観察とする．ヘパリン類似物質含有クリームを1日数回外用するとよい．ヘモジデリン沈着による皮膚の変色を避けるため，紫外線予防やビタミンC内服などの後療法は適宜併用していく．

3．皮膚潰瘍・壊死

血管内への誤注入操作により皮膚の潰瘍化や壊死を呈することがある．顔面動脈や滑車上動脈の支配領域でみられることが多い（図2）．多くの場合は外用剤や被覆材の使用により保存的に軽快するが，再建手術を要するような広範な皮膚壊死も稀ではない．瘢痕治癒後は炎症後色素沈着が残りやすい．表皮メラニン沈着にはハイドロキノンクリームの外用で新規メラニン生成を抑えながら表皮ターンオーバーによる排出を待つ．真皮メラニン沈着に外用薬は無効であるので，メラノファージの貪食を待つ[20]．いずれにせよ，半年以上の経過観察を要する．

4．異物肉芽腫

非吸収性物質に対する生体反応である．抗原の分解・排泄ができないために，被膜や肉芽腫を形成する．トリアムシノロンアセトニド水性懸濁注射液（商品名：ケナコルト-A®）の局所注射は適正に使用すれば軽快がみられることも多いが，周辺正常皮膚の菲薄化や色素脱失，毛細血管拡張などの後遺症を伴うことも少なくない．我々は他施設で高濃度注入されて皮膚変性を呈した症例も多く経験している．少なくとも皮下浅層には気軽に使用すべきではないし，特に皮膚の薄い眼瞼周囲では慎重に使用されたい．1～2 mg/ml 程度の低濃度で作成し，少量ずつ投与していくとよい．ステロイドの力価としてはメチルプレドニゾロンと同等であるが，水性懸濁液の特徴として組織の中でコロイド状に留まり数週間にわたり効果が持続するため，単純に力価換算で評価できない効力がある．皮膚症状が現れ始めた時点からも更に徐放的に薬効が進行するため，ある意味では成長因子製剤の過量投与よりもコントロールが難しい薬剤と考えている．

患者の希望があれば外科的切除を行う．可能な限り小さな傷で，最大限摘出することを心がける．睫毛下，口腔内，鼻腔内，エステティックユニットやランドマークの境界部，皺など，なるべく目立たない部位を活用して切開する．フェイスリフト切開や生え際切開も有効である．瘢痕や皮膚潰瘍があればそれを切除しつつ異物を除去することも考える．剪刀や鋭匙などを用いて，皮膚からそぎ落とすように異物あるいは異物肉芽腫を可及的に除去する．脂肪融解レーザーを用いて異物肉芽腫を除去する試みも見られる[21]．

注射で入れたのだからその分を取り除けば元通りになると考えている患者が多い．周囲組織を巻き込んで肉芽腫形成したものを切除すれば，欠損による組織陥凹が生じる可能性があるということを術前に十分に話しておく．

5．脂肪嚢腫・石灰化

自家脂肪注入後に見られる所見である．顔面への注入量程度では乳房でみられるほどの巨大嚢腫にはなりにくいが，下眼瞼など皮膚が薄い部位では小さいものでも目立ちやすい．時に驚くほどに

大きな囊腫を形成してくる患者も見られるが，恐らくは少量をまんべんなく注入したつもりが，注入操作を繰り返すうちにカニューレのトンネルが交通し，複数の注入脂肪が移動・一体化した可能性がある．目立つものは外科的に摘出する．切開アプローチは上記に準じる．癒着はないことが多く，異物肉芽腫よりは切除しやすい．破損した oil cyst は十分に洗浄する．

非認可材料の使用について

　現在世界中で数多くのフィラーが販売されているが，厚生労働省（日本），FDA（米国），MDA（英国），CE（EU）など各国の当該機関により承認状況は様々である．しかし日本国内においては薬事法での承認が取れていない薬剤でも医師の裁量に基づいた使用が可能であり，文字通りの自由診療と言える．薬事承認がある製品の適用外使用に関しても同様である．ちなみに薬事承認と保険適用は異なるもので，一般的には薬事承認後に保険適用の申請が行われ，これが認められることを保険収載と呼ぶ．医師の裁量とは，本来は患者の治療のために薬事未承認の製品を使用する緊急性や必要性があると判断した場合においてこそ許容されるべきものだが，美容医療の特殊性から比較的曖昧に解釈されてきた歴史がある．裁量権とは決して自分勝手に行使できる権利ではなく，学会の基準など一定の根拠に基づかないものは違法となる可能性もある[27]．生体注入材料の安全性を確認する前に，医師の裁量権の名の元に自由に使用して良いものではない．非認可材料の使用を否定はしないが，患者や施術者自身の身を守るための十分な「説明と同意」が必要であろう．

結　語

　非吸収性フィラー注入施術全般に関して，我々が経験した主要な合併症を中心に報告した．また診断や治療，考え得る原因などについても最新の知見を交えてまとめ，様々な視点から問題提起をして考察を述べた．

＊利益相反はない．

＊画像掲載について患者の同意を得ている．

参考文献

1) 野本俊一：【美容外科・抗加齢医療―基本から最先端まで―】顔面美容の合併症・後遺症と処置：特に非吸収性 filler 注入の後遺症について．PEPARS. **99**：147-153，2015.

2) 文入正敏：異物注入法―豊胸術後障害．日美外報．**2**：122-139，1980.

3) 山下理絵：ヒアルロン酸注入による除皺術―陥凹変形の合併症とその対策―．形成外科．**52**(11)：1293-1301，2009.

4) Amin, S. P., at al.：Complications from injectable polyacrylamide gel, a new nonbiodegradable soft tissue filler. Dermatol Surg. **30**(12 PT2)：1507-1509, 2004.

5) IARC Working Group：ACRYLAMIDE. IARC Monogr Eval Carcinog Risks to Hum. **60**：389-433, 1994.

6) 一瀬晃洋ほか：非吸収性 filler 注入の合併症とその対策．形成外科．**52**(11)：1325-1331，2009.

7) 科研製薬ホームページ http://fiblast.jp/pdf/teki-seishiyo_140526%20.pdf

8) Kamakura, T., et al.：Platelet-rich plasma with basic fibroblast growth factor for treatment of wrinkles and depressed areas of the skin. Plast Reconstr Surg. **136**：931-939, 2015.

9) Kawahara, S., et al.：Clinical imaging diagnosis of implant materials for breast augmentation. Ann Plast Surg. **57**：6-12, 2006.

10) Schelke, L. W., et al.：Use of ultrasound to provide overall information on facial fillers and surrounding tissue. Dermatol Surg. **36**(3)：1843-1851, 2010.

11) Sergott, T. J., et al.：Human adjuvant disease, possible autoimmune disease after silicone implantation：a review of the literature, case studies, and speculation for the future. Plast Reconstr Surg. **78**(1)：104-114, 1986.

12) 小野真平：誘因なく突然発症した顔面注入異物後遺症の一例．日美外報．**29**(4)：195-218，2007.

13) Christensen, L., et al.：Adverse reactions to injectable soft tissue permanent fillers. Aesthetic Plast Surg. **29**：34-48, 2005.

14) Narins, R. S., et al.：Clinical conference：Manage-

ment of rare events following dermal fillers—focal necrosis and angry red bumps. Dermatol Surg. **32**：426-434, 2006.

15) Micheels, P.：Human anti-hyaluronic acid antibodies：is it possible. Dermatol Surg. **27**：185-191, 2001.

16) Raulin, C., et al.：Exudative granulomatous reaction to hyaluronic acid (Hylaforms). Contact Dermatitis. **43**：178-179, 2000.

17) Honig, J. F., et al.：Severe granulomatous allergic tissue re-action after hyaluronic acid injection in the treatment of facial lines and its surgical correction. Craniofac Surg. **14**：197-200, 2003.

18) Lowe, N. J., et al.：Hyaluronic acid skin fillers：adverse reactions and skin testing. J Am Acad Dermatol. **45**：930-933, 2001.

19) Shafir, R.：Long-term complications of facial injections with Restylanes(injectable hyaluronic acid). Plast Reconst Surg. **106**：121-126, 2000.

20) 青木　律：【メラノサイト系色素斑にわれわれの治療法】炎症後色素沈着の治療. 形成外科. **50**(1)：63-69, 2007.

21) Radmanesh, M., et al.：Successful removal of polyacrylamide hydrogel by pulsed fiberoptic 1444-nm Nd-YAG laser. J Cosmet Laser Ther. **15**(6)：342-344, 2013.

22) Alam, M., et al.：Multicenter Prospective Cohort Study of the Incidence of Adverse Events Associated with Cosmetic Dermatologic Procedures. JAMA Dermatol. Published online November 05, 2014.

23) Park, S. W., et al.：Iatrogenic retinal artery occlusion caused by cosmetic facial filler injections.

Am J Ophthalmol. **154**(4)：653-662, 2012.

24) Lazzeri, D., et al.：Blindness following cosmetic injections of the face. Plast Reconstr Surg. **129**(4)：995-1012, 2012.

25) Carruthers, J. D., et al.：Blindness caused by cosmetic filler injection：a review of cause and therapy. Plast Reconstr Surg. **134**(6)：1197-1201, 2014.

26) Hong, J. H., et al.：Central retinal artery occlusion with concomitant ipsilateral cerebral infarction after cosmetic facial injections. J Neurol Sci. **346**(1)：310-314, 2014.

27) 西山真一郎：医師の裁量権とインフォームドコンセント. 日美外報. **28**(4)：201-204, 2006.

28) 小野真平：ヒアルロン酸の顔面自己注入後遺症の1例. 日美外報. **31**(3)：145-150, 2008.

29) 厚生労働省ホームページ　中央社会保険医療協議会総会議事録：医事法制における自己注射に係る取扱いについて 2005, 4, 6 http://www.mhlw.go.jp/shingi/2005/04/dl/s0406-5d2.pdf

30) 厚生労働省(旧厚生省)ホームページ　審議会議事録：第2回「歯科口腔外科に関する検討会」議事要旨 http://www1.mhlw.go.jp/shingi/0628-3.htm

31) 読売新聞 2014年8月16日 http://www.yomidr.yomiuri.co.jp/page.jsp?id=103494

32) 百束比古, 青木　律：【美容医療, 美容外科の基本】美容外科手術の後遺症と治療. 形成外科. **48**増刊：S21-S28, 2005.

33) Bair, M. J., et al.：Depression and pain comorbidity：a literature review. Arch Int Med. **163**(20)：2433-2445, 2003.

きず・きずあとを扱うすべての外科系医師に送る！

ケロイド・肥厚性瘢痕 診断・治療指針 2018

編集／瘢痕・ケロイド治療研究会

2018年7月発行　B5判　オールカラー　102頁　定価（本体価格3,800円＋税）

難渋するケロイド・肥厚性瘢痕治療の道しるべ
瘢痕・ケロイド治療研究会の総力を挙げてまとめました！

目次

Ⅰ　診断アルゴリズム
1. ケロイド・肥厚性瘢痕の診断アルゴリズム
2. ケロイド・肥厚性瘢痕と外観が類似している良性腫瘍の鑑別診断
3. ケロイド・肥厚性瘢痕と外観が類似している悪性腫瘍の鑑別診断
4. ケロイド・肥厚性瘢痕の臨床診断
5. ケロイド・肥厚性瘢痕の病理診断
6. ケロイド・肥厚性瘢痕の画像診断

JSW Scar Scale（JSS）2015

Ⅱ　治療アルゴリズム
1. 一般施設での加療
2. 専門施設での加療

Ⅲ　治療法各論
1. 副腎皮質ホルモン剤（テープ）
2. 副腎皮質ホルモン剤（注射）
3. その他外用剤
4. 内服薬（トラニラスト，柴苓湯）
5. 安静・固定療法（テープ，ジェルシート）
6. 圧迫療法（包帯，サポーター，ガーメントなど）
7. 手術（単純縫合）
8. 手術（くり抜き法，部分切除術）
9. 手術（Z形成術）
10. 手術（植皮，皮弁）
11. 術後放射線治療
12. 放射線単独治療
13. レーザー治療
14. メイクアップ治療
15. 精神的ケア
16. その他
    凍結療法／5-FU療法／ボツリヌス毒素療法／脂肪注入療法

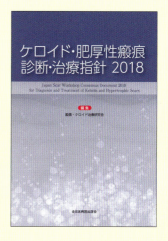

Ⅳ　部位別治療指針
1. 耳介軟骨部
2. 耳介耳垂部
3. 下顎部
4. 前胸部（正中切開）
5. 前胸部（その他）
6. 上腕部
7. 肩甲部
8. 関節部（手・肘・膝・足）
9. 腹部（正中切開）
10. 腹部（その他）
11. 恥骨上部
12. その他

（株）全日本病院出版会

〒113-0033　東京都文京区本郷3-16-4
TEL：03-5689-5989　FAX：03-5689-8030
http://www.zenniti.com

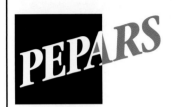

◆特集/美容医療の安全管理とトラブルシューティング
Ⅱ.安全な美容医療を行うための必須事項
美容医療材料・機器のための制度設計

秋野　公造*

Key Words：医療法と特定商取引法(Medical Service Law & Specified Commercial Transactions Law)，機器と材料の安全性(safety of medical devices and materials)，消費者委員会と消費者庁(Consumer Commission and Consumer Affair Agency)，注意喚起チラシ(warning statements leaflets)，政府広報(government public relations)，パウダー付き医療用手袋の流通停止(Announcement to stop for supplying cornstarch powder on medical gloves in 2 years)

Abstract 　私は大慈弥裕之先生より美容医療の質の向上の指示を示し，日本美容外科学会(JSAPS)と連携して，平成28年9月に百束理事長を，平成29年3月に佐藤理事長をそれぞれ古屋範子厚労副大臣室にご案内し，機器と材料の質に関する申し入れを行った．
　また，日本形成外科学会とJSAPSの先生方のご指導のもとに平成28年12月12日と平成29年3月21日に行った国会質疑を通して，美容医療を受ける前に患者に説明すべき内容として材料と機器を追加するよう求め，消費者庁は政府広報にて，また消費者庁と厚生労働省は注意喚起のチラシに先生方のご意見を反映させた．
　さらに，平成29年4月10日に行った国会質疑を通して，アクアフィリングの規制について議論し，厚生労働省から適切に注意喚起を行う旨の答弁がなされた．
　並行して私は薬事承認を受けていない材料についての安全対策を図るために，ラテックスアレルギーの規制について対策の強化を，国会審議を通じて求めた．その結果，平成28年12月27日に厚生労働省は2年以内にパウダー付き医療用手袋の流通を停止することを通知し，平成29年3月31日に消費者庁は経済産業省および厚生労働省とラテックスアレルギーについての注意喚起を実施した．
　美容医療の質の向上へ向けて進捗状況を報告し，今後の対応についてご指導を乞う．

はじめに

　大慈弥裕之福岡大学副学長より，幾度に亘る打ち合わせのうえで，美容医療の質の向上について取り組むよう正式に指示を受けたのは，平成28年4月の第59回日本形成外科学会総会・学術集会(大会長：大慈弥裕之福岡大学副学長)特別シンポジウムが契機である(図1)．
　当時，厚生労働省は消費者委員会の再度の建議を受けて，美容医療を対象として「医療法における広告規制の見直し」について検討を始めており，私自身も与党の一員としてその検討状況を伺い，その後の検討結果が反映された法案の審査を行う場面に居合わせていた．
　振り返って大慈弥先生の構想は国の検討内容よりもその先を目指すものであり，美容医療にかかわる手技よりも機器や材料に着目して質の向上へ向けた仕組みづくりを目指すものであった．
　一般論として，薬剤を含めて機器と材料を通じて医療の質を上げる方法は，それぞれに対して薬事上の適応について承認を得たうえで，診療上の評価すなわち保険適用を目指すことであり，私の経験から例示をさせて頂くならば，浅香正博北

---

* Kozo AKINO, 〒100-8962　東京都千代田区永田町2-1-1　参議院議員会館711号室(国会事務所)，参議院議員・医学博士

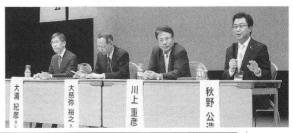

図 1. 第59回日本形成外科学会総会・学術集会での特別パネルディスカッション
(2016年5月21日,公明新聞)

道医療大学長のもとで実現した「胃がん予防のためのピロリ菌除菌の保険適用」[1]や,大慈弥裕之先生や桜井なおみ一般社団法人全国がん患者団体連合会理事のもとで「整容」の概念を整理して,乳がんによる乳房切除術後の再建に対して皮膚拡張器とインプラントの挿入について薬事上の承認を得たうえで保険適用が実現したことなどが挙げられよう.しかしながら,美容医療においては薬事法上の承認を得ていない機器や材料が用いられることがあり,用いるべきではないものをどのように定めて規制に導くかが課題となる.

さらに,いずれの方法でも,それぞれの事実を適切に専門家だけでなく利用者に対して周知する必要がある.その後の取り組みの経緯について下記に報告を行う.

行政府の対応

消費者委員会は,平成23年12月にエステ・美容医療サービスに関する消費者問題についての建議を発出して,美容医療サービスに関して不適切なインターネット上の表示の取り締まりの徹底と美容医療サービスを利用する消費者への説明責任の徹底などを求めてきた.

厚生労働省は,ガイドラインを策定するなどの一定の対策を講じたものの,全国の消費生活センターに寄せられた美容医療サービスに関する相談件数は,平成23年度の約1,600件から平成26年度には約2,600件に増加し,対策の効果が十分とは言い難い状況が指摘されてきた.

そこで消費者委員会においては美容医療サービスに関する消費者問題について再度の調査・審議を行い,その結論は ① 美容医療サービスを利用するきっかけになった広告媒体はインターネット上のホームページなどの電子媒体が最も多く,② 美容医療サービスにおいては,施術を受ける緊急性は低い一方で,③ 侵襲性を有する施術を行うことから,患者の十分な理解と同意を得た上で行われるべきものであるにもかかわらず,事前説明や同意に際して,あたかもリスクが少ない施術と勘違いさせるような説明などが見受けられるとした.

この結論を踏まえて消費者委員会は平成27年7

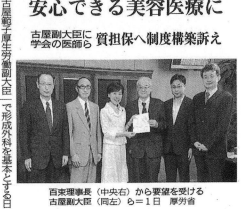

図 2.
日本美容外科学会(JSAPS)が古屋厚生労働副大臣に美容医療の健全化を申し入れ（2016年9月3日，公明新聞）

月に2度目の建議を行った．その内容は次の3点にまとめられる．

① 医療機関のホームページを医療法上の広告に含めて規制の対象とすること，少なくとも医療法等で禁止されている，内容が虚偽または誇大な広告などについては医療機関のホームページについても禁止すること
② 消費者が美容医療サービスについてリスクなどを正しく理解した上で施術を受けるかどうかを判断できるよう，施術前の説明を適切に行い，患者の理解と同意を得た上で施術を行うことや，消費者が注意すべき事項について医療機関にチラシを備え置くなどの注意喚起を行うだけでなく，即日施術を厳に慎むべきことを徹底すること
③ 消費生活センターと医療安全支援センターに蓄積された情報の活用を図ること

などである．

消費者委員会の建議を受けた厚生労働省は，平成28年3月から9月にかけて「医療情報の提供内容等に関する検討会」において4度にわたり議論を行った．その際に医療機関のウェブサイトについては原則，広告として取り扱っていないとしていたところを，医療機関のウェブサイトなどについても，虚偽・誇大等の不適切な表示を禁止し，中止・是正命令および罰則を課すことができるよう結論づけ，「医療法等の一部を改正する法律」の改正案を作成して与党に提示した．その後，与党において法案審査の結果，了承の手続きが取られ，法案は平成29年3月10日に閣議決定され国会に提出．衆参両院における審議を経て6月7日に成立し，6月14日に公布されている．

なお，平成28年改正特定商取引法に基づき，特定商取引に関する法律施行令が一部改正され，消費者委員会の答申を踏まえ，提供期間1月超，金額5万円超の美容医療契約が特定継続的役務提供の対象に追加された．今後は法律に基づいて行政規制としては契約前に概要書面を，契約締結後には遅滞なく契約書面を利用者に渡すことなどや，行政規制とは別に契約の解除や中途解約などの民事ルールの対象となる．

専門家と立法府の対応

あらためて未承認材料・機器に対する学会側の取り組みは，消費者委員会による調査・審議をみながら，医療の質の向上を目指す点で国による検

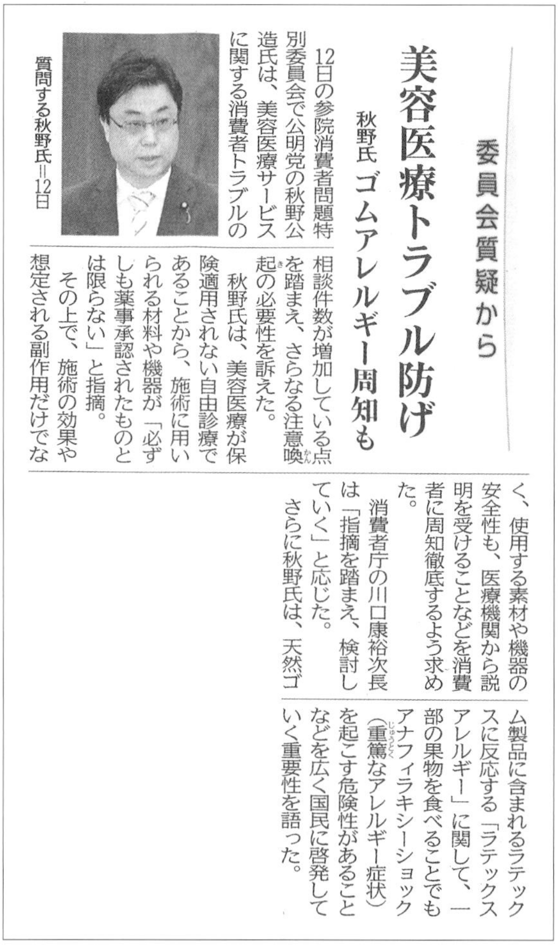

委員会質疑から

美容医療トラブル防げ
秋野氏 ゴムアレルギー周知も

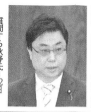

質問する秋野氏＝12日

12日の参議院消費者問題特別委員会で公明党の秋野公造氏は、美容医療サービスに関する消費者トラブルの相談件数が増加している点を踏まえ、さらなる注意喚起の必要性を訴えた。

秋野氏は、美容医療が保険適用されない自由診療であることから、施術に用いられる材料や機器が「必ずしも薬事承認されたものとは限らない」と指摘。

その上で、施術の効果や想定される副作用だけでなく、使用する素材や機器の安全性も、医療機関から説明を受けることなどを消費者に周知徹底するよう求めた。

消費者庁の川口康裕次長は「指摘を踏まえ、検討していく」と応じた。

さらに秋野氏は、天然ゴム製品に含まれるラテックスに反応する「ラテックスアレルギー」に関して、一部の果物を食べることでもアナフィラキシーショック（重篤なアレルギー症状）を起こす危険性があることなどを広く国民に啓発していく重要性を語った。

図 3. 参議院消費者問題特別委員会にて質疑（2016年12月13日, 公明新聞）

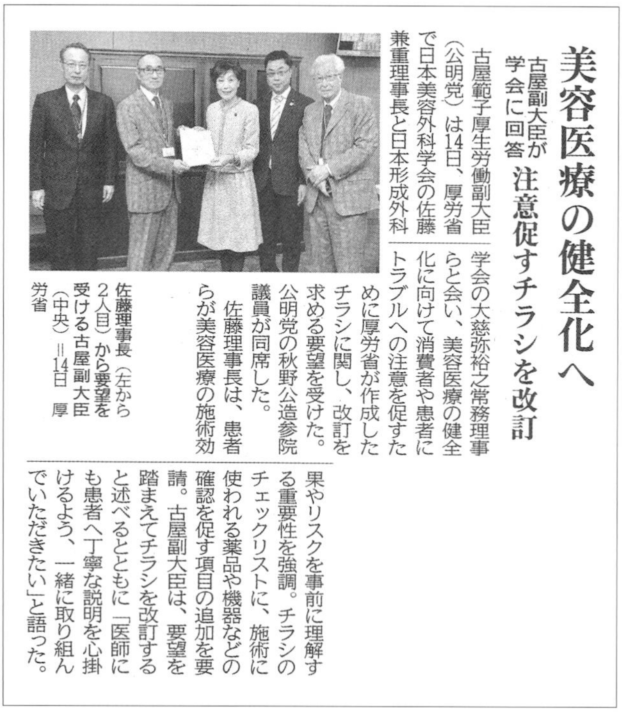

美容医療の健全化へ
古屋副大臣が学会に回答
注意促すチラシを改訂

古屋範子厚生労働副大臣（公明党）は14日、厚労省で日本美容外科学会の佐藤兼重理事長と日本形成外科学会の大慈弥裕之常務理事らと会い、美容医療の健全化に向けて消費者や患者にトラブルへの注意を促すためにチラシに関し、改訂を求める要望を受けた。公明党の秋野公造参議院議員が同席した。

佐藤理事長は、患者らが美容医療の施術効果やリスクを事前に理解する重要性を強調。チラシのチェックリストに、施術に使われる薬品や機器などの確認を促す項目の追加を要請。古屋副大臣は、要望を踏まえてチラシを改訂すると述べるとともに「医師にも患者へ丁寧な説明を心掛けるよう、一緒に取り組んでいただきたい」と語った。

佐藤理事長（左から2人目）から要望を受ける古屋副大臣（中央）＝14日厚労省

図 4. 日本美容外科学会（JSAPS）が古屋厚生労働副大臣に注意喚起チラシの改訂を申し入れ（2017 年 3 月 15 日, 公明新聞）

討よりも先を行くものであったことを申し添える．

厚生労働省の検討会にて検討が行われていた頃，私は平成 28 年 9 月 1 日に日本美容外科学会（JSAPS）の百束比古理事長らを古屋範子厚生労働副大臣室にご案内して，①美容医療に係わる医師の質の担保，②美容医療で使用する機器や材料の安全性，有効性を担保する制度の構築を求めた．古屋範子副大臣は「国民が安心できる美容医療には質の担保が重要」と応じて JSAPS と連携する踏み込んだ考えを示した（図 2）．

その後，消費者庁は厚生労働省と連携して，同月中に美容医療サービスを受けるにあたって注意すべき事項を示した注意喚起のためのチラシを作成した．チラシの内容は，①医師の説明を十分理解できたか，②今すぐ必要な施術かを確認するよう求め，注意喚起の内容としてはあらかじめ説明を受けて理解しておくべきこととして，施術の効果と想定される副作用や合併症が記載された．

しかしながら，注意喚起チラシには JSAPS が要望した機器と材料の安全性についての記載が盛り込まれておらず，平成 28 年 12 月 12 日に私は参議院消費者問題に関する特別委員会において，注意喚起チラシのチェックリストに「施術に用いる機器や材料」についても盛り込むよう求めた．消費者庁は「御指摘の施術に用いる材料や機器等が重要となるケースもあることから，御指摘を踏まえて，厚生労働省と連携，協力し，消費生活相談等の状況も更に精査し，施術に用いる材料や機器等も含め，消費者への留意すべき事項についての情報提供の内容の充実に向け検討する．」と応じて，実際に改訂へ向けた検討が始まった（図 3）．

国の検討状況をみながら，平成 29 年 3 月 15 日

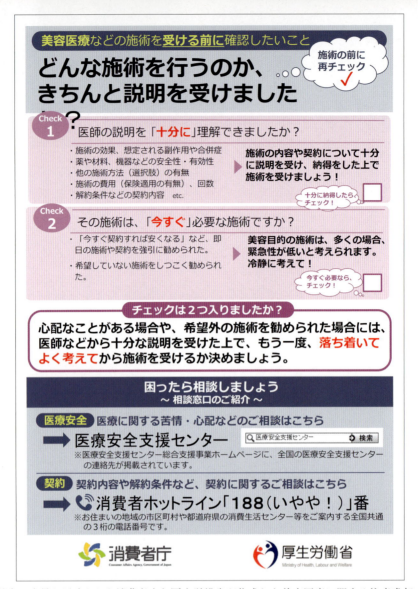

図 5. 学会の意見が反映された消費者庁と厚生労働省が作成した美容医療に関する注意喚起のチラシ

には JSAPS の佐藤兼重理事長らを再び古屋範子厚生労働副大臣のもとにご案内して，あらためて注意喚起チラシのチェックリストに，施術に用いる機器と材料について確認を促す記載を追加する検討状況について確認した．古屋範子副大臣は「要望を踏まえてチラシを改訂する」と踏み込んだ考えを示した一方で，JSAPS に対して「医師にも患者にも丁寧に説明を心がけるよう一緒に取り組んで頂きたい」と要請した(図 4)．古屋範子副大臣は両度にわたり，行政が専門家の指摘に対応するだけでなく，行政と専門家がとともに汗をかいて対策を進めるべきとの考えを示している．

そこで，あらためて，私も同年 3 月 21 日に参議院消費者問題に関する特別委員会にて，チラシの改訂についての検討状況について質し，消費者庁は「施術の前に十分理解すべきことのリストに医薬品や材料，機器等の安全性，有効性等を盛り込むこととしたい」と応じ，その後，注意喚起チラシに反映された(図 5)．

さらに注意喚起を強化するよう求め，消費者庁は女性向け雑誌に「美容医療．受ける前に，まずチェックですわよ．」と題した政府広報を積極的に掲載して，美容医療を受ける前にチェックすべきリストを示していたが，「委員からの御指摘を踏

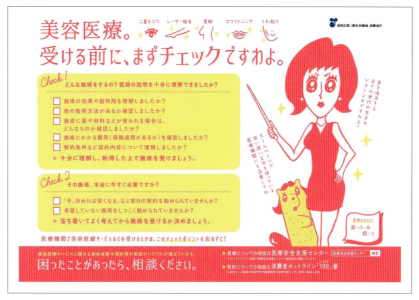

図 6. 政府広報「美容医療. 受ける前にまずチェックですわよ.」

まえ,施術に薬や材料などが用いられる場合はどんなものか確認しましたかということを記載した」との答弁がなされたように先生方の意見が反映された内容になっている(図 6).

なお,3 月 15 日に JSAPS が古屋範子副大臣に対して行った申し入れの中には,韓国の乳房美容再建外科協会からアクアフィリングを用いた豊胸術に反対する声明が出されたことを受けて,国内においてもアクアフィリングの規制を行うべき考えが含まれていたことから,私は同 21 日の参議院消費者問題に関する特別委員会においてアクアフィリングについて注意喚起を促す質疑を行った.

もちろん我が国においてアクアフィリングは,医薬品医療機器法に基づく製造販売承認を受けていないことから,日本国内でいわゆる豊胸手術などの目的で使用する場合は,輸入しようとする医師の自己責任の下で使用する条件で個人輸入することになる.

そのうえで,韓国の乳房美容再建外科協会からアクアフィリングを用いた豊胸術に反対する声明が発表された事実が先生方より指摘されたことで,厚生労働省としても「適切に注意喚起を行ってまいりたい」旨の見解を示した.今後の規制のあり方として国と専門家が連携するモデルになるものと思われる.

また,薬監証明の不正事案が発生したことから対策の強化について質疑を続けた.医師が国内無承認の医療機器を海外から個人輸入する際には,各地方厚生局が医師免許証の写しにより,輸入をする者が医師本人であることを確認している.しかしながら個人輸入について医療機器販売業者が医師免許証の写しを用いて,医師に無断で薬監証明を取り,輸入した事例が発生した.厚生労働省が大阪府警に対して迅速に当該業者を告発をした事実に触れて,再発防止のために対策強化を徹底すべきではないかと国の見解を質した.

厚生労働省は,「この事案を受けて,今後,成り済まし防止の目的に鑑み,特に美容用の医療機器については,輸入しようとする方が医師本人であるということを抜き打ちで直接電話により確認するなど,再発防止を図っていく」と方針を示したところであり,先生方のもとで行った国会質疑を踏まえて厚生労働省は医薬品,医療機器等の品質,有効性および安全性の確保に関する法律(薬機法)の改正を目指すことになる.

制度の構築に向けて

1. パウダー付き医療用手袋の流通停止へ向けた取り組みを先行事例として

アクアフィリングのように専門家が用いるべき

ゴムアレルギー防ぐ

厚労省 通知 医療用手袋 パウダーなし

秋野氏の質問受け
2年以内の切り替え促す

厚生労働省は27日、着脱しやすくするための医療用手袋にパウダー(粉)を付けた医療用手袋について、2018年末までにパウダーなしの「パウダーフリー手袋」へと供給を切り替えるよう製造販売業者に促す通知を出した。パウダーにアレルギー誘発の恐れがあることなどを踏まえた措置。公明党の秋野公造参院議員が推進した。

パウダーの原料はコーンスターチ(トウモロコシから作られたでんぷん)などだが、天然ゴム製の手袋に用いた場合、流通が差し止められることなどに触れ、パウダーフリー手袋への供給切り替えや、パウダー付き手袋に関する医療機関への速やかな情報提供など製造販売業者に指示。今後、対象製品の認証基準を改正することも記した。

手袋のパウダーフリー化率は15年度で63%となっている。通知では、米国で来年1月にパウダー付き医療用手袋の流通が差し止められることなどに触れ、パウダーフリー手袋への供給切り替えや、パウダー付き手袋に関する医療機関への速やかな情報提供など製造販売業者に指示。今後、対象製品の認証基準を改正することも記した。

アナフィラキシーショックなどのラテックスアレルギー反応)をまれに誘発する可能性がある。非天然ゴム製に用いた場合も、慢性的な炎症の一つである「肉芽腫」などの誘因となる恐れがある。

秋野氏は医療従事者や患者のラテックスアレルギーを防止するため、今月12日の参議院消費者問題特別委員会をはじめ国会で同アレルギー問題をたびたび取り上げ、政府に対策を求めていた。現在、パウダー付きの手術用手袋は約20製品が流通している。

図7. パウダー付き医療用手袋の流通停止について通知の発出(2016年12月29日,公明新聞)

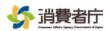

News Release

平成29年3月31日

天然ゴム製品の使用による皮膚障害は、ラテックスアレルギーの可能性があります。アレルギー専門医に相談しましょう。

ラテックスアレルギーは、皮膚と天然ゴム中のラテックスタンパク質との接触により、赤み、かゆみ、じんましんなどの皮膚障害が発現するものですが、大きな特徴は、まれにアナフィラキシーショック[1](血圧低下や意識障害など)を引き起こす場合があることです。アナフィラキシーショックは最悪の場合、死に至ることもあり、非常に危険です。

天然ゴム製品を使用した際に皮膚障害を発現したことがある方は、ラテックスアレルギーの可能性がありますので、天然ゴム製品との接触は控え、アレルギー専門の医療機関に相談して、御自身がラテックスアレルギーかどうかを確認しましょう。

また、ラテックスアレルギー患者は、栗やバナナなどの果物を食べてラテックス・フルーツ症候群[2]を発症することもありますので、果物の摂取にも注意が必要です。

1. ラテックスアレルギーについて

ラテックスアレルギーとは、天然ゴムに含まれるラテックスタンパク質がアレルゲンとなって、アレルギー症状として、赤み、かゆみ、じんましんなどの皮膚障害が発現し、まれに、呼吸困難、血圧低下や意識障害などのアナフィラキシーショックを引き起こすことが特徴です。

また、ラテックスアレルギー患者は、果物の摂取によるラテックス・フルーツ症候群を発症することがあり、特に栗、バナナ、アボカド及びキウイフルーツは、発症リスクが高く、重症化するので注意が必要です。

ゴム手袋、ゴム風船、コンドーム、医療用チューブ(カテーテル)などのゴム製品では、製品によっては天然ゴムが使用されていることがあります。

日本ラテックスアレルギー研究会(別紙参照)によると、ラテックスアレルギーは、天然ゴム製のゴム手袋を常時着用しているなどで皮膚や粘膜とラテックスタンパク質との接触の頻度が非常に多かったり、慢性的な肌荒れなどで皮膚表面のバリア性(異物

---

[1] 「アレルゲン等の侵入により、複数臓器に全身性のアレルギー症状が惹起され、生命に危機を与え得る過敏反応」をアナフィラキシーといい、「アナフィラキシーに血圧低下や意識障害を伴う場合」をアナフィラキシーショックといいます。(一般社団法人日本アレルギー学会 2014「アナフィラキシーガイドライン」の定義より。)
[2] ラテックスアレルギー患者が、栗、バナナ、アボカド及びキウイフルーツなどといった果物やその加工品を摂取した際に発症することがある、アナフィラキシー、喘鳴、じんましん、口腔アレルギー症候群などの即時型アレルギー反応のことをいいます。(日本ラテックスアレルギー研究会 ラテックスアレルギー安全対策ガイドライン作成委員会作成「ラテックスアレルギー安全対策ガイドライン2013」の第7章から)

図8. 消費者庁・厚生労働省および経済産業省によるラテックスアレルギーについての注意喚起

ではないと指摘する材料の規制へ向けた取り組みとして、並行して取り組んだ事例を紹介する。私は同時期に佐々木 毅東京大学特任教授らと連携して、深刻なアレルギーを起こすラテックス手袋の規制について取り組みを始めた。

平成28年3月10日と23日の参議院経済産業委員会、12月12日の参議院消費者問題に関する特別委員会において経済産業省、厚生労働省、消費者庁、文部科学省とラテックス手袋を用いた開腹手術における事例なども例に挙げつつ質疑を試み(図3)、日本医療安全学会やラテックスアレルギー研究会(赤澤 晃理事長)において、各界の専門家や日本グローブ工業会(望戸清彦理事長)とも議論を深めた。

海外においては1991年には米国FDAがラテックスについてのアレルギー反応を注意喚起しており、英国やドイツにおいて労働安全衛生に関する法令の有害化学物質に関する規則のもとで、ラテックス手袋のラテックス含有を低限させパウダーフリーとするよう既に規制がなされているところもあるが、我が国においてはJIS規格などについても特段の規制はなく、国会審議の過程においては経産省も当初は問題があればとの立場で業界の対応を見守るとした答弁を続けていた。しかしながら、国会における議論を積み重ねた結果、政府全体として医療用ラテックスグローブに限定して対策が必要であると議論は収斂されていき、最終的には米国の対応も一つの契機として12月

美容医療の適正な実施に尽力

秋野氏

公明党の秋野公造参院議員は13日、大阪市内で開かれた第60回日本形成外科学会総会・学術集会の特別シンポジウムに出席した。

この中で秋野氏は、パウダー付き医療用手袋（ラテックス手袋など）について、天然ゴム成分によるアレルギー症状などを起こす危険性を訴え、2018年末までの流通停止が決まったことを報告し、「今後も、美容医療の適正な実施に尽力していく」と強調した。

秋野氏

図 9. 第60回日本形成外科学会総会・学術集会での特別シンポジウム
（2017年4月14日，公明新聞）

27日に厚生労働省は「パウダー付き医療用手袋に関する取扱いについて」を発出し，厚生労働省が2年以内にパウダー付き医療用手袋の流通停止を求める通知を発出した(図7).

また平成29年3月31日に消費者庁は経済産業省および厚生労働省とともに，ラテックスアレルギーについて消費者に対する注意喚起を実施した(図8). 以上，用いてはならない材料を規制する仕組みとして例示する.

2. 保　険

平成29年4月10日には，参議院決算委員会において，先生方のご指示のもとに美容医療に関連した被害を補償する保険の可能性について金融庁に対して質疑を行った. 薬事承認を背景として質の高い機器と材料が必ず用いられる保険診療と異なり，たとえ補償の対象を，学会等の専門家が推奨した材料に限定しても後から判明する事実に備える必要があることに触れた. 金融庁は，少額短期保険会社一社により医師が患者へ損害を与えた場合に備える美容医療賠償責任保険が発売されている現状に触れ，一般論として，保険会社がどのような治療を補償対象とするのか，その発生率をどのように見込むのか，美容医療の後に補償期間を有期か終身化も含めてどのように設定するのか，そもそも採算が取れ，顧客に受け入れられる価格設定が可能なのかなどの課題を提示し，保険会社による認可申請があった場合には保険業法に定める審査基準に従って丁寧に審査していく考えを示した. 今後の議論の進め方については先生方のご指示をあらためて待っているところである.

おわりに

これらの成果を平成29年の第60回日本形成外科学会総会・学術集会(大会長：細川　亙大阪大学形成外科教授)(図9)，第35回日本美容皮膚科学会総会・学術大会(会頭：山田秀和近畿大学奈良病院皮膚科教授)などにて大慈弥裕之先生と登壇する機会を賜り，専門家の先生方に対して現状の報告を行ってきた.

美容医療の質の向上は喫緊の課題である.「整容」の概念も不断の見直しが求められている. 先生方によるご提案の積み重ねが肝要と愚考し，今後の対応についてご指導を乞う.

参考文献

1) 浅香正博，秋野公造：胃がんは『ピロリ菌除菌』でなくせる. 潮新書，2017.

好評書籍

実践アトラス

美容外科注入治療
改訂第2版

手技が見える！
Web動画付

征矢野進一（神田美容外科形成外科医院 院長）著

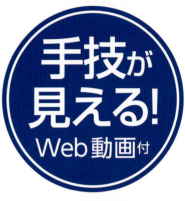

動画付きで手技がさらにわかりやすくなった改訂第2版！
コラーゲン、ヒアルロン酸等の各種製剤を用いた美容注入治療の施術方法について、実際の症例で皺や陥凹の治療について詳述しているのはもちろん、日々の診療で使用する備品や薬剤についても解説しています。さらに実際の手技を動画で確認し、より理解を深めることができます。皮膚科、美容外科、形成外科はもちろん、これから美容注入治療を始めたい医師の方々にぜひ手に取っていただきたい一書です。

A4変形判　オールカラー　182頁　定価（本体価格9,000円＋税）

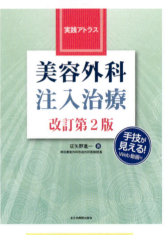

2018年4月発行

目　次

Ⅰ　おさえておくべき注入治療の基本知識
　1．フィラー（非吸収性材料）の歴史
　2．各種注入材料の知識
　3．注入治療に用いる物品
　4．注入用針について
Ⅱ　注入治療への準備
　1．注入治療に必要な解剖
　2．マーキング法
　3．麻酔
　4．インフォームドコンセント
　5．施術スケジュール
　6．治療の考え方・コツ
Ⅲ　部位・手技別実践テクニック
　総論：各部位ごとの手技
　1．額
　2．眉間
　3．上眼瞼
　4．目尻
　5．下眼瞼と陥凹
　6．鼻根部
　7．隆鼻
　8．頬
　9．鼻唇溝
　10．口唇

11．口角
12．顎
13．首
14．手背部
15．傷跡陥凹
16．多汗症
17．筋肉縮小
18．スレッドリフト
19．脂肪分解注射
Ⅳ　合併症への対応と回避のコツ，
　　術後定期メンテナンス
　1．共通の合併症
　2．製剤・材料に特有の合併症とその対策
　3．定期メンテナンス

Column
各製品の入手方法
水光注射
課金の方法
コラーゲン，ヒアルロン酸などの内服や外用
　による効果

索引
注入剤一覧（巻末綴じ込み表）

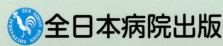

全日本病院出版会
〒113-0033　東京都文京区本郷 3-16-4　Tel：03-5689-5989
http://www.zenniti.com　　　　　　　　　Fax：03-5689-8030

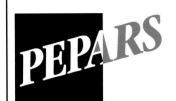

◆特集／美容医療の安全管理とトラブルシューティング
Ⅱ．安全な美容医療を行うための必須事項
広告規制と美容医療

青木　律*

Key Words：広告(advertisement)，ウェブサイト(web site)，ガイドライン(guidelines)

Abstract　医療法と医療広告ガイドラインの改正・改訂に伴い医療機関のホームページに記載できる内容やその要件が規定されることになった．従来ホームページは広告とみなされず，旧医療広告ガイドラインによる自主規制のみだったが，今回医療法の改正に伴い同法と新ガイドラインによる規制を受けることになった．しかし副作用・リスクや費用などを記載することによって，医薬品名・医療機器名なども表記できるようになり，また未承認医薬品・医療機器もその入手経路や海外における安全性の情報などを記載することによってホームページに記載できることになった．また医療機関のホームページは日本消費者機構によってパトロールされ，不適切なページは評価委員会での審議のうえ医療機関に是正するよう通知がなされることになった．

はじめに

　医療機関の広告は従来医療法などにより規定され，広告できる内容に制限があった．一方インターネット上で自院の診療内容を紹介するウェブサイト(ホームページ；以下，HP)は通常の駅看板や新聞雑誌媒体などに掲載される広告とは性格が違うものとして医療法の適用を受けず，「医療機関ホームページガイドライン(平成24年9月28日厚生労働省医政局長通知)」によって，医療機関側が自主的に守るべきガイドラインが示されているのみであった．

　しかし美容医療に関するトラブルの増大を受け，その改善策の一環として美容医療機関のHPのあり方が見直されることになり，平成29年に医療法が改正され，翌6月1日より施行された．日本美容医療協会では平成30年4月と11月に医療法改正に伴うHP規制について，厚生労働省の担当官，ネットパトロールを行っている日本消費者機構，および日本美容医療協会の顧問弁護士を招いて勉強会を行った．本稿はその時の内容を中心として筆者が現時点で理解している内容について筆者の見解を含めて記載する．

広告とは何か？

　平成10年9月29日の医薬監第148号において広告とは次の3つの要件を満たすものと規定されている．すなわち，

① 顧客を誘引する意図が明確であること(誘引性)
② 特定の医療機関が明らかにされていること(特定性)
③ 一般人が認知できる状態であること(認知性)

　つまり広告とは「＊＊にある＊＊クリニックに来てください」というメッセージが一般人の目に届くようになっているものである．従来利用者が積極的に情報を取りに行く必要があるHPや院内

---

* Ritsu AOKI, 〒102-0093　東京都千代田区平河町2-3-4　ABM平河町ビル1F　日本美容医療協会，理事長

表示は，利用者がその目的をもって行動しなければその情報に接することはないことから，③の認知性が欠けているとして広告とみなされてこなかった．しかし今回はこの認知性がなくても広告とみなすということになったわけである．

　院内掲示に関しては，その対象が医療機関に通院している患者に限定され一般人の目に触れることがなく，患者に対する情報提供の必要性から今回の広告規制の対象外となっている．したがって院内に設置してある医療機器の説明などは後述の限定解除要件を満たす必要がなく表示が可能であるが，患者に配布するパンフレットに関しては限定解除要件を満たす必要がある．

　また，従来からキーワードを検索すると表示されるようなリスティング広告やバナー広告と言われるものは，その医療機関の情報を求めたくない人間にも必然的に目につくため広告規制の対象であった．今回の改正によってもそれに変更はない．

　今回広告の範囲として追加で明示されたのは，広告のチラシなどに印刷されているQRコードを読み込むことによって表示されるウェブサイト，複数の医療機関を検索し医療機関の情報を提供する機能を備えたスマートフォンのアプリケーションから得られる情報，患者の希望により配布するメールマガジンやパンフレットなどである．これらは以下に述べるような広告規制の対象となる．

　フェイスブックやツイッターに関しては医療機関そのものが情報を発信している場合は規制の対象だが，利害のない第三者が投稿した感想や体験談の掲載については特定の医院への誘因性が認められない場合は，広告に該当しないとのことである．もちろん投稿者に対して医療機関から何らかの便宜が図られているような場合には広告とみなされるとのことである．

広告で記載できること

　病院名，住所・電話番号，診療時間，診療科目，医師名，医学博士，認定学会認定の専門医資格などは従来通り広告可能である．専門医に関しては

平成30年11月の段階では厚生労働省が認めた学会の専門医だけが記載可能で，専門医認定機構が認定した専門医はまだ認められないとのことであったが，これに関しては後日認められることと思われる．また日本美容外科学会専門医は日本美容外科学会が同名2団体あり，そのいずれも厚生労働省が認定する学会ではないため現時点では広告することができない．またそれ以外の団体や企業が認定している専門医（日本美容医療協会認定美容レーザー適正認定医など）も残念ながら広告できない．また専門外来に関しては診療科目と紛らわしいという理由で広告できないが，HPの中には条件付きで記載することができる．

　またキャッチコピーや院長の挨拶文も，医療に関する内容とは考えられない場合，表示可能である．例えば「当院はおかげさまで開院から20年を迎えることが出来ました．これからも，当院のスタッフ一同宜しくお願いします」は広告可能だが，「当院は開業以来20年間，地域のトップの病院として最先端の医療を提供してまいりました」の表現については「トップ」「最先端の医療」などという表現が後述の比較優良にあたると判断される可能性が高い．「イエス，高須」「好きな言葉は情熱です」などの広告への記載はまったく合法であるが，「きれいになりたい人はどうぞいらっしゃい」はきれいになるためにはどうすればよいのかということが限定されず，したがってそれに対するリスクや費用も記載されていないので指導を受ける可能性が高い．

広告できない事項

① 虚偽広告・誇大広告

　「痛くない」「腫れない」「傷跡を残さない」などが表記できないのはある意味当然と思われる．しかしたとえば自院での治療にとても自信があって，おそらく学会などでの評価も高い場合であっても，「同業の医師が認めた高い技術力」などと表記をすることはできない．技術力というのが客観的に評価できないことと，同業の医師が認めたかど

うかも客観的に判断できないからである．学会発表後に会場で多数の医師から称賛されたとしてもその事実を証明できなければならない．しかし学会など公平性のある組織において与えられた賞などは経歴のところで記載できると思われる．企業が主催するような勉強会などは公平性が担保されていないとみなされ，経歴として表記が認められない可能性が高い．

また「レーザーセンター」「美容センター」など「＊＊センター」というような表示も基本的には認められない．厚生労働省が認める「＊＊センター」とは地域医療の中核をなすような「医療センター」や「救命救急センター」だけであり，たとえレーザーが何台あろうとも美容医療領域で「センター」という表示は認められない．

② 比較優良広告

自院での治療が他院と比較して優良であるとの印象を与えるような広告はできない．「院長が開発した＊＊法なら仕上がりがとても自然」は表記できない．また「最先端」「最良」「最上」などの表現もできないこととなっている．「リピート率 No.1」「患者満足度国内最高峰」なども認められない．

またいわゆる口コミサイトのランキングも掲載できない．例えば「＊＊口コミサイトで二重手術部門で見事1位獲得」は掲載できない．1位でなくてもランキングの順位という時点で比較優良とみなされる可能性が高いからである．他には「10歳若返ります」「あらゆる肌トラブルを改善」「女優の＊＊も通院している」なども実際にネットパトロールからの指摘を受けている表現である．

③ 治療効果

「患者満足度＊＊％」など，客観的に評価できない治療効果については表記できない．術後生存率などについてはそのデータの客観性，公平性があるものについては出典を明示したうえで表示できるものもあるが，美容領域ではその結果を客観的に評価できることができないので，治療効果については表記できないと考えておくべきと思われる．

手術件数に関しては，医師個人が行った手術件数については広告できないとされている．ただし，医療機関として行われた手術件数については，例えば過去10年間に1年ごとに集計したものを複数年にわたって示すことが認められている．個人的には日本形成外科学会の関連施設などであれば毎年手術件数を集計報告する必要があるし，また国際美容外科学会(ISAPS)や日本美容外科学会(JSAPS)のアンケートで報告するような件数であれば記載可能であり，またその旨を記載(例えばこれは ISAPS 報告症例数であること)することが望ましいと考える．

④ 体験談

第三者が医院との利害関係なしに個人の SNS などで体験談を書くことは問題ないが，医院の HP 上に患者やスタッフなどの体験談(「当院で行っている＊＊をやってみました」など)を記載することはできない．もちろんこれは自院での治療に誘導する可能性があるからだが，例えば院長が海外の学会に出張して自院にない新しい治療法を体験してきた感想などを記載する程度であれば問題ないのではないかと考える．しかしここでも「これは大変よい治療だから将来当院でも導入したい」などの記載があれば注意を受ける可能性が高い．

⑤ 費用の強調

「〇月×日までキャンペーン実施中」「＊＊レーザー　＊＊％割引」など費用を強調する表記はできない．実際に治療費を割り引いているのになぜ表記できないのかと疑問に感じられる方も多いと思われるが，費用を強調することは「品位を損ねるもので，医療に関する広告として適切ではなく，厳に慎むべきもの」とされてる．しかし「カウンセリング無料」「美容相談無料」などの記載に関しては，すべての患者に恒常的に初診のカウンセリングを無料で行っていることが事実であるならば，美容業界の長年の慣習として広く行われているため，カウンセリング無料ということで特段誘引性が高まるとは考えられていないようで，現在規制の対象にはなっていない．厚生労働省のＱ＆

Ａにも「無料相談」は広告可能であると明示されている．

限定解除

今回のルール変更で一番大きな特徴は「限定解除」であろう．限定解除はわかりにくい言葉であるが，要は通常は医療機関の広告には記載してよい項目が「限定」されている．それを一定の要件を満たすことによって「解除」することができる，すなわち記載できるということである．この限定解除が認められるのはあくまでも患者がその必要性から自ら情報を求めてたどり着くことができるHPであり，駅の看板や雑誌などは勿論，バナー広告，リスティング広告は限定解除の範囲外である．従来バナー広告から誘導されたHPはバナー広告と一体としてみなされてきたが，今回の見直しで，バナー広告とそこから誘導されたHPは切り離して考えることになった．つまりバナー広告ではあくまでも医院の名称や診療時間など従来通りの規制を受けるが，患者がその医院の情報をさらに求める目的でバナー広告をクリックして移動した先のHPはバナー広告を行っていないHPと同様に考えるということである．

まず限定解除が認められる具体的な要件については以下の4項目がある．

① 患者が自ら求めて入手する情報を開示するHPであること
② 表示される情報の内容について，患者が照会できるように問い合わせ先を記載すること
③ 自由診療に係る通常必要とされる治療の内容，費用について記載すること
④ 治療のリスク，副作用について記載すること

このうち，②についてはHP内に予約専用電話しか記載されておらず患者がそこに電話してHPに記載してある内容について問い合わせをしても誰も答えられないことがあったそうで注意喚起がなされた．これらの条件を満たしたうえで記載できる項目としては次のようなものがある．

A．術前・術後（治療前・治療後）の写真
B．医薬品・医療機器の販売名を用いた治療
C．未承認医薬品・医療機器を用いた治療

このうちC．については上記の①～④以外に追加で記載をするべき項目がある．

ⅰ）未承認品であることの明示
ⅱ）入手経路の明示
ⅲ）国内の承認医薬品などの有無の明示
ⅳ）諸外国における安全性などに係る情報の明示

例えばたるみ治療器であるサーマクールは未承認品であるため，これをHPに記載して患者に医療情報を提供するためには図1のような記載が求められると考えられる．

医療広告ガイドラインＱ＆Ａ（2018年8月）には入手経路を明示すべきとの記載がある．国内未承認の医薬品・医療機器については医師の個人輸入で入手するしか方法がないが，実際には輸入代行業や国内代理店に相当する企業が存在するけれども，入手経路に関してはあくまでも個人輸入で入手と書くべきである．国内承認医薬品の有無に関しても記載しなくてはならないのだが，ヒアルロン酸製剤やボツリヌス毒素製剤など国内承認品があるにも拘わらず未承認品を使用している場合には，国内承認品では治療ができない理由（これは個人輸入の際に記載している内容であるが）についても記載する必要があるのではないかと考える．ⅳ）の諸外国における安全性などに係る情報を明示しなくてはならない件については，現時点で個人で情報を入手することが困難であるが，輸入代行業者や国内代理店企業にそれらの情報を使用者に提供できるようにしていただきたいと考える．

ネットパトロール

では今回の医療法と医療広告ガイドラインの変更に伴う医療機関のHP規制はどのようにして監視され，守らないとどのようなことになるのであろうか．平成29年より厚生労働省の委託を受け，一般財団法人日本消費者協会（JCA）が医療機関のHPの監視，いわゆるネットパトロールの業務を

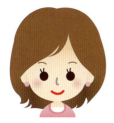
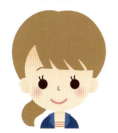

４５歳女性
治療前

４５歳女性
治療後１か月

サーマクール
６００ショット
５０万円（税別）

サーマクール（単極型ラジオ波によるたるみ取り装置）

サーマクールについて
ラジオ波を用いて真皮に熱を与え，真皮のコラーゲン増生を図り，たるみの改善や顔の皮膚の引き締めを図る器械です。
日本では承認されていないので院長が米国より個人輸入して使用しています。国内にはラジオ波を含めて同じような目的で承認を得ている機器はありません。サーマクールは米国では引き締め器として承認を得ており，既に＊＊台が米国内で使用されています。副作用については下記に記された通りであり，死亡や高度の後遺症を残した症例の報告はありません。

治療について
皮膚に振動を与えながら電極を数秒皮膚に接着させ熱を与えます。電極は冷やされているので痛みを感じにくいですが，少し熱い感じがすることがあります。治療後に皮膚が赤くなりますが数時間～翌日までに赤みは引きます（後略）。

副作用・リスクについて
電極の接触不良や過剰な出力で皮膚にやけどを起こす可能性があります。やけどを起こした場合，浅いやけどであれば水ぶくれ，かさぶたを作り２週間以内に改善しますが，深いやけどの場合傷跡が残る可能性もあります。治療後に色素沈着がくることも起こり得ますが，通常色素沈着は数か月以内に消えます。

図 1. 未承認機器のサーマクールの治療についての HP 記載例

実施している．JCA は常時インターネット上のウェブサイトの監視を行っており，医療法や新医療広告ガイドラインに抵触している可能性のある HP をピックアップしている．これを JCA と医師，弁護士などからなる評価委員会で協議して是正する必要があると判断されたものに関しては JCA から医療機関へ直接連絡がいく．平成 29 年度の事業報告書によれば 1 年間で 603 件が審議の対象になり，このうち不適切であると判断されたウェブサイトは 160 件であった．一定の猶予期間（通常 1～2 か月）後に再度チェックして改善が認められないものについては JCA から自治体（保健所）に通知がなされ，それでも改善されない場合は処分の対象になる．

考 察

美容医療関連のトラブルについては既に平成 23 年に内閣府の消費者委員会から建議が出され，改善が求められていた．そこで医療広告ガイドラインが策定されるなど一定の施策がなされたにもかかわらずトラブルが減少しなかったため，平成 27 年に再建議がなされ，その結果今回の医療法と医療広告ガイドラインの改正・改訂となった経緯がある．また同じ流れで特定商取引法の規制対象に美容医療が含まれることになった．美容医療を担当する医療側としては規制が厳しくなったことは望ましいことではない．特に今回の広告規制に関しては，悪質な誇大広告や比較優良広告を規制することは当然としても，他医院との差別化をアピールする場と手段を奪われてしまったことは非常に大きな痛手である．政策の本来の意義は悪質で低レベルの医療機関を排除することであったはずである．そのための方策が画一的なネットパトロールでよいのか，個人的には疑問を感じ得ないのではあるが，しかしむしろこれを好機ととらえ前向きに考えることにしたい．

日本の医療政策の根幹は公平性である．国民はすべて医療を受ける権利があり，その医療はどの地域のどの病院であっても優劣なく均一な治療が受けられることが厚生労働省の立場である．しかし実際には医療機関には優劣がある．医師にも優秀な医師とそうでない医師がいる．患者はできれば優秀な医師，医療機関を受診したいのであるが，健康保険を医療の主体と考える厚生労働省と

しては患者の偏在は望ましいことではない．医療機関は健康保険システムの中である意味守られ，そしてその枠外にはみ出すことが許されない．国民にとっては均一性というのは大きなメリットである．一部の国のように金持ちだけがよい治療を受けられるのではなく，日本のどこに居住していてもほぼ同一の治療が受けられることの安心感は大きい．

美容医療はそのような日本の医療システムの外にある．治療費は自分で自由に決めることができる．医療以外の普通の産業，例えばレストランなどは勿論自由競争である．高い寿司屋もあれば，回転すしもある．それぞれがそれぞれのビジネスを成立させているのは費用とそのサービスが概ね比例しているからである．美容医療のトラブルは医療の質と価格が比例していない場合に起きるのであり，そして一般社会では考えられないくらいの頻度でそれが起こったことが問題なのである．

おそらく今回の改正の大きな目玉は「限定解除」の導入であると思われる．これにより承認品と未承認品の区別というものが患者に認識されるようになっていくと思われる．また治療法に関しても「当院独自の＊＊法」というような表記が認められなくなったことは大きい．このことによって悪質な治療法，低品質の医薬品が駆逐されることを望む．また費用の透明性というのも大きな問題である．安い値段で釣っておいて，実際に支払う時は高いというような詐欺的商法は断じて許されるべきではない．

これからの美容医療は「普通の医療」になっていく可能性が高いと考える．すなわち風邪をひいたら内科を受診して風邪薬をもらうように，シミやタルミが気になったら美容外科を受診することが当たり前の時代である．ごく一部の人間だけが受診するのではなく，また不当に高い治療費用が請求されるのではないかとか，失敗するのではないかというような恐怖心を持つことなく受診できるような美容医療の時代が来るのではないかと思う．それが我々美容医療者にとって良いことなのかどうかはわからないが，ようやく美容医療が解放され，普通の医療への第一歩を踏み出したのではないだろうか．美容医療が一部の医師によって特権的な患者に対してだけ行われていた時代は終わったのである．

せっかくこのようなルールが出来たのであるから，できたルールはみんなで守って抜け道でずるすることのないよう，関係機関にお願いする次第である．

参考文献

1) 厚生労働省ホームページ：医療広告ガイドランに関するＱ＆Ａ．

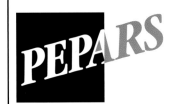

◆特集／美容医療の安全管理とトラブルシューティング
Ⅱ．安全な美容医療を行うための必須事項
特定商取引法と美容医療

石原　修*

Key Words：特定商取引法(Act on Specified Commercial Transactions)，美容医療(aesthetic medicine)，特定継続的役務提供契約(Provision of Specified Continuous Services Contract)，消費者庁(Consumer Affairs Agency)，消費者取引(Consumer Transactions)

Abstract　特定商取引法は，消費者トラブルを生じやすい特定の取引類型を対象に，トラブル防止のルールを定め，事業者による不公正な勧誘行為等を取り締まることにより，消費者取引の公正を確保するための法律である．
　2017年12月1日の特定商取引法の改正では，美容医療の一部が，「特定継続的役務提供」として規制を受けることとなった．これまで，医療を受ける者の保護は，医療法などにより厚生労働省の管轄であったが，特定商取引法は消費者庁の管轄である．そのため，医療の世界は，契約締結前の概要書面の交付，契約締結後のクーリング・オフなど，これまで経験したことのない規制に直面することとなった．自らの医療行為が，特定商取引法の対象となるのか，対象となる場合にどうすればよいのかを理解し，必要な書面や資料を準備しておくことが必要となる．また，違反に対し，行政処分や罰金等の刑事罰も定められており，消費者団体による差止請求も認められている．

はじめに

　1976年，訪問販売・通信販売や悪質なマルチ商法による消費者被害に対応するため，「訪問販売等に関する法律」が制定され，クーリング・オフや広告規制が導入された．1999年には，エステティックサロンや外国語会話教室による不公正な勧誘や，途中解約での高額な違約金など，業者側に不当に有利な契約書に署名させられてしまう消費者を救済するため，「特定継続的役務提供」への規制が新設され，翌2000年には，「特定商取引に関する法律」(以下，「特定商取引法」)と名称を変え，その後も，新たな被害が発生する度に，改正がなされてきた．このように，特定商取引法は，消費者トラブルを生じやすい特定の取引類型を対象に，トラブル防止のルールを定め，事業者による不公正な勧誘行為などを取り締まることにより，消費者取引の公正を確保するための法律である．

　2017年の改正で，美容医療の一部が，「特定継続的役務提供」として規制を受けることとなった．これまで，医療を受ける者の保護は，医療法などにより厚生労働省の管轄でなされたが，特定商取引法は，制定当時は通商産業省，現在は消費者庁の管轄である．そのため，医療の世界は，契約締結前の概要書面の交付，契約締結後のクーリング・オフなど，これまで経験したことのない規制に直面することとなった．自らの医療行為が，特定商取引法の対象となるのか，対象となる場合にどうすればよいのかを理解し，必要な書面や資料を準備しておくことが必要となる．

---

* Osamu ISHIHARA，〒106-6123　東京都港区六本木6-10-1　六本木ヒルズ森タワー23階　TMI総合法律事務所，弁護士

規制対象となる美容医療

1．「特定継続的役務提供」とは

規制の対象となる「特定継続的役務」とは、「国民の日常生活に係る取引において有償で継続的に提供される役務であって、① 役務の提供を受ける者の身体の美化または知識もしくは技能の向上その他のその者の心身または身上に関する目的を実現させることをもって誘引が行われるもの、② 役務の性質上、① に規定する目的が実現するかどうかが確実でないもの、のいずれにも該当するものとして政令で定めるものとされ、政令では、これまで、エステティック、語学教室、家庭教師、学習塾、パソコン教室などが定められていたが、2017 年の改正で、一定の美容医療契約が追加された。

2．規制対象となる美容医療の内容

2017 年の改正で、以下の①、②、③の全てに該当する美容医療が「特定継続的役務提供」として規制対象となった[1]。

① 提供される施術（役務）の内容

次のいずれかの方法により、人の皮膚を清潔にし若しくは美化し、体型を整え、体重を減じ、または歯牙を漂白するための医学的処置、手術およびその他の治療を行うこと

- 「脱毛」光の照射または針を通じて電気を流すことによる方法
- 「にきび、しみ、そばかす、ほくろ、入れ墨その他の皮膚に付着しているものの除去または皮膚の活性化」光もしくは音波の照射、薬剤の使用または機器を用いた刺激による方法
- 「皮膚のしわまたはたるみの症状の軽減」薬剤の使用または糸の挿入による方法
- 「脂肪の減少」光もしくは音波の照射、薬剤の使用または機器を用いた刺激による方法
- 「歯牙の漂白」歯牙の漂白剤の塗布による方法

② 役務の提供期間：1 か月を超えるもの
③ 価　格：5 万円を超えるもの

解　説

1）同じ患者に対し、その都度治療を行う場合

「治療の継続について消費者が自由に選択することが可能である場合」には、特定継続的役務提供に該当しない範囲で契約を繰り返しているものと判断される。

一方、契約の実態から、「治療の継続について消費者の選択の自由が妨げられていると認められる場合」には、たとえ外形的には複数の契約に基づいて治療が行われていても、「複数の契約が実質的に一体」であると判断され、特定継続的役務提供に該当するとみなされる場合がある[2]。

消費者庁は、「複数の契約が実質的に一体」とされる例として、

- 入会金、施設利用料などの名目で高額の初期費用を徴収しており、当該費用がその後の複数回にわたる治療の対価の一部であると判断される場合
- 「次回も来院しなければ後遺症が残る可能性がある」、「当院でなければ治療できないので、他の病院にいっては駄目」と告げるなど、消費者に対し継続的に治療を受けることを事実上強制するような場合
- 契約の当初時点において、例えば 1 か月を超える期間をかけて使用される分量の医薬品（美容を目的とするものに限る）や健康食品などを関連商品として販売し、医師の指導の下で服用などを行うものとしている場合

を挙げている。消費者庁は、トラブルを避けるために、複数回にわたって治療を行う場合、「消費者に対し、継続して来院し治療を受けることについての拘束はなく、消費者の自由な選択に委ねられているという点を明確にすることが望ましい」と注意喚起している[3]。

2）治療の際に通常行われる予定告知について

消費者庁は、① 初回の治療時にインフォームドコンセントの一環として、「一般的には 2 か月おきの治療を 5 回程度行うことで治療が完結する」などと告げて治療の見通しを伝える行為は、一般的

には消費者が適切に商品・役務の選択を行うために必要な情報提供を行っているものと考えられ，それ自体が直ちに実質的に消費者の選択の自由を妨げていることにはならず，②「次は○○（1か月以上）後に来てください」と告げ，消費者に治療の予約をさせる場合は，一般的には治療計画や病院運営その他の観点から，仮に消費者が次回の治療を受けることを選択した場合に適当と考えられる時期について情報提供を行うという趣旨が明確であれば，このように告げる行為があったこと自体をもって，直ちに実質的に消費者の選択の自由を妨げていることにはならず，③経過観察を行った後の治療の継続について消費者の自由な選択が確保されている限りにおいては，経過観察を行ったことのみをもって「実質的に一体」であることにはならない，としている．これらの場合にも，「消費者の自由な選択に委ねられているという点を明確にする」ことが望ましい．

3）費用が5万円を超える場合

a）費用が5万円を超える場合でも，1回の施術で終わる場合は，「1か月」を超えて役務が提供されるものではないため，特定継続的役務提供とはならない[4]．5万円を超えるか否かは，消費税込みの金額で判断される[5]．

b）施術チケット（回数券）を5万円を超える価格で販売して，患者がそのチケットを使うといつでも施術を受けられる場合は，チケットに有効期限の表示があるものは，その有効期限が役務の提供期間とされ，無期限と表示されているものは，特段の事情がない限り，常に役務提供期間が1か月を超えるものとみなされ，規制対象となる[6]．

c）5万円を超えるか否かは，役務（施術）の費用の他，その役務を受けるにあたり購入しなければならない商品がある場合には，その商品の価格も含めた金額で判断される[7]．したがって，その商品も併せて購入しなければ施術メニューを受けられない場合には，その商品の価格も含めて患者が支払う金額が5万円を超

える場合には，規制対象となり得る．他方，関連商品の購入が必須ではなく，患者が任意で購入可能な場合（その商品を購入しなくとも施術メニューを受けられる場合）には，その価格を含める必要はない．

特定継続的役務提供に対する特定商取引法の規制内容

上述の①，②，③の全てに該当する場合，「特定継続的役務提供」に該当し，以下の規制を受ける．

＜規制1＞契約締結前の概要書面の交付
＜規制2＞契約締結時の契約書面の交付
＜規制3＞虚偽・誇大広告の禁止
＜規制4＞不実告知等の禁止
＜規制5＞書類の備置等
＜規制6＞消費者によるクーリング・オフ
＜規制7＞消費者による中途解約
＜規制8＞消費者による契約の申込みまたは承諾の意思表示の取消権
＜規制9＞適格消費者団体からの差止請求[8]

＜規制1＞契約締結前の概要書面の交付

美容医療サービスに関する契約の締結前に，法所定事項を記載した「概要書面」を患者に交付しなければならない[9]．概要書面に記載する必要がある事項は以下の11項目である．

① 役務提供事業者の氏名または名称，住所および電話番号ならびに法人の場合は代表者の氏名
② 提供される役務の内容
③ 役務提供に際し購入する必要のある商品がある場合には，その商品名，種類および数量
④ 役務の対価その他の消費者が支払わなければいけない金銭の概算額
⑤ ④に掲げる金銭の支払の時期および方法
⑥ 役務の提供期間
⑦ クーリング・オフに関する事項
⑧ 中途解約に関する事項
⑨ 割賦販売法に基づく抗弁権の接続に関する事項
⑩ 料金前払いの場合に，前払い金の保全措置を講

じているか否かおよびその内容

⑪ 特約がある時は，その内容

解 説

1）交付しなければならない書面

患者に対し交付しなければならない書面は二段階になっており，まず，契約を締結するまでに，契約の概要を記載した書面（「概要書面」）を交付し，次に，契約を締結する際に，契約の内容を記載した契約書面を交付する義務を負う．特定継続的役務提供についての契約は，患者側から見て内容がわかりづらく，しかも役務の提供が長期のため，あらかじめ契約の詳細な内容を明示して患者が理解できるようにし，そして，患者が契約をするに際し，契約書面を再度チェックすることができるようにし，さらには契約を締結した後にも，患者はクーリング・オフを行使できるのであり，患者（消費者）は手厚く保護されている[10].

2）役務提供に際し購入する必要のある商品

概要書面に記載する必要がある商品は，施術を受けるにあたって患者がセットで購入しなければならない商品に限られ，施術に関連して販売している医薬品，医薬部外品，化粧品であっても，購入しなくとも施術メニューを受けられる場合には，「関連商品」には該当せず，概要書面や契約書面に記載する必要はない．しかし，施術を受けるにあたって患者がセットで購入しなければならない商品かどうかは，医者側の施術前の説明や，言動なども含め，実質的に判断されるので注意を要する．

3）キャンセル料

一定期間経過後の施術キャンセルの場合のキャンセル料については，後日改めて施術を受ける前提のもので，クーリング・オフや中途解約とは異なる場合で，契約自体が解除されるものではないものでも，美容医療サービス提供契約の特約（「特約がある時は，その内容」）として，概要書面に記載しなければならないものと解される．

＜規制2＞契約締結時の契約書面の交付

美容医療サービスに関する契約を締結した時は，遅滞なく，法所定事項を記載した「契約書面」を患者に交付しなければならない[11].

契約書面に記載する必要がある事項：

① 役務の種類

② 役務提供の形態または方法

③ 役務を提供する時間数，回数その他の数量の総計

④ 役務を直接提供する者の資格，能力などに関して特約がある時はその内容

⑤ 役務提供に際し購入する必要のある商品がある場合には，その商品名，種類および数量

⑥ 役務の対価，その他の消費者が支払わなければいけない金銭の額

⑦ ⑥に掲げる金銭の支払い時期および方法

⑧ 役務の提供期間

⑨ クーリング・オフに関する事項

⑩ 中途解約に関する事項

⑪ 役務提供事業者の氏名または名称，住所および電話番号ならびに法人にあっては代表者の氏名

⑫ 契約の締結を担当した者の氏名

⑬ 契約締結年月日

⑭ 割賦販売法に基づく抗弁権の接続に関する事項

⑮ 料金前払いの場合に，前払い金の保全措置を講じているか否か，およびその内容

⑯ 役務の提供に際し役務の提供を受ける者が購入する必要のある商品がある場合には，当該商品を販売する者の氏名または名称，住所および電話番号ならびに法人にあっては代表者の氏名

⑰ 特約がある時はその内容

解 説

1）「役務を直接提供する者の資格，能力等に関する特約」について

例えば，美容関連学会の専門医認定を受けている医師による施術を約束した美容医療サービスの

場合などが該当する．あくまで「特約がある場合」にのみ記載が必要であり，特別の資格，能力保有者自身による施術を特に患者に約束していない場合には，契約書面に記載する必要はない．

2）「役務提供に際し購入する必要のある商品」について

役務（施術）提供者（病院・クリニックなど）が自身で販売する商品でなくとも，クリニックなどにより代理または媒介されるものであって，当該商品を購入しないと役務の提供を受けられない商品については，関連商品として契約書面に記載する必要がある．そのため，クリニックが提携事業者による商品販売を代理または媒介し，クリニックの施術メニューを受けるにあたって当該商品を購入しなければならない場合には，契約書面に，当該商品および提携事業者の名称などの記載も必要となる．

3）「クーリング・オフ」「中途解約」について

クーリング・オフ，中途解約の権利は，法律により与えられた消費者の権利で強行規定であり，契約書面でこれらの権利を認めない旨の規定を設けて合意したとしても，当該規定は無効となる．

4）契約書の署名・押印について

患者が印鑑を持参しなかった場合，押印がなくとも契約は成立するため，署名（サイン）のみでも法律上契約不成立となるものではないが，押印は，その契約の成立が争われた場合に，締結の事実を証明するためのものであり，印鑑を持参しなければ，指印をしてもらうことも考えられる．

＜規制3＞虚偽・誇大広告の禁止

規制対象になる美容医療サービスについては，当該特定継続的役務の内容または効果その他の所定事項に関し，
●著しく事実に相違する表示
●実際のものよりも著しく優良であり，もしくは有利であると人を誤認させるような表示
をしてはならない義務が課せられる[12]．
虚偽・誇大広告禁止の対象事項は，以下の通りで

ある．
① 役務または権利の種類または内容
② 役務の効果または目的
③ 役務もしくは権利，役務提供事業者もしくは販売業者または役務提供事業者もしくは販売業者の行う事業についての国，地方公共団体，著名な法人その他の団体または著名な個人の関与
④ 役務の対価または権利の販売価格
⑤ 役務の対価または権利の代金の支払の時期および方法
⑥ 役務の提供期間
⑦ 役務提供事業者または販売業者の氏名または名称，住所および電話番号
⑧ ④の金銭以外の特定継続的役務提供受領者等の負担すべき金銭がある時はその名目およびその額

解　説

1）虚偽・誇大とは

「著しく事実に相違する表示」とは，社会一般に許容される程度を超えて，事実に相違する表示を言い，「実際のものよりも著しく優良であり，若しくは有利であると人を誤認させるような表示」とは，社会一般に許容される誇張の程度を超えて，商品の性能，役務の効果，取引により得られる利益等が，実際のものよりも著しく優良等であると人を誤認させるような表示を言う．「社会一般に許容される程度を超えている」場合の例として，患者（消費者）が「広告に書いてあることと事実との相違を知っていれば，当然契約に誘い込まれることはない」場合が挙げられている[13]．要するに，医療機関側が，真実を表示していれば患者は契約することはなかったという場合には，虚偽・誇大広告に該当することになる．

2）ホームページについて

特定商取引法の虚偽・誇大広告の禁止規制は，ホームページも規制対象となる．医療法上の広告規制も，改正により，医療機関のホームページが規制対象となり，① 虚偽広告，② 他の病院又は診

療所と比較して優良である旨の広告，③誇大広告，④公の秩序または善良な風俗に反する内容の広告，⑤その他厚生労働省令で定める基準に適合しない広告が禁止された(2018年6月1日施行).

3）消費者庁から通知が届いた場合

特定商取引法と医療法上の広告規制は，一部重複(虚偽・誇大広告の禁止部分)するが，いずれも重複的に適用される．特定商取引法の方が規制範囲が狭い(特定継続的役務提供に該当する場合に限り，かつ，虚偽・誇大広告禁止のみ)．一方，消費者庁から，広告表示が事実であることを示す合理的根拠資料の提示を求められたにもかかわらず，これを提出できない場合には，虚偽・誇大広告とみなされる制度[14]が導入されているため，注意が必要である.

消費者庁は，患者が医師やスタッフから告げられた内容や広告に記載された内容が疑わしいと判断した場合には，医療機関に対し「内容の裏付けとなる合理的な根拠を示す資料」の提出を求める通知を送付することができ，15日以内に合理的な根拠を提出できない場合には，虚偽・誇大広告とみなされる．虚偽や誇大ではないことの立証責任を医療側に負わせているのである．この15日は，正当な事由がある場合には延長することができるが，新たな又は追加的な試験・調査を実施する必要があるなどの理由は，正当な事由とは認められないので注意を要する.

4）広告で特定商取引法・医療法以外に注意すべき法律

美容医療サービス一般については，特定商取引法，医療法の他，薬機法(未承認医薬品・医療機器の広告禁止/誇大広告禁止)，景品表示法(不当表示～優良誤認・有利誤認表示～の禁止)，健康増進法(誇大広告の禁止)，不正競争防止法(品質・用途・数量等誤認惹起行為の禁止)の規制も適用され，医療法人に対する摘発事例もあるので，併せて留意する必要がある.

＜規制4＞不実告知，威迫・困惑行為の禁止

特定商取引法の規制対象になる美容医療サービスについては，契約の勧誘，解除妨害のために，以下の行為が禁止される[15].

① 不実告知：役務の内容・効果等の重要事項について，不実のことを告げる行為

② 実不告知：役務の内容・効果等の重要事項について，故意に事実を告げない行為

③ 威迫・困惑行為：人を威迫して困惑させる行為

解 説

1）禁止の対象

不実の告知や威迫・困惑行為の禁止は，まず契約の勧誘，すなわち最初に患者と接した時から契約の締結までの間の行為を禁止し，次に契約解除の妨害，すなわち患者がクーリング・オフや中途解約をしようとするのを妨げる行為を禁止している.

2）禁止の内容

実際は長期間継続して初めて効果が出るにもかかわらず，「短期間でも効果が出ます」と告げて勧誘をすると，「不実告知による勧誘」に該当する.

実際は割引キャンペーンの延長が決まっているにもかかわらず，「割引キャンペーン価格は○○月までで終了します.」として，意図的にキャンペーン延長を告げずに勧誘をすると，「事実不告知による勧誘」に該当する.

施術の途中で，中途解約を申し出てきた患者に対して，実際はそうなる訳ではないにもかかわらず「途中で辞めるとお肌がボロボロになってしまいます」と告げて中途解約を妨害すると，「不実告知による解除妨害」に該当する.

＜規制5＞書類の備置等

規制対象となる美容医療サービスが，前払取引(5万円を超える代金の前払い)の場合，以下の書類備置などを行わなければならない[16].

① その業務および財産の状況を記載した書面をサービス提供事業所に備置

② 契約相手(患者等)より，閲覧，謄本又は正本の

交付請求があった場合に，これに応じる義務

解　説

1) 特定継続的役務提供取引は，契約期間が長期にわたる場合が多く，前払いの場合に，医療機関が倒産すると，返還や損害賠償が困難となるため，前払いをした患者が不安を覚える時は，財務書類を見ることにより，クーリング・オフや中途解約を検討できるようにした制度である．

2) 「業務及び財産の状況を記載した書面」とは，貸借対照表，損益計算書および事業報告書（会社以外の者にあっては，これらに準ずる書類）とされている[17]．

3) 「業務及び財産の状況を記載した書面」は，事業年度ごとに，事業年度経過後3か月以内に作成した上，規制対象となる美容医療サービスを提供している事業所に備え置く必要がある[18]．そのため，支店としての各クリニックで規制対象となる美容医療サービスが提供されている場合，その全ての各クリニックにて各書類を備置しなければならない．

＜規制6＞消費者によるクーリング・オフ

　規制対象となる美容医療サービス契約については，以下のクーリング・オフ制度の対象となる[19]．

① 消費者（患者）は，契約書面受領日から8日間までの間，契約の解除が可能

② 関連商品の販売契約も，原則として，併せてクーリング・オフ可能

③ クーリング・オフがなされた場合，事業者（クリニックなど）は，既に提供済の美容医療サービス（施術）の対価も含めて，損害賠償や違約金の請求をすることできない．既に受領した対価がある場合には，速やかに返還しなければならない．

④ クーリング・オフにより返還される関連商品などの返還費用は事業者負担

解　説

1) 特定継続的役務提供取引は，執拗な勧誘，欺瞞

的説明などにより，患者にとって冷静な判断が難しい場合があり，また患者の主観的な思いと実際の施術の内容との差が生じやすく，契約内容も複雑でわかりにくいという面があり，患者（消費者）を守る手段として，クーリング・オフ制度が認められている．

2) 契約書面に記載した契約年月日は4月1日だが，実際に契約書面を患者に交付した日が4月3日の場合，クーリング・オフ期間の始期は，原則として美容医療サービスを受ける者（患者）が契約書面を「受領した日」であるため，受領日である4月3日となる．

3) 関連商品の販売契約のクーリング・オフは，その前提となる特定継続的役務提供契約がクーリング・オフされた場合に認められるものとされている[20]．そのため，美容医療サービスの提供はクーリング・オフせずに関連商品のみのクーリング・オフを求められた場合，特定商取引法上はこれに応じる義務はない．

4) 施術メニューとセットで患者がクリニックが紹介する提携事業者から関連商品を購入することになった場合，関連商品の販売契約を含めクーリング・オフされたら，当該関連商品の返還に要する費用は，当該関連商品の販売事業者の負担となる[21]．

5) 施術メニューとセットで販売している関連商品（消耗品）について，患者より，その使用後にクーリング・オフしたいとの連絡があった場合，関連商品が以下に該当する消耗品についての販売契約については，その全部または一部が使用，消費されている場合には，クーリング・オフができないものとされている．

a) 動物および植物の加工品（一般の飲食の用に供されないものに限る）であって，人が摂取するもの（いわゆる健康食品）

b) 化粧品

c) マウスピース（歯牙の漂白のために用いられるものに限る）および歯牙の漂白剤

d) 医薬品および医薬部外品であって，美容を目

的とするもの

ただし，美容医療サービス提供事業者者，関連商品販売事業者が使用，消費させた場合(例えば，使い方を示すためにクリニックで担当者がその場で開封して使用させた場合など)には，上記の限りではなく，原則通りクーリング・オフ可能とされているので，注意が必要である．

6) クーリング・オフ期間の始期は，原則として，美容医療サービスを受ける者(患者)が契約書面を受領した日であるが，事業者の不実告知によりクーリング・オフできないとサービスを受ける者(患者)が誤認した場合などにおいては，改めてクーリング・オフが可能である旨を記載した書面を交付しなければならず，この場合，クーリング・オフ期間は，この書面を患者が受領した日から起算して8日間に延長される．そのため，例えば職員が間違って告知して，クーリング・オフができないと誤認させた場合，改めてクーリング・オフが可能である旨の書面を交付し，その後8日間が経過するまでの間は，クーリング・オフに応じなければならない．

7) クーリング・オフ期間内のクーリング・オフの場合，例えサービス提供(施術)がなされていたとしても，サービス提供者(クリニックなど)は，その代金を請求することはできず，既に受領している場合はこれを直ちに返還しなければならない[22]．たとえば，脱毛の複数回施術コースのクーリング・オフ期間内の解約を請求された場合，すでに1回施術が行われていたとしても，返金額はコースの全額となる．

<規制7>消費者による中途解約

規制対象となる美容医療サービス契約については，クーリング・オフ期間経過後も，契約の中途解約(将来に向けた契約解除)が可能とされている．消費者(患者)は，クーリング・オフ期間経過後は，中途解約が可能であり，関連商品の販売契約も，原則として，併せて中途解約が可能である．

中途解約は将来に向けた解除のため，クーリング・オフと異なり，事業者は，既に提供済みの美容医療サービス(施術)の対価相当額，損害賠償等を一定の額まで請求することができる[23]．

解 説

1) 中途解約された場合に，請求できる施術費用などは，役務(施術)を既に一部でも提供しているか否かにより異なる．

① 役務(施術)提供前の中途解約の場合

上限2万円を限度として，契約の締結および履行のために通常要する費用を損害賠償請求することが可能である．

※予め契約書面にて，損害賠償の予定または違約金としてその金額を定めておくことも可能である．

② 役務(施術)提供後の中途解約の場合

次の合計額を上限として，代金支払い，損害賠償請求が可能である．

a) 既に提供された役務(施術)の対価相当額

b) 契約解除によって通常生ずる損害の請求(契約代金の総額から提供済の役務の対価相当額(a)を控除した残額の20%相当額と5万円のいずれか低い方の金額を上限とする)

※bについて，契約書面にて，予め，損害賠償の予定又は違約金としてその金額を定めておくことも可能である．

2) 関連商品の販売契約が中途解約された場合の関連商品の清算については，一部請求は可能であるが，関連商品の引渡し，返還の状況により，次の通りその請求の上限が異なる．

① 関連商品が返還された場合：請求の上限は，当該関連商品の通常の使用料に相当する額

② 関連商品が返還されない場合：請求の上限は，当該関連商品の販売価格相当額

③ 関連商品の引渡し前の場合：請求の上限は，契約の締結および履行のために通常要する費用の額

3) 施術途中で中途解約となる場合，提供された施術が中途半端であるために健康被害が生じ

るリスクがあると思われる場合，法律上は，患者に中途解約権が認められている以上，患者から中途解約する旨の意思表示を受けた場合には，これに応じるほかはない．これは法律上の義務であり，中途解約に応じたこと自体について，医師が医療過誤等の責任を負うことは通常ないものと考えられる．しかしながら，施術を途中で終了することにより生じる健康被害リスクを説明せずに安易に中途解約に応じ，結果として健康被害が生じてしまった場合には，説明義務違反の責任を負う可能性も否定はできないため，中途解約の申し出があった場合に，施術中止により健康被害リスクの可能性がある場合には，できれば書面で十分に説明した上で，中途解約するか否かを選択させる必要があるものと解される．ただし，この際のリスク説明について虚偽の説明があると，不実告知による解除妨害とされてしまう可能性もあるため，説明は正確に行う必要がある．

＜規制8＞消費者による契約の申込み又は承諾の意思表示の取消権

事業者が契約の締結について勧誘を行う際，以下の行為をしたことにより，消費者がそれぞれ以下の誤認をすることによって契約の申込みまたはその承諾の意思表示をした時には，その意思表示を取り消すことができる[24]．

① 事実と違うことを告げられた場合であって，その告げられた内容が事実であると誤認した場合
② 故意に事実を告げられなかった場合であって，その事実が存在しないと誤認した場合

解　説

取消権を行使すると，意思表示が最初から無効であったことになるため，原状回復義務などが発生するが，民法の詐欺による取消，錯誤による無効，消費者保護法による取消より，要件が緩和されており，クーリング・オフ期間経過後の救済手段として設けられたものである．

＜規制9＞適格消費者団体からの差止請求

役務提供事業者または販売業者が以下の行為を不特定かつ多数の者に，現に行い，または行うおそれがある時は，適格消費者団体は，各事業者に対し，行為の停止もしくは予防，その他の必要な措置をとることを請求できる[25]．

① 誇大な広告等を表示する行為
② 契約を締結するため，勧誘する時に，事実と違うことを告げる行為
③ 契約を締結するため，勧誘する時に，故意に事実を告げない行為
④ 契約を締結するため，または解除を妨げるため，威迫して困惑させる行為
⑤ 消費者に不利な特約，契約解除に伴う損害賠償額の制限に反する特約を含む契約の締結行為（関連商品販売契約については，関連商品の販売を行うものによる行為）

解　説

「消費者団体訴訟制度」とは，内閣総理大臣が認定した適格消費者団体が，消費者に代わって事業者に対して訴訟などをすることができる制度である．被害者である消費者が，事業者を訴えた場合，⑴消費者と事業者との間の情報の質・量・交渉力の格差，⑵訴訟には時間・費用・労力がかかり，少額被害の回復に見合わない，⑶個別のトラブルが回復されても，同種のトラブルがなくなるわけではない，などから，内閣総理大臣が認定した消費者団体に特別な権限を付与したものである．事業者の不当な行為に対して，適格消費者団体が，不特定多数の消費者の利益を擁護するために，差止めを求めることができる．

違反に対する制裁

特定商取引法に違反した場合，行政処分および刑事責任が用意されている．

1．行政処分

概要書面・契約書面の交付義務[26]，虚偽・誇大広告の禁止[27]，不実告知等の禁止[28]，書類の備置等の義務[29]の違反などに対しては，主務大臣によ

る次の行政処分が定められている.

1）事業者に対する必要な措置をとるべきことの指示[30]

主務大臣が, 当該違反等により特定継続的役務提供(美容医療サービス)に係る取引の公正およびサービスを受ける者の利益が害されるおそれがあると認める時

2）事業者に対する業務停止命令[31]

主務大臣が, 当該違反等により特定継続的役務提供(美容医療サービス)に係る取引の公正およびサービスを受ける者の利益が著しく害されるおそれがあると認める時, または, 事業者が上記の主務大臣の指示に従わない時

3）事業者の役員等(個人)に対する業務禁止命令[32]

事業者に対して業務停止命令を発した場合において, 当該命令の理由になった事実および責任の程度に応じて, 当該命令の実効性を確保するためにその者による特定継続的役務提供に関する業務を制限することが相当と認められる者として主務省令で定める者に該当する時

さらに, これらの処分が実施された場合, 併せてその旨が公表される[33].

このほか, 例えば, 以下の各行為も行政処分の対象となる.

① 契約に基づく債務または解除によって生ずる債務の全部または一部の履行を拒否し, または不当に遅延させること

② 契約の締結について勧誘をするに際し, 契約に関する事項であって, 顧客の判断に影響を及ぼすこととなる重要なもの[34]につき, 故意に事実を告げないこと

③ 契約の解除を妨げるため, 契約に関する事項であって, 患者等の判断に影響を及ぼすこととなる重要なものにつき, 故意に事実を告げないこと

④ 契約の締結について迷惑を覚えさせるような仕方で勧誘をし, または契約解除について迷惑を覚えさせるような仕方でこれを妨げること

⑤ 老人その他の者の判断力の不足に乗じ, 契約を締結させること

⑥ 顧客の知識, 経験および財産の状況に照らして不適当と認められる勧誘を行うこと

⑦ 契約を締結するに際し, 当該契約に係る書面に年齢, 職業その他の事項について虚偽の記載をさせること

2．刑事罰

次の刑事罰が定められている.

1）概要書面・契約書面の交付義務違反[35]

個人：6か月以下の懲役または100万円以下の罰金(またはこれらの併科)[36]

法人：100万円以下の罰金[37]

2）虚偽・誇大広告の禁止違反[38]

個人：100万円以下の罰金[39]

法人：100万円以下の罰金[40]

3）不実告知等の禁止違反[41]

個人：3年以下の懲役または300万円以下の罰金[42]

法人：1億円以下の罰金[43]

4）書類の備置等の義務違反[44]

個人：100万円以下の罰金[45]

法人：100万円以下の罰金[46]

5）主務大臣の指示に対する違反

個人：6か月以下の懲役または100万円以下の罰金(またはこれらの併科)[47]

法人：100万円以下の罰金[48]

6）主務大臣の業務停止命令・業務禁止命令に対する違反

個人：3年以下の懲役または300万円以下の罰金[49]

法人：3億円以下の罰金[50]

解　説

このように行政処分がなされれば氏名を含め消費者庁より公表され, さらには刑事罰も用意されているのである.

「医師は, 専門性を維持・向上させ, 患者との信頼関係を基礎とし, 職業倫理を重んじて良質かつ適切な医療や保健指導を施すことが使命であっ

て，法令を守ることは当然のことであり，特別に準備する必要はない．」と考えている方も多いのではないだろうか．しかし医療は，生命・健康に密接に関係し，また医師と患者・消費者との関係は，その知識を含め雲泥の差があり，医療に関する法令は，医療と経営の両面にわたるため，一般の企業に比べてよりコンプライアンス（法令順守）が求められる分野である．まずは，法改正などに関心を寄せず現状を漫然と放置した場合のリスクを理解する必要があり，うちの病院は真面目にやっているだろう，この程度なら他の病院もやっているから大丈夫だろうとの甘えを捨て，常識で判断するのではなく，専門家のアドバイスを受け，自らリスクを自覚し理解し，そして直ちにコンプライアンスに向けた取り組みを実行することが必要である．

参考文献

1) 特商法 41 条，同法施行令 11 条，12 条，別表第四，特商法施行規則 31 条の 4)
2) 消費者庁「特定継続的役務提供（美容医療分野）Q & A」
   http://www.no-trouble.go.jp/pdf/20171213ac01.pdf
3) 消費者庁「特定継続的役務提供（美容医療分野）Q & A」
4) 特商法 41 条 1 項 1 号，特商法施行規則
5) 消費者庁「特定商取引に関する法律・解説（平成28 版)269 頁参照
6) 上掲特商法解説 268 頁参照
7) 上掲特商法解説 269 頁参照
8) 特商法 58 条の 22
9) 特商法 42 条 1 項
10) 概要書面と契約書面の雛形を TMI 総合法律事務所監修で公益社団法人日本美容医療協会より出している．
11) 特商法 42 条 2 項
12) 特商法 43 条
13) 特定商取引に関する法律第 6 条の 2 等の運用指針－不実勧誘・誇大広告等の規制に関する指針－
14) 特商法 43 条の 2
15) 特商法 44 条
16) 特商法 45 条
17) 特商法施行規則 38 条
18) 特商法施行規則 38 条
19) 特商法 48 条
20) 特商法 48 条 2 項
21) 特商法 48 条 5 項
22) 特商法 48 条 6 項，7 項
23) 特商法 49 条
24) 特商法 49 条の 2
25) 特商法 58 条 22
26) 特商法 42 条
27) 特商法 43 条
28) 特商法 44 条
29) 特商法 45 条
30) 特商法 46 条 1 項
31) 特商法 47 条 1 項
32) 特商法 47 条の 2 第 1 項
33) 特商法 46 条 2 項，47 条 2 項，47 条の 2 第 2 項
34) 特商法第 44 条 1 項 1 号から 3 号までに掲げるものを除く
35) 特商法 42 条違反
36) 特商法 71 条 1 号
37) 特商法 74 条 1 項 3 号，特商法 71 条 1 号
38) 特商法 43 条違反
39) 特商法 72 条 1 項 1 号
40) 特商法 74 条 1 項 3 号，特商法 72 条 1 項 1 号
41) 特商法 44 条違反
42) 特商法 70 条 1 号
43) 特商法 74 条 1 項 2 号
44) 特商法 45 条違反
45) 特商法 72 条 1 項 6 号，7 号
46) 特商法 74 条 1 項 3 号，特商法 72 条 1 項 6 号，7 号
47) 特商法 71 条 2 号
48) 特商法 74 条 1 項 3 号，特商法 71 条 2 号
49) 特商法 70 条 2 号
50) 特商法 74 条 1 項 1 号

好評書籍

超アトラス 眼瞼手術
―眼科・形成外科の考えるポイント―

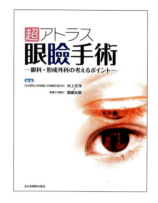

編集　日本医科大学武蔵小杉病院形成外科　村上正洋
　　　群馬大学眼科　鹿嶋友敬

B5判／オールカラー／258頁／定価(本体価格9,800円＋税)
2014年10月発行

形成外科と眼科のコラボレーションを目指す，意欲的なアトラスが登場！眼瞼手術の基本・準備から，部位別・疾患別の術式までを盛り込んだ充実の内容．計786枚の図を用いたビジュアルな解説で，実際の手技がイメージしやすく，眼形成の初学者にも熟練者にも，必ず役立つ1冊です．

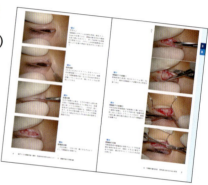

目次

Ⅰ　手術前の［基本］［準備］編—すべては患者満足のために—
　A　まずは知っておくべき「眼」の基本
　　　—眼科医の視点から—
　B　おさえておきたい眼瞼手術の基本・準備のポイント
　　　—形成外科医の視点から—
　C　高齢者の眼瞼手術における整容的ポイント
　　　—患者満足度を上げるために—
　D　眼瞼手術に必要な解剖
　E　眼瞼形成外科手術に必要な神経生理

Ⅱ　眼瞼手術の［実践］編
　A　上眼瞼の睫毛内反
　　　上眼瞼の睫毛内反とは
　　　埋没縫合法
　　　切開法(Hotz変法)
　B　下眼瞼の睫毛内反
　　　下眼瞼の睫毛内反とは
　　　若年者における埋没法
　　　若年者における Hotz 変法
　　　退行性睫毛内反に対する Hotz 変法 (anterior lamellar repositioning)
　　　Lid margin split 法
　　　牽引筋腱膜の切離を加えた Hotz 変法
　　　内眥形成
　C　下眼瞼内反
　　　下眼瞼内反とは
　　　牽引筋腱膜縫着術 (Jones 変法)
　　　眼輪筋短縮術 (Wheeler-Hisatomi 法)
　　　Lower eyelid retractors' advancement (LER advancement)
　　　牽引筋腱膜縫着術と眼輪筋短縮術を併用した下眼瞼内反手術

　D　睫毛乱生・睫毛重生
　　　睫毛乱生・睫毛重生とは
　　　電気分解法
　　　毛根除去法
　　　Anterior lamellar resection (眼瞼前葉切除)
　E　上眼瞼下垂
　　　上眼瞼下垂とは
　　　Aponeurosis を利用した眼瞼下垂手術
　　　Muller tuck 法(原法)
　　　CO_2 レーザーを使用した眼瞼下垂手術 (extended Muller tuck 宮田法)
　　　Aponeurosis とミュラー筋(挙筋腱群)を利用した眼瞼下垂手術
　　　眼窩隔膜を利用した眼瞼下垂手術(松尾法)
　　　若年者に対する人工素材による吊り上げ術
　　　退行性変化に対する筋膜による吊り上げ術
　　　Aponeurosis の前転とミュラー筋タッキングを併用した眼瞼下垂手術
　F　皮膚弛緩
　　　上眼瞼皮膚弛緩とは
　　　重瞼部切除(眼科的立場から)
　　　重瞼部切除(形成外科的立場から)
　　　眉毛下皮膚切除術
　G　眼瞼外反
　　　下眼瞼外反とは
　　　Lateral tarsal strip
　　　Kuhnt-Szymanowski Smith 変法
　　　Lazy T & Transcanthal Canthopexy
　コラム
　　　眼科医と形成外科医のキャッチボール

全日本病院出版会　〒113-0033　東京都文京区本郷3-16-4　Tel:03-5689-5989
　　　　　　　　　　　http://www.zenniti.com　　　　　　　　　　　　Fax:03-5689-8030

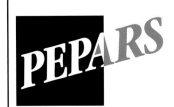

◆特集／美容医療の安全管理とトラブルシューティング
Ⅱ．安全な美容医療を行うための必須事項
再生医療法と美容医療

水野　博司*

Key Words：再生医療等安全性確保法(Act on the Safety of Regenerative Medicine)，多血小板血漿(platelet rich plasma)，培養線維芽細胞(cultured fibroblasts)，脂肪組織幹細胞(adipose-derived stem cells)，臍帯血(umbilical cord blood)

Abstract　再生医療に対し国民が大きな期待を寄せている中，美容医療においても PRP，培養線維芽細胞，脂肪組織幹細胞などが再生医療等安全性確保法に基づいて患者に提供されている．そしてその提供件数は全体の中でも比較的多く，我が国の再生医療等の遂行の一翼を担っている分野とも言える．そんな中で臍帯血の無断投与という違法行為が起こり，その目的の中にはアンチエイジングも入っていた．美容医療はそもそも保険外診療が原則でかつ疾患治療と異なり不急の医療なだけに，美容医療に携わる医師は同法について十分熟知し，患者の同意を得るのはもちろん，施術の安全性と有効性をしっかりと検証したうえで実施することが求められる．

はじめに

　人体の失われた組織や器官の形態や機能を修復，復元させることを目的とし，患者自身あるいは他人由来の細胞や増殖因子，さらには医薬品として生成された増殖因子を利用して新しい組織や器官を生体の内外において再生させる治療，すなわち再生医療は今や国民が認知するほどの普遍的な概念となっていて，これまで根本的な治療手段のなかった多くの疾患に対し大きな期待が寄せられているところである．特に我が国においてはiPS細胞をはじめとする様々な科学的なブレイクスルーを推し進め，かつ再生医療の基礎研究の成果が速やかに臨床へとシームレスに流れる法的仕組みも策定され，今や世界を牽引するに至っている．

　しかしながら，美容医療というのは基本的には疾患治療と違い，不急の医療であり保険外医療が原則であるだけに，厚生労働省をはじめとする行政側も種々の規制の対象外という立場をとってきたのであるが，周知の通り現在では美容を目的とした治療を行うにあたっても特定細胞加工物を用いる限りは再生医療等提供計画の提出が法的に求められるようになった．そこで本稿では再生医療に関係する法をはじめとする種々の規制に関する歴史的背景やその概要，ならびに美容医療における現状を説明し，これから当該治療を始めようとする諸家に対してもできる限りわかりやすく説明したい．

再生医療新法とは

1．法成立の継時的流れについて

　過去の我が国において，再生医療に関する法的規制というものがない時代は単に実施医療機関内での倫理委員会で承認されれば実行可能という状況であり，そのため倫理委員会の質の違いによって実施される再生医療の内容に一定した基準とい

---

* Hiroshi MIZUNO，〒113-8421　東京都文京区本郷 2-1-1　順天堂大学医学部形成外科学講座，教授

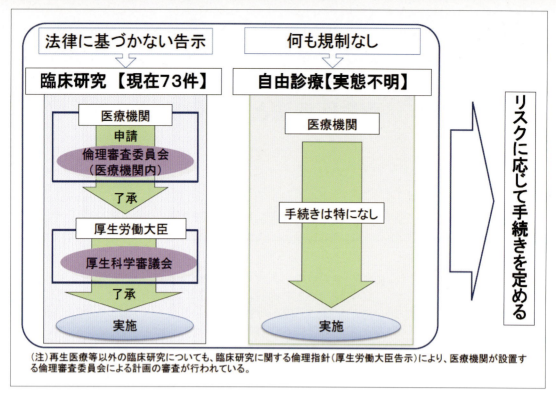

図 1. 再生新法施行前の我が国における再生医療の現状（厚生労働省資料より引用）

うものが存在しなかった．そのような中で厚生労働省は2006年7月「ヒト幹細胞を用いる臨床研究に関する指針」（通称：ヒト幹指針）というものを策定した．これは将来有用な医療に繋がる可能性を秘めたヒト幹細胞臨床研究が社会の理解を得て適正に実施・推進されるよう，個人の尊厳および人権を尊重し，かつ科学的知見に基づいた有効性および安全性を確保することが目的であり，その背景にはiPS細胞技術が登場したことなどの時代的背景があった．したがってヒト幹細胞を用いた再生医療のうち，あくまで"臨床研究"に位置づけられるものはこの指針に則ることが必要となったが，研究という言葉の定義が曖昧である上，この「ヒト幹指針」はあくまで「指針」に過ぎず，法的強制力を持つ状況にはなかった．そのため美容医療をはじめクリニックレベルにおける幹細胞投与，特に保険診療の枠外で実施される治療については厚生労働省も関知しないような状況が長く続いた（図1）．そのような状況下において，既に再生医療にある程度厳しい規制を課していた外国からの患者が，日本のクリニックにおいて細胞治療を受けるために来日し，安全性や有効性が明らかでない治療を受ける状況が続いたのであるが，その中でも韓国の患者が自国で採取した自身の脂肪組織幹細胞を日本に持ち込み，日本のクリニックにおいて経静脈投与された結果，肺塞栓を起こして死亡するといった忌まわしい事件が起きてしまった[1]．

一方で，既存の薬事法の枠組みにおいては，人体に投与されるもののカテゴリーが医薬品もしくは医療機器の2つの分類しかなく，ヒト幹細胞による臨床研究が進み，その後治験を経て保険収載される段階になって，従来の薬事法のもとでは再生医療に必要不可欠である細胞やその加工物を，医薬品と言ってよいのか，それとも医療機器と言ってよいのかなど，定義がきちんとできないなどの諸問題があり，また一般の医薬品や医療機器，医療材料と異なり，細胞やその加工物の質の均一化が図れないという避けがたい特性のために従来型の比較試験がしづらいといった現実問題があった．この結果，医薬品もしくは医療機器のよ

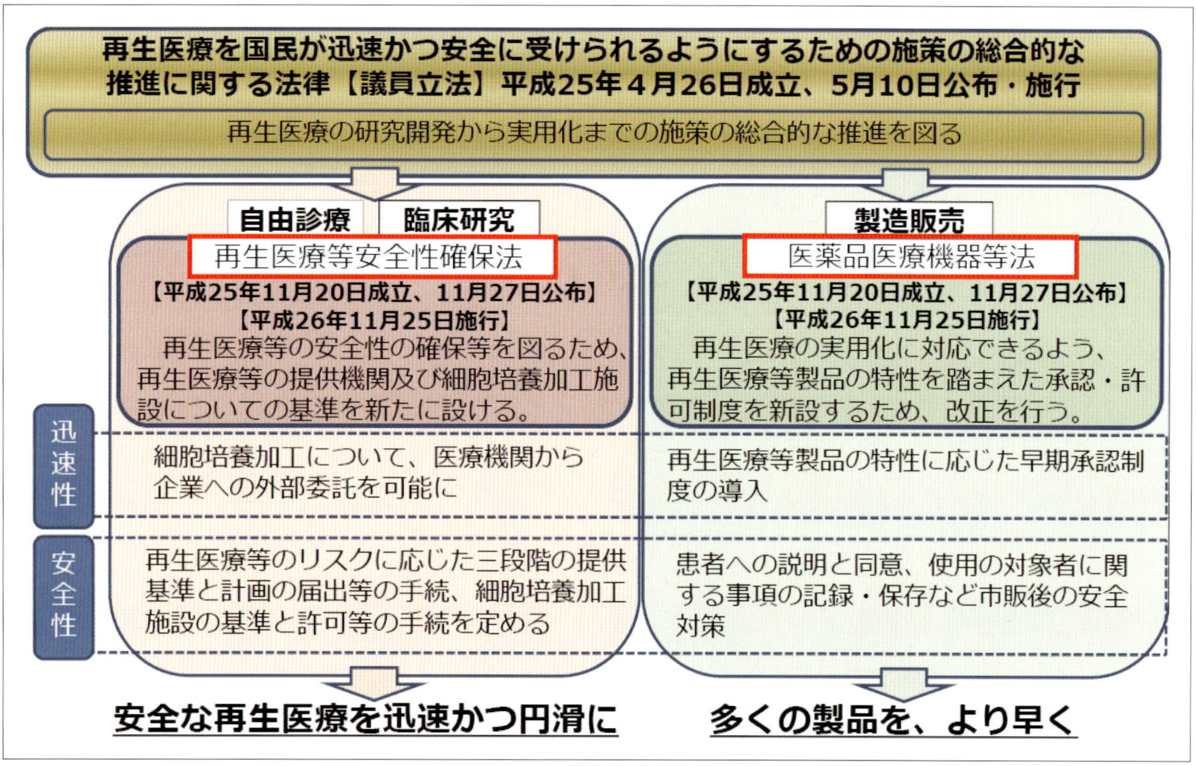

図 2. 再生医療の実用化を促進する制度的枠組み(厚生労働省資料より引用)

うな治験プロセスを経ていたのでは到底患者に届くスピードが遅くなることを意味していた.

これらの背景から2013年4月に議員立法である「再生医療を国民が迅速かつ安全に受けられるようにするための施策の総合的な推進に関する法律」(通称:再生医療推進法)が成立し,5月に公布・施行された.この法案の一番の意義は,これに引き続く閣法たる新法の創設および薬事法の大幅な改正を政府に求めるいわば理念法であり,本格的な再生医療の推進を実現するうえでの極めて重要な転換点となったことである.本法案で求めている施策は,① 法制上の措置等,② 先進的な再生医療の研究開発の促進,③ 再生医療を行う環境の整備,④ 臨床研究環境の整備等,⑤ 再生医療製品の審査に関する体制の整備等,⑥ 再生医療に関する事業の促進,⑦ 人材の確保等であり,こういった我が国における再生医療推進のための基盤整備に対する国の政策推進が求められることになり,この法律を受ける形で半年後の2014年11月に,「再生医療等の安全性の確保等に関する法律」

(通称:再生医療等安全性確保法)と「医薬品,医療機器等の品質,有効性及び安全性の確保等に関する法律」(通称:薬機法)の2法案が閣法として整備されることになり,これに伴いヒト幹指針は廃止となった(図2).

2.再生医療等安全性確保法と薬機法との関係

再生医療等安全性確保法の趣旨は,再生医療等を提供しようとする医療従事者あるいは企業が講ずべき措置を明らかにするとともに,特定細胞加工物の製造許可などの制度等を定めており,大きく分けて2つの柱がある.なお本法における言葉の定義として,「細胞加工物」とは,人または動物の細胞に培養その他の加工を施したものを言い,「特定細胞加工物」とは,再生医療等に用いられる細胞加工物のうち再生医療等製品であるもの以外のものを言い,細胞加工物について「製造」とは,人または動物の細胞に培養その他の加工を施すことを言い,「細胞培養加工施設」とは,特定細胞加工物の製造をする施設を言う.

1つ目の柱は,再生医療をリスクの程度に応じ

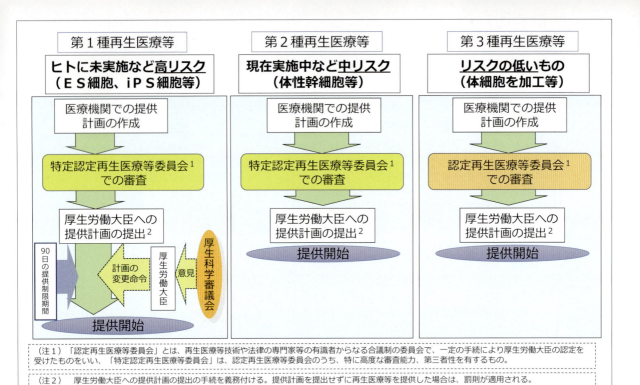

図 3. リスクに応じた再生医療等安全性確保法の手続き(厚生労働省資料より引用)

て第1種から第3種までの3つに分類し,それぞれにおいて審査手続きなどの実施過程を詳細に定めている点である(図3).また医療法上の広告規制も厳格化されたのと,万一厚生労働大臣へ再生医療を実施するために必須となっている提供計画の提出をせずに実施した場合の罰則規定が設けられることになった.2つ目の柱は,細胞の培養や加工過程の外部委託が可能となった点である(図4).これによって特に再生医療産業の発展を加速させることが期待され,今後多くのビジネスモデルが形成されていくことになるであろうし,臨床研究を実施する医療機関としても自前の設備投資をすることなく,各医療機関で採取された細胞を外部の細胞培養加工施設に委託することで製造されたものを再び患者に投与できる点で多大な労力とコストの軽減を図れるなど,双方にとって画期的な制度である.この結果,従前と比較してはるかに自由度が増し,産業界で構成される再生医療イノベーションフォーラム(通称FIRM)からも歓迎されている.

次に薬機法であるが,この法律の趣旨もやはり大きく分けて2つの柱がある.1つは,これまで細胞や細胞加工品における薬事法上の分類が医薬品とも医療機器ともとれず極めて曖昧な立ち位置になっていたものを,「再生医療等製品」という位置づけで新たな章立てを行い,製品によって医薬品として扱われる,ないしは医療機器として扱われるといった矛盾が除去されることになった.もう1つは条件および期限付承認制度,いわゆる早期承認制度の導入である.これは前述したように再生医療等製品というものは医薬品や医療機器と比較して,細胞やその加工品から製造される以上そもそも品質の均一化には限界があるのだという認識に立ち,医薬品などの上市に至るまでの治験,特に第3相を省略し,第1相,第2相によって安全性が確認でき,有効性が示唆された時点で条件および期限を設定したうえでの早期承認を可能とする制度である.その結果として,市販後調査を十分に行い安全性や有効性を更に検証することを条件に最新の医療が患者の元へいち早く届けられるようになるわけである(図5).この制度は我が国が世界に先駆けて実施した画期的な制度で

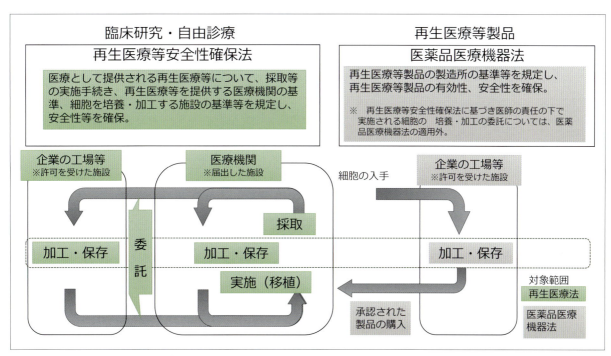

図 4. 再生医療等安全性確保法による細胞培養加工の外部委託(厚生労働省資料より引用)

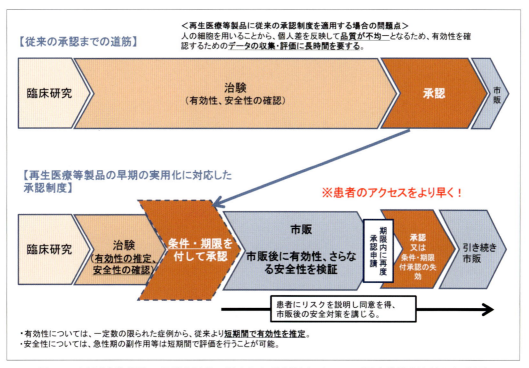

図 5. 再生医療等製品の早期実用化に対応した承認制度プロセス(厚生労働省資料より引用)

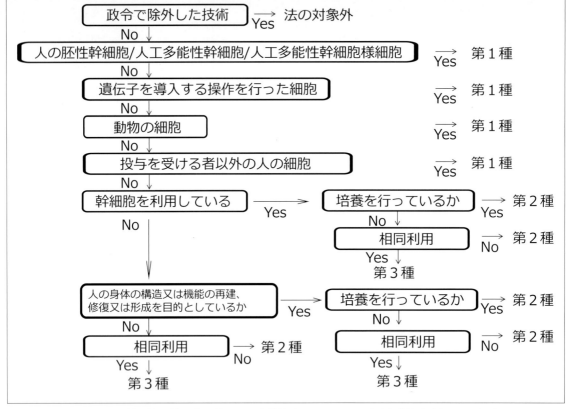

図 6. 第 1 種・第 2 種・第 3 種再生医療等技術のリスク分類（厚生労働省資料より引用）

あり，現在はアメリカをはじめ多くの国々が同様の制度を実施し始めているところである[2]．

3．再生医療等のリスク分類とフローチャート

前述のごとく，すべての再生医療等はその提供のリスクに応じて第 1 種再生医療等，第 2 種再生医療等，第 3 種再生医療等の 3 つに分類され，各々の定義は以下の通りである（再生医療等安全性確保法第 1 章第 2，3 条より引用改変）．

＜第 1 種再生医療等＞

- 人の胚性幹細胞，人工多能性幹細胞または人工多能性幹細胞様細胞に培養その他の加工を施したものを用いる医療技術
- 遺伝子を導入する操作を行った細胞または当該細胞に培養その他の加工を施したものを用いる医療技術（前号に掲げるものを除く）
- 動物の細胞に培養その他の加工を施したものを用いる医療技術（前号に掲げるものを除く）
- 投与を受ける者以外の人の細胞に培養その他の加工を施したものを用いる医療技術（前号に掲げるものを除く）

＜第 2 種再生医療等＞

- 培養した幹細胞または当該細胞に培養その他の加工を施したものを用いる医療技術
- 培養した細胞または当該細胞に培養その他の加工を施したものを用いる医療技術のうち人の身体の構造または機能の再建，修復または形成を目的とする医療技術（前号に掲げるものを除く）
- 細胞の相同利用ではない医療技術（前号に掲げるものを除く）

＜第 3 種再生医療等＞

第 1 種および第 2 種再生医療等以外のもの

そして再生医療等を提供しようとするすべての医療従事者は，図 6 に示すフローチャートに従って，提供しようとする再生医療等技術が上記 3 つのどれに相当するかを判断し，その上で次項に示す「再生医療等提供計画」を作成して再生医療等委員会の審査を経て，厚生労働大臣の承認を受けなければならない．

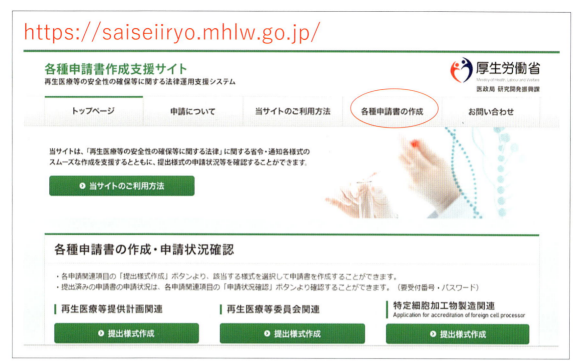

図 7. 再生医療等提供計画に関する申請書作成支援サイト

4. 再生医療等提供計画

　特定細胞加工物を用いて再生医療等を提供しようとする医療機関の管理者は,「再生医療等提供計画」を作成し, あらかじめ「再生医療等委員会」の意見を聞いた上で地方厚生局に提出する必要がある.

　「再生医療等委員会」には 2 種類あり, このうち第 1 種再生医療等と第 2 種再生医療等の提供計画は「特定認定再生医療等委員会」において, 第 3 種再生医療等の提供計画は「認定再生医療等委員会」において審査され, 各委員会において示された意見書とともに厚生労働大臣あてに提出し, 承認を得られてはじめて提供を実施できる(図 3). しかし万一提供計画を提出せずに再生医療等を提供した場合は罰則が適用されることになっており, 第 1 種再生医療等を提供した場合は 1 年以下の懲役または 100 万円以下の罰金刑, 第 2 種または第 3 種再生医療等を提供した場合は 50 万円以下の罰金刑に処されることがあると明記されている.

　再生医療等提供計画の記載や提出方法については厚生労働省医政局のホームページに記載要領や各種申請書作成支援サイトがあるのでそちらを参照いただきたい(図 7).

提供計画の提出の現状と美容医療の現状

　2018 年 7 月 31 日現在における, すべての再生医療等提供計画の提出件数を表 1 に示す. このように厚生労働省は, 治療・研究別に提供リスクに応じた各地方の提出件数を定期的に公表してきているが, 2017 年 10 月 4 日に開催された再生医療等評価部会において, 厚生労働省がこれまで運用で行ってきた再生医療等提供機関に関する情報の公表のあり方を見直し, 再生医療等の提供を受けようとする患者の選択に資する情報を広く公表していくこととなった. その結果, 現在では厚生労働省のホームページを閲覧することで, 提供機関の名称, 提供する再生医療等, 患者に対する説明文書などを見ることができるようになった.

　2018 年 7 月 31 日時点での情報をもとに我が国の美容医療に関連した再生医療等の現状についてすべからく精査したところ, 研究として提出されたものは 1 件もなくすべてが治療を目的としていた. またリスク分類に沿って見てみると, 第 1 種が 0 件, 第 2 種が 53 件, 第 3 種が 497 件であった. 数の上では第 3 種が圧倒的に多いが, それぞれの割合でみてみると第 2 種が 32.3%, 第 3 種が

表 1. 再生医療等提供計画の提出件数の現状(2018 年 7 月 31 日現在)

再生医療等の分類	治療・研究の区分	再生医療等提供計画の件数							合 計
		北海道	東　北	関東信越	東海北陸	近　畿	中国四国	九　州	
第1種再生医療等提供計画	治療	0	0	0	0	0	0	0	0
	研究	0	1	8	3	5	1	1	19
第2種再生医療等提供計画	治療	9	0	82	14	28	0	31	164
	研究	0	2	24	5	15	6	12	64
第3種再生医療等提供計画	治療	100	164	1,519	356	604	226	396	3,365
	研究	1	0	45	5	4	2	6	63
合　計	治療	109	164	1,601	370	632	226	427	3,529
	研究	1	3	77	13	24	9	19	146

（厚生労働省資料より引用）

表 2. 美容医療に関する再生医療等提供計画の提出件数の現状(2018 年 7 月 31 日現在)

再生医療等リスク分類	第2種再生医療等(治療)						
特定細胞加工物の種類	自家培養線維芽細胞	自家培養脂肪組織幹細胞				自家培養線維芽細胞と自家培養脂肪組織幹細胞の混合移植	
対象・目的	顔面しわ治療	皮下組織欠損	皮膚加齢変化	毛　髪	豊　胸	顔　面	毛　髪
件数	33	7	6	2	2	2	1
小計	33	17				3	
合計	53						

再生医療等リスク分類	第3種再生医療等(治療)						
特定細胞加工物の種類	多血小板血漿(PRP)			脂肪組織幹細胞			
対象・目的	顔面しわ治療	毛　髪	軟部組織増大	豊　胸	顔面組織増大	毛　髪	皮膚治療
件数	423	24	9	20	11	8	2
小計	456			41			
合計	497						

14.8％と，第 2 種の割合が意外と多いことがわかる．

　具体的には第 2 種の場合，自家真皮培養線維芽細胞による顔面しわ治療が 33 件と最も多く，次いで培養脂肪組織幹細胞を用いた皮下組織欠損治療が 7 件，皮膚加齢変化に対する治療が 6 件，毛髪治療および豊胸がそれぞれ 2 件ずつ，培養線維芽細胞と培養脂肪組織幹細胞の混合移植による顔面への投与が 2 件（うち 1 件は外用）と毛髪治療が 1 件となっていた．また今回表示した 53 件には含めていないが，脂肪組織幹細胞を用いた更年期障害治療，不定愁訴治療といった提供計画も認められた．第 3 種になると PRP による顔面しわ治療が 423 件と圧倒的に多く，その他の PRP を用いた治

療としては毛髪治療が 24 件，軟部組織増大治療が 9 件であった．一方，培養をしない脂肪組織幹細胞を用いた治療では，豊胸が 20 件，顔面組織増大が 11 件，毛髪治療が 8 件，皮膚治療が 2 件となっていた（表 2）．

いわゆる「臍帯血問題」について

　2017 年 6 月 28 日に厚生労働省医政局研究開発振興課は，第 1 種再生医療等提供計画を提出せずに，他人の臍帯血を用いた第 1 種再生医療等を提供していたとの理由で，11 の医療機関に対し再生医療等安全性確保法第 4 条第 1 項違反であるとして，保健衛生上の危害の発生または拡大を防止する必要があると判断し，当該再生医療等の提供の

一時停止に関する緊急命令を出した．その後本件に関与した民間の臍帯血販売業者と臍帯血を投与した医師が逮捕される事態となった．この事件の発端は，ある民間企業が運営していたプライベートな臍帯血バンクが経営破綻し，そこに預けられていた1,000人以上の臍帯血が債権者に譲渡され，そこから医療法人や医療関連会社を経由して当該クリニックに流れたことによる．そもそも日本赤十字社などが運営する公的臍帯血バンクと異なり民間の臍帯血バンクというのは，将来自分の子供や自分を含む家族が病気になった時に利用することを目的に母親自身が料金を支払って預けるもので，第3者には提供される性質のものではない．しかも当該バンクにおける臍帯血の管理体制が杜撰で，債権者に譲渡される時点でドナーの情報が不明なものまであったとも言われている．実際に臍帯血を投与した医療機関のいくつかはこの法制度についての十分な理解がないまま販売会社に言われるがままに投与を行ったと述べているが，一方で再生医療等安全性確保法の適応除外（輸血，造血幹細胞移植，生殖医療）となるよう，販売会社がカルテの傷病名の改ざんを指南していたとの一部報道もあった．

そもそも臍帯血は，主として白血病患者の治療に用いることができるよう，安定的に確保する目的で公的バンクが設立されており，厳重な品質管理のもと移植を希望する第3者の白血病患者に提供されているものである．それに対して民間のプライベートバンクでは品質管理などの安全性や実効性に疑問視される声もあり，本件はそのような背景もあって起こってしまった事件であった．

美容医療において安全な再生医療を行うためには

再生医療は現在有効な治療法のない各種疾患に対し，大きな期待のかかる医療である．その反面，まだまだ未解明な部分も多く残っており，保険収載された再生医療等製品であったとしても安全性と有効性に関して慎重な判断を続けながら先へと推し進めていく性質のものである．もちろん美容医

療においても再生医療等を提供する医療機関ならびに実施者は同様の姿勢で臨むべきところである．

再生医療等安全性確保法成立以前ではあるが，某美容外科クリニックにおいて，長年の身体のしびれに苦しんでいた患者に対し他家脂肪組織幹細胞を点滴投与するも逆に症状の悪化を認め，損害賠償請求を求めた民事訴訟が起こっており，治療費全額にあたる134万1,186円と慰謝料50万円の支払いを被告クリニックに命じたという事例もある[3]．注目すべきは，このような患者の訴えが全面的に認められた事例では世界でも例がなかったという点であった．加えて臍帯血問題のようにがん患者やアンチエイジングにつけこむかのような手法はおよそ医療とは程遠いと言わざるを得ず，再生医療に期待をかける多くの患者を裏切り，再生医療を推進しようとする科学者や社会の足を引っ張る行為である．このような事例の積み重なりは健全な美容医療を推進しようとしている多くの医師も足を引っ張られる立場にもなりかねない．

したがって美容医療において安全な再生医療を行うためには，まずは再生医療等安全性確保法の十分な理解のもと遵法精神を持つことと，治療を受ける患者に対する十分な説明と同意が再生医療等提供者には強く求められる．有効性を実証すると言っても美容医療の場合は客観的にそれを証明することは難しい上，再生医療等安全性確保法は安全性を担保する法律であって有効性を担保するものではないことを十分に理解し，安全かつ健全に再生医療等を実施する姿勢を忘れてはならない．

参考文献

1) Cyranoski, D.：Korean deaths spark inquiry. Nature. 468：485, 2010.
2) Konomi, J., et al.：New Japanese initiatives on stem cell therapies. Cell Stem Cell. 16：350-352, 2015.
3) 一家綱邦：再生医療を実施する自由診療クリニックに対する民事訴訟―明らかになった実態と残った問題．日本医事新報．4766：14-16, 2015.

◆特集/美容医療の安全管理とトラブルシューティング

Ⅱ．安全な美容医療を行うための必須事項
美容医療と訴訟

峰村健司[*1]　川﨑志保理[*2]　小林弘幸[*3]

Key Words：医療過誤(medical malpractice)，医療訴訟(medical lawsuit)，過失(negligence)，因果関係(causation)，説明義務(accountability)

Abstract　美容外科は診療科別に見て最も訴訟リスクの高い科の1つである．医療訴訟に巻き込まれることは不安なものであるが，裁判にはルールがあり原則としてそれに則って行われるので，不安を払拭するにはまずそのルールを知ることが肝要である．裁判は公正を担保するため公開で行われており，また公平を期すため主張，証拠は当事者が提出し，裁判官はそれらを斟酌して判断する役割に徹することが定められている．医療側に過失があり，過失によって後遺症などの損害が発生したと認定されると賠償責任が認められるが，術前などに説明不足があった場合には，後遺症等の損害がなくても，自己決定権を侵害したことに対する慰謝料が認められる場合がある．裁判進行の一般的なルールから外れた審理により，通常は見られないような判断がなされることがあるので，訴訟対策には限界がある．むしろ医事紛争は避けられないものと覚悟を決めて，医師として標準的な診療を心がけることに専念することが現実的であると考える．

はじめに

整容を目的とする美容医療では，結果に対する患者の不満が医療訴訟に発展する場合も少なくなく，対医師数比の訴訟数は各診療科の中で形成外科が最も多い(後述)．トラブルが発生すれば訴訟に発展するのではないかと不安にかられ，また実際に訴訟に発展すれば訴訟対策で大変な労力を奪われ，その未知なる結果にさらなる不安な毎日を送ることになろう．不安になるのはもっともなことであるが，そもそも我々医師は，訴訟のルールをどこまで理解した上で不安を抱えているのであろうか．裁判で何が行われるのかを知らずに漠然と不安を抱え続けることは生産的ではない．本稿は，裁判の流れと司法判断の概要を解説することを主眼とし，医事紛争に対してどのような態度で臨むかについて，1つの案を示そうとするものである．

裁判と裁判所の役割

訴訟には民事訴訟と刑事訴訟がある．個人・法人間のトラブルについて，賠償等を認めるか否かを判断するのが民事訴訟である．ある民事医療訴訟[1]の控訴審で，医療側の謝罪を求める原告に対して，裁判長が「裁判所は謝罪をする場所ではない，こころのケアをする場でもない，金額を決める場所です．」と発言したことが報道されたこともあった．一方，問題行為に対して，国家として刑罰を与えるか否かを判断するのが刑事訴訟である．医療訴訟の多くは，患者や遺族などが医療機関を相手に金銭を請求する民事訴訟であるが，一部に刑事訴訟となっている事例もあり，美容医療も例外ではない．本稿では紙幅の関係から民事訴

[*1] Kenji MINEMURA，〒113-8421　東京都文京区本郷2-1-1　順天堂大学大学院医学研究科病院管理学/〒180-0006　東京都武蔵野市中町1-4-4 スクウェアー三鷹ビル1階　こはら眼科
[*2] Shiori KAWASAKI，順天堂大学大学院医学研究科病院管理学，准教授
[*3] Hiroyuki KOBAYASHI，順天堂大学大学院医学研究科病院管理学，教授

訟について解説することとする．美容外科関連の
刑事訴訟については，萩原[2]などを参照されたい．

民事訴訟の原則

民事訴訟で賠償責任に直結する法律の条文に
は，「故意または過失によって損害を与えた場合
には賠償責任を負う」という程度の内容しか書か
れていない（民法709条等参照）．医療訴訟の勝敗
を実質的に決めるルールは，法律の条文だけでは
なく，多くは最高裁判所が積み重ねてきた判例に
よって示されている．

裁判はその公正性を担保するため，原則として
公開で行われる．また裁判公開の理念を実現する
ため，民事訴訟で用いられた書面，証拠等の記録
類の閲覧を，誰でも請求することができることが
定められており，第三者であっても証拠として提
出されたカルテ等を原則としてすべて閲覧するこ
とができる．和解で終結した事件において，第三
者に口外しないことを和解条項として当事者同士
が相互に確認していたとしても，その確認は当事
者間の約束に過ぎず，訴訟記録の閲覧においては
原則として第三者であってもすべて閲覧できると
いう点には注意を要する．

裁判の進行とルール

裁判の大まかな流れは次の通りである．① 原告
と被告とが各々の主張を展開し，双方の主張が異
なる点，すなわち争点を明らかにし，② 提出され
た証拠・鑑定書などをもとにどちらの主張を事実
と認めるべきかを裁判所が判断し，③ 裁判所が認
めた事実を法律に照らし，原告の請求を認めるべ
きか否かを裁判所が判決する．

裁判の公平を期すために，主張・証拠は原告・
被告が提出したものだけが用いられ，裁判所が独
自に主張や証拠を準備することはない．また，原
告・被告間に争いがない事実は，そのまま判断の
前提条件となる．例えば術後合併症を発症した原
因として，被告側が自身に過失があったことを認
めれば，裁判官が内心では「過失はなかったので

はないか」と考えたとしても，その裁判の中では
過失があったという前提で判断されることにな
る．一方，主張の異なる点，すなわち争点に対し
ては，最終的には裁判官がどちらの主張を事実で
あると認めるべきかを判断することになるが，そ
の判断にあたっては証拠類をもとに裁判官が自由
な心証によって判断することになる．

賠償責任判断の原則

医療訴訟における賠償責任判断の原則は，「過
失があり，その過失によって損害（後遺症，死亡，
精神的打撃等）が生じたと認められた場合に，賠
償責任を認める」というものである．損害が生じ
ていたとしても，そもそも過失がなければ賠償責
任は認められないのはもちろんであるし，逆に，
過失はあったが生じた損害はその過失によるもの
とは言えない場合にも，賠償責任は原則として認
められない．

医療事故において過失があったか否かは，当該
医療行為がその事故当時の「医療水準」にかなって
いたか否かによって判断される．ただし医療水準
を裁判所がどのように判断すべきかについての統
一的な基準はなく，裁判ごとに証拠類をもとに裁
判官が自由な心証で判断する．そのため類似の事
例であっても，提出された証拠や裁判官の心証に
よって，判断が大きく異なるという事態が生じ得
る．手術，処置に伴って合併症を発症した場合に，
それを過失と捉えられるか否かも難しい問題であ
る．原則としてはその手術，処置の中に具体的に
問題点を指摘できるような行為があった場合には
過失を認定されやすく，逆に具体的な問題点を見
出し難い場合には過失は認められないことも多
い．脂肪吸引術で患者が死亡した事例では，手技
上の過失は認められずに術前の説明義務違反のみ
が認められた事例がある一方[3]，手技上の過失の
ために刑事事件化して有罪となった例も報道され
たことがあった．

過失の有無に続いて検討されるのが，過失と損
害との因果関係である．民事訴訟では，科学的に

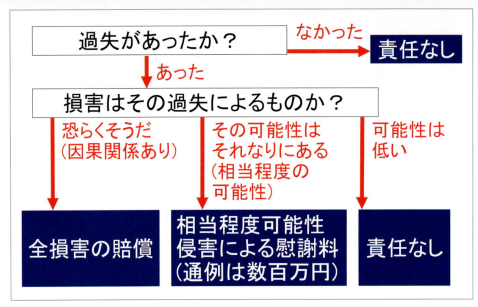

図 1. 賠償責任判断のまとめ

厳密な証明とは違い，過失によって損害が生じたことが恐らく間違いない，十中八九間違いないと思える程度に証明できれば「高度の蓋然性があった」と判断され，因果関係があったと認定される．「十中八九で因果関係ありとは甘いのではないか」と思われがちだが，一概にはそうとも言えない．逆に，ある後遺症が，過失によるものか別の原因によるものかは五分五分であるという場合，恐らく間違いないとは到底言えないため因果関係は認められず，どんなに重大な過失であっても，因果関係があることを前提とした賠償は認められないことになる．そのような場合，かつては原告敗訴となっていたが，それではあまりに原告に不利であり不公平であると裁判所が考えたからか，平成12年に最高裁判所が，因果関係は認められなくとも，その過失がなければ損害を免れた可能性が相当程度あったと判断されれば賠償責任を認めるという枠組みを示し，現在に至っている[4]．したがって現在では，裁判所の原因と結果の関係の認定基準は，① 恐らく間違いない（因果関係あり），② その可能性は相当程度にある，③ 可能性は低い，の三段階ということになる．これを大雑把すぎると感じるか，所詮厳密には確定できることではないのだからこの程度の線引きをすることはやむを得ないと感じるかは，人によって異なるであ

ろう．

以上に解説した賠償責任判断の原則をチャート化したものを図1に示す．

説明義務違反

美容医療に限らず，近年多くの医療訴訟で争点になっているのが，説明義務違反の有無，つまり医療行為前の説明が十分であったか否かという点である．医療行為にあたって説明すべき内容については，最高裁判所の判例などから，病名と病状，実施予定の治療（または検査，転院等．以下，同様）の内容および効果と危険性，他に選択可能な治療方法があればその治療の内容および効果と危険性，治療をしない場合の効果と危険性などと考えられている[5]．具体的にどこまで説明すべきかについては一概に言えないが，原則としては，患者が自主的に治療を受けるか否かを比較検討するのに必要と思われる事項をすべて説明すべきであるということになる．例えば脂肪吸引術の実施において死亡する可能性があるという事実は，患者からすれば治療を受けるか否かを決定するに際して重要な情報と考えられ，この説明を欠いた場合は，患者が診療行為の利害得失を知った上での自己決定をする機会を奪ったものと捉えられる可能性がある．東京地裁裁判例[6]では，「出現頻度の高

い合併症や症状の重篤な合併症が対象となると解される」と判示しているものがあり，私見ではこれに沿う説明をすべきであると考えている．患者が期待するような結果が得られない可能性があることについての説明もこの範疇に入るであろう．危険性を強調すると患者が治療を受けなくなると思われるかも知れないが，治療を受けるか否かについては，現状を甘受することと危険性を承知で治療を受けることとを対比して，最終的には患者が考えるべきことであり，医師としてはその判断に資する情報を誠実に提供するべきである．なお，筆者の場合，重大な危険性に対する不安が強そうな患者には，「実施施設を問わず同様の危険性があると考えられる」との旨を付言することが多い．

　説明が不十分で説明義務違反の過失があったと認められた場合には，その説明義務違反と損害との間の因果関係を検討される．事前説明が決定的に不十分であり，説明が十分であったなら異なる選択をして異なる結果を得ていたことは恐らく間違いないと考えられれば，説明義務違反と損害とに因果関係があると判断され，全損害の賠償が認められる．説明が十分であった場合に異なる選択をしたことが恐らく間違いないとまでは言えないが，異なる選択をした可能性はあり結果も異なっていた可能性があると考えられれば，損害を免れる相当程度の可能性を奪われたことに対する慰謝料を認められる．説明が十分であっても異なる選択をしていたとは考えられない場合，あるいは異なる選択をしていたとしても結果は同じであったと考えられる場合は，説明義務違反の過失と損害との間には関係がないということになる．過失と損害とに関係がない場合，診療行為そのものにおける過失では賠償責任は認められないが，説明義務違反の過失については，患者の自己決定の機会が奪われたことによる精神的損害に対して慰謝料が認められる場合がある．説明があってしかるべき合併症について，事前にその可能性を知っていて苦しむのと，事前に知らされずに発症して苦し

むのとでは，精神的な苦痛が異なるためと考えられている．

　患者の自己決定の機会喪失の認定はかなり幅広く行われている印象がある．興味深い例として，手掌多汗症に対する胸腔鏡下交感神経節遮断術（以下，ETS）の術前説明義務違反が争われた4例の訴訟がある[7]~[10]．4例はいずれも同一の原告代理人弁護士によって，同一の病院に対して提起された．いずれにおいても具体的な合併症，特に下半身からの代償性発汗については説明されていたが，「日常生活に支障をきたすほどの代償性発汗を発症し得る」という説明がなかったことが注意義務違反だと主張されていた．一審の段階では，3例で被告有責，1例で被告無責の判断となった．被告無責となった判決では以下のように判断して医師の責任を否定している「そもそも，発汗量は，患者の日常生活の状況，生活環境等に大きく左右されるものであり，発汗に対する不快感等の程度にも個人差があることからすると（…）極めて重篤な代償性発汗が出現し，その結果，日常生活に支障を来したり，患者がETSを受けたこと自体に不満を抱いたりする場合があることまで説明する義務があったとは認めることができない」．一方で被告有責となった3例では，「日常生活に支障を来す程度の多量の発汗が生ずる場合がある」という事実が当該医療行為の時点で既に知られていたとして，そのことについて説明していなかたことに対して説明義務違反を認めた．以上のように，同一の被告に対して同様の説明義務違反が争われても，裁判官によって異なる判断がなされ得るものであるということは覚えておくべきである．

和　解

　訴訟が提起されても，裁判の途中で和解して紛争解決となる場合が少なくなく，近年では裁判の約半数が和解で終了している．双方が合意すれば裁判継続中のいつでも和解が可能だが，裁判終局にさしかかってから和解をする場合には，裁判官はその裁判が判決に至るとすれば賠償を認めるか

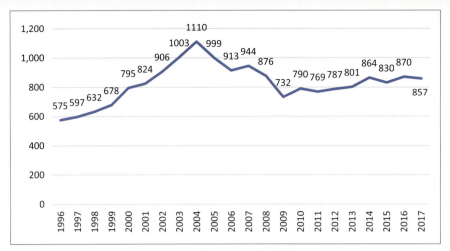

図 2．医事関係訴訟新受件数

注1：最高裁判所資料による．
最新の統計は http://www.courts.go.jp/saikosai/iinkai/izikankei/index.html から閲覧可能
注2：各年に新規に提起された件数

否か，認めるならばどれほどの金額になるかを念頭に置いて，そこから大きくは外れない額での和解を勧める場合が多いようである．この場合，判決となれば原告敗訴となるような事例でも，ある程度の和解金を支払っての解決を提案されることが多いようである．医療側の立場から考えれば，責任はないとの主張を押し通して和解を拒否し，医療側無責の判決を得て原告から控訴される危険を取るか，多少の金銭を支払ってもその時点で最終解決を確保するかの決断を迫られる場面となる．

控訴と上告，過去の判決の影響力

医療訴訟は地方裁判所で3人の裁判官により審理されることが一般的である．一方または双方が判決に不服がある場合には，控訴をして高等裁判所で3人の裁判官により控訴審を受けることになる．高等裁判所での判決に不服がある場合には上告・上告受理申し立てをすることになるが，控訴と違って制限が多く，憲法違反など法的に重要な論点が必要とされる．逆に言うと上告・上告受理申し立てにおいては，控訴審判決は事実の認定が間違っているというような訴え（事実誤認）に対しては，最高裁判所は原則として内容に踏み込まずに棄却・不受理扱いをすることになっており，明らかな誤認があるような事例であっても審理されない場合が発生することになる．

以上の現実から，医療関係者としては，不当と思われる判決がそのまま判例となってはかなわないという考えを持ち得るが，実際にはその後の裁判所の判断を直接的に拘束する力を持つ判決は，判例として法的に重要な意義をもつ最高裁判所の一部の判決だけであり，地方裁判所や高等裁判所の判決は，原則としてその後の他の裁判の判断を縛るものではない．先に「説明義務違反」の項で言及したETSの事例では，原告一部勝訴と原告敗訴の2例[6)9)]（いずれも控訴審も同様の判決）が，時期を別にして最高裁に上告され，同一の最高裁裁判官2名を含む同一の小法廷で門前払いの棄却となった．このことから，同様な事件で異なる判断が出ることは，最高裁にとっては大きな問題ではないということが示唆されると言える．そうすると，地方裁判所や高等裁判所の判決を見て「こんな判決があったのだから，これに従わないと裁判で負ける」と考えることは，一概に正しいとは言えないことになるので注意が必要であり，過去に出された厳しい判決を過度に心配することは適切とは言えない．

民事医療訴訟の件数と終局

民事医療訴訟の件数は，全体で見ると近年は毎年1,000件弱が新規に起こされており（図2），形成外科の地方裁判所の既済（裁判終了）数を見ると

表 1. 診療科目別医事関係訴訟既済件数（全地方裁判所）

	2006	2007	2008	2009	2010	2011	2012	2013	2014	2015	2016	2017
形成外科	20	20	18	19	24	24	24	29	28	28	25	30
内科	256	246	228	229	237	181	164	177	188	178	170	181
小児科	33	36	22	22	22	19	22	10	9	13	8	10
精神科（神経科）	32	25	30	33	29	30	33	33	31	25	33	28
皮膚科	19	11	9	10	17	7	6	12	8	6	14	12
外科	188	170	180	165	142	123	145	124	114	121	114	112
整形外科	119	117	108	105	105	93	99	90	95	95	87	100
泌尿器科	24	26	18	22	9	15	18	24	13	17	11	8
産婦人科	161	108	99	84	89	82	59	56	60	50	52	54
眼科	28	30	27	23	24	22	34	20	17	18	15	22
耳鼻咽喉科	23	14	19	19	16	9	19	6	8	10	14	8
歯科	74	82	70	71	72	76	86	78	89	88	91	88
麻酔科	10	7	8	4	6	8	9	2	6	4	6	9

注 1：最高裁判所資料による．最新の統計は http://www.courts.go.jp/saikosai/iinkai/izikankei/index.html から閲覧可能
注 2：複数の診療科目に該当する場合は，そのうち主要な一科目に計上している．

表 2. 2016 年の各科別医師あたり訴訟件数

診療科	訴訟数（既済）	医師数	医師 1000 人あたり訴訟数（既済）
形成外科	25	3115	8.02
内科	170	106,081	1.60
小児科	8	17,739	0.45
精神科（神経科）	33	21,441	1.53
皮膚科	14	9,102	1.53
外科	114	27,210	4.18
整形外科	87	23,777	3.65
泌尿器科	11	7,062	1.55
産婦人科	52	13,154	3.95
眼科	15	13,144	1.14
耳鼻咽喉科	14	9,272	1.50
歯科	91	104,533	0.87
麻酔科	6	9,162	0.65

注 1：最高裁判所資料による．
　　　最新の統計は http://www.courts.go.jp/saikosai/iinkai/izikankei/index.html から閲覧可能
注 2：医師・歯科医師数は，厚生労働省「平成 28 年（2016 年）医師・歯科医師・薬剤師調査の概況」による
注 3：厚生労働省調査の科別分類は細分化されているため，適宜合算して算出しているが，最高裁判所資料
　　　での分類との整合しない部分がある可能性があり，そのために誤差がある可能性がある．

近年は毎年 20 件台であり，他科と比較して特別多くはない（表 1）．しかしこれを対医師数で見ると，外科，整形外科，産婦人科などの約 2 倍であることがわかる（表 2）．科によって訴訟 1 件あたりに関わる医師数が異なる可能性があるため，この数字だけを以て形成外科が最も訴訟リスクが高いとは断言はできないが，訴訟リスクが高い科のうちの 1 つであることは間違いない．

医療訴訟の原告勝訴率は，かつては 40％を超える年もあったが，10 年ほど前から徐々に低下し

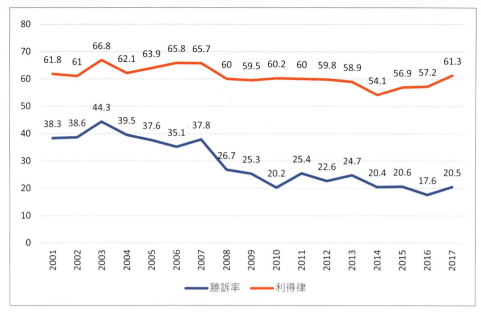

図 3. 医事関係訴訟原告勝訴率および原告利得率
注1：最高裁判所資料による．
最新の統計は http://www.courts.go.jp/saikosai/iinkai/izikankei/index.html から閲覧可能
注2：勝訴率は，各年に地方裁判所で判決された事件における，患者・遺族側の認容率（勝訴率，一部認容も含む）
注3：利得率は筆者独自の概念で，勝訴数，和解数および請求の認諾数を足して，判決された事件数で除したものである

て，2014年以降は20％程度となっている（図3）．しかもこの勝訴の中には，因果関係を主張して全損害の賠償を求めながら，判決では相当程度の可能性喪失による慰謝料ないしは説明義務違反による精神的損害に対する低額の慰謝料しか認められなかった例も含まれており，実際に判決に至った場合に原告が満足いく結果を得ている率はさらに低いと考え得るところである．このように勝訴率が低いことについては様々な原因が考えられるが，私見では，裁判が終結に向かううちに医療側が敗訴濃厚となった場合，裁判所が判決で認めるであろう賠償額に準じた解決金による和解で終了する場合が多いのに対して，原告が敗訴濃厚となった場合には，わずかな金額での和解に原告が応じずに判決を求める傾向があるのではないかと考えている．なお原告の勝訴率は下がってはいるが，勝訴数に和解数および認諾数（被告が原告の請求を全面的に認めた例の数）を足した「利得数」（原告が一応の満足を得たと考えられる件数．筆者独自の概念）と全件数との比をみると，長期に亘ってその割合はさほど下がっておらず（図3），裁判所がことさらに原告に厳しくなっているとは言えないことを示唆しているように思われる．ただし，それでも半数近くの事例では原告は何も得ずに裁判が終了していることになり，原告の提訴にあたっての判断が甘いことが窺えるとも言えるであろう．

おわりに

以上，裁判の仕組みを解説してきたが，裁判官も医師と同様人間であり，裁判において司法判断に誤りが起こり得ることは論を俟たない．極めて重大な問題があった例として，ある裁判の控訴審で，裁判官が「裁判の進行とルール」（本稿 p.157）で説明した原則に従わず，自ら資料を集め，原告が主張していない事実を認定して原告勝訴判決を書いた例があった[11]．この例のように，ひとたび裁判に巻き込まれれば不条理な結果を得る場合があるのであり，そのことは覚悟しておかざるを得ないのが現実である．医療に例えるならば，術後

合併症をいくら予防しても危険性がゼロになることはなく，患者が手術を受ける際には一応は最悪の結果を覚悟しなければならないことと似ている．そうしてみると，トラブル予防，訴訟対策に力を注ぐことは，望ましいことではあるが限界もあることだと言える．そのような状況のもとでは，あまりに紛争，裁判のことばかりを考えて汲々とするよりは，医師として標準的な診療を心がけることに専念することがトラブル予防としては現実的であると考える．具体的には，広く一般的に行われていることについては，それを行う場合が行わない場合よりも明確に治療成績がよいか，あるいはよいことが容易に想像できるものであれば積極的に取り入れ，治療成績に差が出るか否か疑義がある処置については，医師の裁量で取捨選択するという姿勢で臨むのがよいと考える．そして患者への説明では，上記判断をごまかすことなく誠実に説明し，記録として残すよう心がけるべきである．以上のことだけでも十分トラブル対策，訴訟対策になることである．様々な取り組みが功を奏さず紛争に発展した場合，特に金銭の要求があった場合には，素人判断で示談をすることはせずに，加入している医師賠償責任保険や共済に直ちに相談をすべきである．そうすれば多くの場合は適切なアドバイスを受けることができるであろう．ともあれ民事訴訟は最終的には金銭で決着がつくものであり，この点では術後合併症を負って一生苦労する患者よりも，ある意味では負担は軽いとも言える．手術を受ける患者に求められる覚悟よりも，我々が医事紛争に関して求められる覚悟はある意味軽いものであることを理解し，覚悟を決めて診療にあたるしかないと考える．

参考文献

1) 東京地方裁判所平成 18 年 7 月 26 日判決，平成 17 年（ワ）第 5832 号損害賠償請求事件：裁判所ウェブサイト．

2) 萩原由美恵：美容整形と医師の刑事責任．中央学院大学法学論叢．**25**：1-28, 2012.
Summary　美容外科分野で有罪判決がされた 3 件につき，事件の内容，問題点などを論じた．

3) 東京地方裁判所平成 24 年 9 月 20 日判決，平成 23 年（ワ）第 27807 号債務不存在確認請求反訴事件：裁判所ウェブサイト，判例タイムズ 1392 号 210 頁．

4) 最高裁判所第二小法廷平成 12 年 9 月 22 日判決，平成 9 年（オ）第 42 号損害賠償請求事件：裁判所ウェブサイト，判例タイムズ 1044 号 75 頁，判例時報 1728 号 31 頁．

5) 藤山雅行：第 1 章　概説．判例にみる医師の説明義務．藤山雅行．1-20, 新日本法規出版，2006.
Summary　医師の説明義務に関する最高裁判例を土台とし，豊富な裁判例を参照しつつ医師の説明義務について解説した．

6) 東京地方裁判所平成 26 年 12 月 18 日判決，平成 23 年（ワ）第 40103 号損害賠償請求事件：ウエストロージャパン（判例データベース）．

7) 千葉地方裁判所平成 20 年 9 月判決，平成 18 年（ワ）第 1759 号損害賠償請求事件：公刊物未登載．

8) 東京地方裁判所平成 23 年 11 月 24 日判決，平成 21 年（ワ）第 5513 号損害賠償請求事件：判例タイムズ，1382 号 259 頁．

9) 東京地方裁判所平成 23 年 11 月 24 日判決，平成 21 年（ワ）第 55 号損害賠償請求事件：判例タイムズ 1382 号 259 頁．

10) 東京地方裁判所平成 23 年 12 月 16 日判決，平成 20 年（ワ）第 15060 号損害賠償請求事件：ウエストロージャパン（判例データベース）．

11) 峰村健司：医療訴訟における，司法判断に重大な疑念を抱く事例について．医療判例解説．**75**：1-5, 2018.
Summary　医療訴訟判決および和解で，司法判断に重大な問題があると考えられた 3 件につき，問題点などを論じた．

ピン・ボード

第1回キャリア支援委員会の開催のご案内
（第62回日本形成外科学会総会・学術集会）

日本形成外科学会キャリア支援委員会
委員長　山下理絵

日　時：2019年5月15日（水）：15：10〜17：10　予定
会　場：ロイトン札幌（学会会場）

　日本形成外科学会では，2012年4月の第55回日本形成外科学会総会時に，女性支援ワーキンググループ（women surgeons working group：WG）を発足し，「形成外科の女性医師」のために，先輩形成外科と語る会，女性医師M（メンター：先輩医師）M（メンティー：後輩医師）の会を開催し，女性医師サポートのために，小規模な相談会を行ってきた．2018年4月の第61回日本形成外科学会総会より，その内容を継承しながら「キャリア支援委員会」：Support for career formation：SCFと名称を改め，女性だけでなく男性形成外科医も含めたキャリア支援についてのサポートを行っていく予定である．しかし，新入会員の4割が女性となり，仕事と生活の両立が大きな問題となっている現実があり，キャリア支援の重要な仕事として，今後も女性医師支援は中心になると考えている．

＜プログラム＞
第一部　15：10〜16：10
　1）Woman plastic surgeon の現状
　　　山下理絵：湘南藤沢形成外科クリニックR
　2）特別パネル：Life Work Balance：現在・過去・未来
　　　松井瑞子：聖路加国際病院
　　　田邉裕美：亀田総合病院
　　　森島容子：大垣市民病院

第二部　16：20〜17：20
アフタヌーンバブルス（泡）セミナー：後援：キャリア支援委員会
　1）招待講演：Life Work Balance：現在・過去・未来
　　　東北医科薬科大学（医学部）生理学教授
　　　　　　河合佳子（日本形成外科学会専門医）
　2）テーブルディスカッション
参加資格：総会出席者（男女）

第7回日本眼形成再建外科学会学術集会

日　時：2019年5月18日（土）〜19日（日）
会　長：辻　英貴（がん研究会有明病院　眼科）
会　場：がん研究会吉田富三記念講堂
　　　　〒135-8550 東京都江東区有明3-8-31
テーマ：お台場で熱く眼形成を語ろう！
ホームページ：http://jsoprs7.umin.jp/
事務局：がん研究会有明病院　眼科
　　　　〒135-8550 東京都江東区有明3-8-31
　　　　TEL：03-3520-0111　FAX：03-3570-0343
運営事務局：株式会社 プロコムインターナショナル
　　　　〒135-0063 東京都江東区有明3-6-11 TFTビル東館9階
　　　　TEL：03-5520-8821　FAX：03-5520-8820
　　　　E-mail：jsoprs7@procomu.jp

日本美容医療協会定例社員総会・講習会プログラム

日　時：2019年5月25日（土）10：00より（受付開始時間　9：30より）
会　場：都市センターホテル コスモス
　　　　東京都千代田区平河町2-4-1
　　　　TEL：03（3265）8211
会　費：会員　10,000円
　　　　非会員　20,000円

＜プログラム＞
Ⅰ．日本美容医療共済会総会　　　　　　　10：00〜10：30
Ⅱ．公益社団法人日本美容医療協会定例社員総会
　　　　　　　　　　　　　　　　　　　　10：30〜12：00
Ⅲ．ランチョンセミナー　　　　　　　　　12：00〜12：50
　　JAAM共済会から見たトラブルケースと少額賠償（＋弁護士費用）保険会社が扱う事故対応ケース
　　日本美容医療共済会　専務理事　西山真一郎先生
　　ユニバーサル少額短期保険株式会社　代表取締役　曽根健次先生
　　　　　　　　　　〜休憩〜
Ⅳ．講習会　　　　　　　　　　　　　　　13：00〜14：50
　1．演題「最近承認された，内径が広いカニューレの使い方について種類と使い方（用いる注入剤を含む）の検討」
　　　講師　神田美容外科形成外科医院　征矢野進一先生
　　　協賛　株式会社日本生物製剤
　2．演題「スレッドリフトの変遷と最新のスレッドリフト」
　　　講師　ドクタースパ・クリニック　鈴木芳郎先生
　　　協賛　株式会社カキヌマメディカル
　　　　　　　　　　〜休憩〜
Ⅴ．美容レーザー適正認定講座　本邦における医療用レーザー機器の薬事承認について　15：00〜17：00
　1．演題「医療用レーザー機器の薬事承認の迅速化について」
　　　講師　独立行政法人医薬品医療機器総合機構　金田悠拓先生
　2．演題「当社の薬事承認に対する取り組み　ピコレーザーを例に」
　　　講師　キュテラ株式会社
　　　　　　シネロン・キャンデラ株式会社

お問い合わせ：公益社団法人日本美容医療協会
　　　　〒102-0093　東京都千代田区平河町2-3-4
　　　　　　ABM平河町ビル1F
　　　　TEL：03-3239-9710　FAX：03-3239-9712

ピン・ボード

一般社団法人日本頭頸部癌学会
第10回教育セミナーのご案内

一般社団法人　日本頭頸部癌学会
教育委員会委員長　佐々木　徹

一般社団法人日本頭頸部癌学会主催第10回教育セミナーを下記の要領で開催いたしますのでご案内申し上げます．会場は「石川県立音楽堂　邦楽ホール」です．第43回日本頭頸部癌学会会場からは徒歩で3分ほどの別会場となります．第10回教育セミナーの内容は1)頭頸部癌総論，2)口腔癌(舌癌)，3)中咽頭癌と致しました．本セミナー受講者には日本がん治療認定医機構の学術単位(3単位)，日本口腔外科学会専門医制度の資格更新のための研修単位(5単位)，日本耳鼻咽喉科学会専門医資格更新の学術業績・診療以外の活動実績(0.5単位)が与えられます．また，日本頭頸部外科学会主催頭頸部がん専門医申請資格の学術活動として認められますので，多数のご参加をお待ちしております．なお，日本耳鼻咽喉科学会専門医の方は必ずICカードをお持ちください．今回より専門医ICカードのみでの受付となります．セミナー当日には翌13日からの第43回日本頭頸部癌学会の受付等は行っておりません．

日　時：2019年6月12日(水)12：30〜17：30(予定)
会　場：石川県立音楽堂　邦楽ホール
　　　　　〒920-0856　金沢市昭和町20-1(金沢駅兼六園口)
　　　　　TEL：076-232-8111(代)／FAX：076-232-8101
　　　　　URL：https://ongakudo.jp/c_hall/c_hougaku/70
内　容：テーマ1. 頭頸部癌総論，テーマ2. 口腔癌(舌癌)，テーマ3. 中咽頭癌
受講料：5,000円
　　　　　「第10回教育セミナー」と明記の上，下記口座にお振り込みください．
　　　　　郵便振替口座　00190-2-420734　一般社団法人日本頭頸部癌学会
定　員：400名(なおHPからの事前登録はいたしません．)
応募方法：原則当日受付は行いません．席に余裕がある場合には受講のみは可能としますが，いかなる理由であっても当日受付での受講修了証の発行は致しませんのでご注意ください．(詳細は学会HPをご覧ください.)

- 申し込み締め切りは2019年5月31日(金)(必着)です．先着順に受付いたします．
- 参加資格：特に規定はありません(ただし，一般の方は対象としておりません)．

医師以外のメディカルスタッフの方も歓迎いたします．医学生，初期研修医，医師以外のメディカルスタッフの方は，参加費は無料ですがその場合，指導教授(医)または本学会員の証明が必要です．本学会HP内の案内に書式を掲載する予定です．

第2回アジア太平洋瘢痕医学会
(The 2nd Congress of The Asian Pacific Society for Scar Medicine：The 2nd APSSM)
〈共同開催〉
第14回瘢痕・ケロイド治療研究会
(The 14th Meeting of The Japan Scar Workshop：The 14th JSW)

会　期：2019年11月2日(土)・3日(日)
会　場：秋葉原UDX
　　　　　〒101-0021　東京都千代田区外神田4-14-1
　　　　　TEL：03-3254-8421
大会会長：
　　　　　小川　令(日本医科大学 形成外科学教室)
第2回アジア太平洋瘢痕医学会会長：
　　　　　Yixin Zhang(上海第九人民病院 形成外科)
　　　　　小川　令(日本医科大学 形成外科学教室)
演題募集：2019年4月1日(月)12：00〜6月20日(木)12：00

- 全ての演題はインターネットによるオンライン登録にて受付いたします．
- 詳細は学会HPにてご確認ください．
- 使用言語
　The 2nd APSSM：抄録・発表・質疑応答とも英語
　The 14th JSW：抄録・発表・質疑応答とも日本語

※なお，第14回瘢痕・ケロイド治療研究会の筆頭演者は，研究会会員に限りますので，非会員の方は予め入会手続きをしてください．

事前参加受付期間：
　Early Bird：2018年12月20日(木)12時〜2019年6月20日(木)11時59分
　Regular：2019年6月20日(木)12時〜2019年9月30日(木)11時59分
　詳細は学会HPにてご確認ください．
URL：http://gakkai.co.jp/scar2019/ja/index.html
事務局：日本医科大学 形成外科学教室
　　　　　担当：土肥輝之，赤石諭史
　　　　　〒113-8603　東京都文京区千駄木1-1-5
　　　　　TEL：03-5814-6208　FAX：03-5685-3076
運営事務局：株式会社学会サービス
　　　　　〒150-0032　東京都渋谷区鶯谷町7-3-101
　　　　　TEL：03-3496-6950　FAX：03-3496-2150
　　　　　E-mail：scar2019@gakkai.co.jp

FAX による注文・住所変更届け

改定：2015 年 1 月

　毎度ご購読いただきましてありがとうございます.

　読者の皆様方に小社の本をより確実にお届けさせていただくために，FAX でのご注文・住所変更届けを受けつけております．この機会に是非ご利用ください.

◎ご利用方法

　FAX 専用注文書・住所変更届けは，そのまま切り離して FAX 用紙としてご利用ください．また，注文の場合手続き終了後，ご購入商品と郵便振替用紙を同封してお送りいたします．**代金が 5,000 円をこえる場合，代金引換便とさせて頂きます.** その他，申し込み・変更届けの方法は電話，郵便はがきも同様です.

◎代金引換について

　本の代金が 5,000 円をこえる場合，代金引換とさせて頂きます．配達員が商品をお届けした際に，現金またはクレジットカード・デビットカードにて代金を配達員にお支払い下さい(本の代金＋消費税＋送料). (※年間定期購読と同時に 5,000 円をこえるご注文を頂いた場合は代金引換とはなりません．郵便振替用紙を同封して発送いたします．代金後払いという形になります．送料は定期購読を含むご注文の場合は頂きません)

◎年間定期購読のお申し込みについて

　年間定期購読は，1 年分を前金で頂いておりますため，代金引換とはなりません．郵便振替用紙を本と同封または別送いたします．送料無料，また何月号からでもお申込み頂けます.

　毎年末，次年度定期購読のご案内をお送りいたしますので，定期購読更新のお手間が非常に少なく済みます.

◎住所変更届けについて

　年間購読をお申し込みされております方は，その期間中お届け先が変更します際，必ずご連絡下さいますようよろしくお願い致します.

◎取消，変更について

　取消，変更につきましては，お早めに FAX，お電話でお知らせ下さい.

　返品は，原則として受けつけておりませんが，返品の場合の郵送料はお客様負担とさせていただきます．その際は必ず小社へご連絡ください.

◎ご送本について

　ご送本につきましては，ご注文がありましてから約 1 週間前後とみていただきたいと思います．お急ぎの方は，ご注文の際にその旨をご記入ください．至急送らせていただきます．2〜3 日でお手元に届くように手配いたします.

◎個人情報の利用目的

　お客様から収集させていただいた個人情報，ご注文情報は本サービスを提供する目的(本の発送，ご注文内容の確認，問い合わせに対しての回答等)以外には利用することはございません.

　その他，ご不明な点は小社までご連絡ください.

株式会社　全日本病院出版会　　〒 113-0033 東京都文京区本郷 3-16-4-7 F
電話 03(5689)5989　FAX03(5689)8030　郵便振替口座 00160-9-58753

FAX専用注文書

形成・皮膚 1903

年　　月　　日

○印	PEPARS	定価(消費税8%)	冊数
	2019年__月～12月定期購読(No. 145～156；年間12冊)(送料弊社負担)		
	PEPARS No. 135 ベーシック＆アドバンス 皮弁テクニック 増大号	5,616 円	
	PEPARS No. 123 実践！よくわかる縫合の基本講座 増大号	5,616 円	
	バックナンバー(号数と冊数をご記入ください)　No.		

○印	Monthly Book Derma.	定価(消費税8%)	冊数
	2019年__月～12月定期購読(No. 278～290；年間13冊)(送料弊社負担)		
	MB Derma. No. 275 外来でてこずる皮膚疾患の治療の極意 増大号	5,184 円	
	MB Derma. No. 268 これが皮膚科診療スペシャリストの目線！診断・検査マニュアル 増刊号	6,048 円	
	MB Derma. No. 262 再考！美容皮膚診療 増大号	5,184 円	
	バックナンバー(号数と冊数をご記入ください)　No.		

○印	瘢痕・ケロイド治療ジャーナル
	バックナンバー(号数と冊数をご記入ください)　No.

○印	書籍	定価(消費税8%)	冊数
	足育学　外来でみるフットケア・フットヘルスウェア 新刊	7,560 円	
	眼科雑誌 Monthly Book OCULISTA 創刊5周年記念書籍 すぐに役立つ眼科日常診療のポイント―私はこうしている―	10,260 円	
	ケロイド・肥厚性瘢痕 診断・治療指針 2018	4,104 円	
	イラストからすぐに選ぶ 漢方エキス製剤処方ガイド	5,940 円	
	実践アトラス 美容外科注入治療　改訂第2版	9,720 円	
	化粧医学―リハビリメイクの心理と実践―	4,860 円	
	ここからスタート！眼形成手術の基本手技	8,100 円	
	Non-Surgical 美容医療超実践講座	15,120 円	
	カラーアトラス 爪の診療実践ガイド	7,776 円	
	皮膚科雑誌 Monthly Book Derma. 創刊20年記念書籍 そこが知りたい 達人が伝授する日常皮膚診療の極意と裏ワザ	12,960 円	
	創傷治癒コンセンサスドキュメント―手術手技から周術期管理まで―	4,320 円	

○	書名	定価	冊数	○	書名	定価	冊数
	複合性局所疼痛症候群(CRPS)をもっと知ろう	4,860 円			カラーアトラス 乳房外 Paget 病―その素顔―	9,720 円	
	スキルアップ！ニキビ治療実践マニュアル	5,616 円			超アトラス眼瞼手術	10,584 円	
	見落とさない！見間違えない！この皮膚病変	6,480 円			イチからはじめる 美容医療機器の理論と実践	6,480 円	
	図説 実践手の外科治療	8,640 円			アトラスきずのきれいな治し方 改訂第二版	5,400 円	
	使える皮弁術　上巻	12,960 円			使える皮弁術　下巻	12,960 円	
	匠に学ぶ皮膚科外用療法	7,020 円			腋臭症・多汗症治療実践マニュアル	5,832 円	
	多血小板血漿(PRP)療法入門	4,860 円			目で見る口唇裂手術	4,860 円	

お名前　フリガナ　　　　　　　　　　　　　　　　㊞　　診療科

ご送付先　〒　　－　　　□自宅　　□お勤め先

電話番号　　　　　　　　　　　　　　　　□自宅　□お勤め先

バックナンバー・書籍合計 5,000円以上のご注文は代金引換発送になります

―お問い合わせ先―
㈱全日本病院出版会営業部
電話 03(5689)5989　　FAX 03(5689)8030

FAX 03-5689-8030

全日本病院出版会行

年　月　日

住 所 変 更 届 け

お 名 前	フリガナ	
お客様番号		毎回お送りしています封筒のお名前の右上に印字されております８ケタの番号をご記入下さい。
新お届け先	〒　　　　　都 道 　　　　　　　府 県	
新電話番号	（　　　　　）	
変更日付	年　　月　　日より	月号より
旧お届け先	〒	

※ 年間購読を注文されております雑誌・書籍名に✓を付けて下さい。

☐ Monthly Book Orthopaedics（月刊誌）

☐ Monthly Book Derma.（月刊誌）

☐ 整形外科最小侵襲手術ジャーナル（季刊誌）

☐ Monthly Book Medical Rehabilitation（月刊誌）

☐ Monthly Book ENTONI（月刊誌）

☐ PEPARS（月刊誌）

☐ Monthly Book OCULISTA（月刊誌）

FAX 03-5689-8030

全日本病院出版会行

好評増刷

カラーアトラス 爪の診療実践ガイド

●編集 安木　良博（昭和大学/東京都立大塚病院）
　　　田村　敦志（伊勢崎市民病院）

目で見る本で
臨床診断力がアップ！

爪の基本から日常の診療に役立つ処置のテクニック、写真記録の撮り方まで、皮膚科、整形外科、形成外科のエキスパートが豊富な図写真とともに詳述！
必読、必見の一書です！
2016年10月発売　オールカラー
定価(本体価格 7,200 円＋税)　B5判　202頁

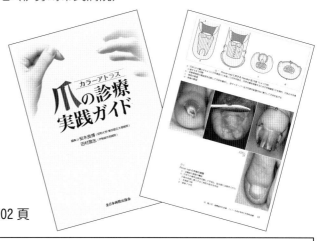

目次

I章　押さえておきたい爪の基本
<解剖>
1. 爪部の局所解剖

<十爪十色─特徴を知る─>
2. 小児の爪の正常と異常
　　─成人と比較して診療上知っておくべき諸注意─
3. 中高年の爪に診られる変化
　　─履物の影響、生活習慣に関与する変化、ひろく爪と靴の問題を含めて─
4. 手指と足趾の爪の機能的差異と対処の実際
5. 爪の変色と疾患
　　─爪部母斑と爪部メラノーマとの鑑別も含めて─

<必要な検査・撮るべき画像>
6. 爪部疾患の画像検査
　　─X線、CT、エコー、MRI、ダーモスコピー─
7. 爪疾患の写真記録について─解説と注意点─

II章　診療の実際─処置のコツとテクニック─
8. 爪疾患の外用療法
9. 爪真菌症の治療
10. 爪部外傷の対処および手術による再建
11. 爪の切り方を含めたネイル・ケアの実際
12. 腎透析と爪
13. 爪甲剥離症と爪甲層状分裂症などの後天性爪甲異常の病態と対応

<陥入爪の治療方針に関する debate>
14. 症例により外科的操作が必要と考える立場から
15. 陥入爪の保存的治療：いかなる場合も保存的治療法のみで、外科的処置は不適と考える立場から

16. 陥入爪、過彎曲爪の治療：フェノール法を含めた外科的治療
17. 爪部の手術療法
18. 爪囲のウイルス感染症
19. 爪囲、爪部の細菌感染症
20. 爪甲肥厚、爪甲鉤彎症の病態と対処

III章　診療に役立つ＋αの知識
21. 悪性腫瘍を含めて爪部腫瘍の対処の実際
　　─どういう所見があれば、腫瘍性疾患を考慮するか─

コラム
A. 本邦と欧米諸国での生活習慣の差異が爪に及ぼす影響
B. 爪疾患はどの臨床科に受診すればよいか？
C. ニッパー型爪切りに関する話題

全日本病院出版会
〒113-0033　東京都文京区本郷 3-16-4　Tel：03-5689-5989
http://www.zenniti.com　　　　　　　 Fax：03-5689-8030

PEPARS

2007 年
No. 14 縫合の基本手技 増大号
編集/山本有平

2011 年
No. 51 眼瞼の退行性疾患に対する眼形成外科手術 増大号
編集/村上正洋・矢部比呂夫

2012 年
No. 62 外来で役立つ にきび治療マニュアル
編集/山下理絵

2013 年
No. 75 ここが知りたい！顔面の Rejuvenation
—患者さんからの希望を中心に— 増大号
編集/新橋　武
No. 78 神経修復法—基本知識と実践手技—
編集/柏　克彦
No. 82 創傷治療マニュアル
編集/松崎恭一
No. 84 乳房再建術 update
編集/酒井成身

2014 年
No. 86 爪—おさえておきたい治療のコツ—
編集/黒川正人
No. 87 眼瞼の美容外科 手術手技アトラス 増大号
編集/野平久仁彦
No. 89 口唇裂初回手術
—最近の術式とその中期的結果—
編集/杠　俊介
No. 91 イチから始める手外科基本手技
編集/高見昌司
No. 92 顔面神経麻痺の治療 update
編集/田中一郎
No. 95 有茎穿通枝皮弁による四肢の再建
編集/光嶋　勲
No. 96 口蓋裂の初回手術マニュアル
—コツと工夫—
編集/土佐泰祥

2015 年
No. 97 陰圧閉鎖療法の理論と実際
編集/清川兼輔
No. 98 臨床に役立つ 毛髪治療 update
編集/武田　啓
No. 99 美容外科・抗加齢医療
—基本から最先端まで— 増大号
編集/百束比古

No. 100 皮膚外科のための
皮膚軟部腫瘍診断の基礎 臨時増大号
編集/林　礼人
No. 101 大腿部から採取できる皮弁による再建
編集/大西　清
No. 103 手足の先天異常はこう治療する
編集/福本恵三
No. 104 これを読めばすべてがわかる！骨移植
編集/上田晃一
No. 105 鼻の美容外科
編集/菅原康志
No. 106 thin flap の整容的再建
編集/村上隆一
No. 107 切断指再接着術マニュアル
編集/長谷川健二郎
No. 108 外科系における PC 活用術
編集/秋元正宇

2016 年
No. 109 他科に学ぶ形成外科に必要な知識
—頭部・顔面編—
編集/吉本信也
No. 110 シミ・肝斑治療マニュアル
編集/山下理絵
No. 111 形成外科領域におけるレーザー・光・
高周波治療 増大号
編集/河野太郎
No. 112 顔面骨骨折の治療戦略
編集/久徳茂雄
No. 113 イチから学ぶ！頭頸部再建の基本
編集/橋川和信
No. 114 手・上肢の組織損傷・欠損 治療マニュアル
編集/松村　一
No. 115 ティッシュ・エキスパンダー法 私の工夫
編集/梶川明義
No. 116 ボツリヌストキシンによる美容治療 実
践講座
編集/新橋　武
No. 117 ケロイド・肥厚性瘢痕の治療
—我が施設(私)のこだわり—
編集/林　利彦
No. 118 再建外科で初心者がマスターすべき
10 皮弁
編集/関堂　充
No. 119 慢性皮膚潰瘍の治療
編集/館　正弘
No. 120 イチから見直す植皮術
編集/安田　浩

バックナンバー一覧

2017 年

No. 121 他科に学ぶ形成外科に必要な知識
　　　　―四肢・軟部組織編―
　　　　編集／佐野和史
No. 122 診断に差がつく皮膚腫瘍アトラス
　　　　編集／清澤智晴
No. 123 実践！よくわかる縫合の基本講座 **増大号**
　　　　編集／菅又　章
No. 124 フェイスリフト　手術手技アトラス
　　　　編集／倉片　優
No. 125 ブレスト・サージャリー　実践マニュアル
　　　　編集／岩平佳子
No. 126 Advanced Wound Care の最前線
　　　　編集／市岡　滋
No. 127 How to 局所麻酔＆伝達麻酔
　　　　編集／岡崎　睦
No. 128 Step up! マイクロサージャリー
　　　　―血管・リンパ管吻合，神経縫合応用編―
　　　　編集／稲川喜一
No. 129 感染症をもっと知ろう！
　　　　―外科系医師のために―
　　　　編集／小川　令
No. 130 実践リンパ浮腫の治療戦略
　　　　編集／古川洋志
No. 131 成長に寄り添う私の唇裂手術
　　　　編集／大久保文雄
No. 132 形成外科医のための皮膚病理講座にようこそ
　　　　編集／深水秀一

2018 年

No. 133 頭蓋顎顔面外科の感染症対策
　　　　編集／宮脇剛司
No. 134 四肢外傷対応マニュアル
　　　　編集／竹内正樹
No. 135 ベーシック＆アドバンス
　　　　皮弁テクニック **増大号**
　　　　編集／田中克己
No. 136 機能に配慮した頭頸部再建
　　　　編集／櫻庭　実
No. 137 外陰部の形成外科
　　　　編集／橋本一郎

No. 138 "安心・安全"な脂肪吸引・脂肪注入
　　　　マニュアル
　　　　編集／吉村浩太郎
No. 139 義眼床再建マニュアル
　　　　編集／元村尚嗣
No. 140 下肢潰瘍・下肢静脈瘤へのアプローチ
　　　　編集／大浦紀彦
No. 141 戦略としての四肢切断術
　　　　編集／上田和毅
No. 142 STEP UP! Local flap
　　　　編集／中岡啓喜
No. 143 顔面神経麻痺治療のコツ
　　　　編集／松田　健
No. 144 外用薬マニュアル
　　　　―形成外科ではこう使え！―
　　　　編集／安田　浩

2019 年

No. 145 患児・家族に寄り添う血管腫・脈管奇形の医療
　　　　編集／杠　俊介
No. 146 爪・たこ・うおのめの診療
　　　　編集／菊池　守

各号定価 3,000 円＋税．ただし，増大号：No. 14, 51, 75, 87, 99, 100, 111 は定価 5,000 円＋税．No. 123, 135 は 5,200 円＋税．

在庫僅少品もございます．品切の際はご容赦ください．

（2019 年 2 月現在）

本頁に掲載されていないバックナンバーにつきましては，弊社ホームページ（http://www.zenniti.com）をご覧下さい．

click

全日本病院出版会	検 索

全日本病院出版会 公式 twitter !!

弊社の書籍・雑誌の新刊情報，または好評書のご案内を中心に，タイムリーな情報を発信いたします．
全日本病院出版会公式アカウント（@zenniti_info）を是非ご覧下さい !!

2019 年　年間購読　受付中！
年間購読料　41,256 円（消費税 8%込）（送料弊社負担）
（通常号 11 冊，増大号 1 冊：合計 12 冊）

次号予告

スレッドリフト　私はこうしている

No. 148（2019 年 4 月号）

編集／神田美容外科形成外科医院院長　征矢野進一

PLA, PCL を原料とするコグ付きスレッド
　―Happy Lift―………………………征矢野進一
PLA を原料とするコーン型コグ付きスレッド
　―シルエットソフト―……………田中亜希子
鋭針やカニューレの中に PDO を原料とする
　スレッドをいれたコグ付き製品―Lead fine lift®,
　JBP V-lift Premium®, JBP V-lift Genesis®,
　Blue Rose®―……………………征矢野進一
鈍針カニューレよりアンカーを挿入する
　コグ付きの製品―ヤングスリフト―
　………………………………中西　雄二
G-Lift―Tesslift Soft® に G コグ® を組み合わせた
　スレッドリフト―………………池田　欣生
コグ無しスレッドのリフトテクニック
　………………………………石川　浩一
コグ付き非吸収性材料のスレッド単品の
　製品―アプトス―………………深谷　元継

コーン型コグ付き非吸収性材料のスレッド
　………………………………鈴木　芳郎
ナイロン糸を皮下に通し，引き上げたい部分に
　引っかける手法―ケーブルリフト―
　………………………………鈴木　芳郎
SPRING THERAD® を用いたスレッドリフト
　………………………………境　隆博ほか

編集顧問：栗原邦弘　中島龍夫 　　　　　　百束比古　光嶋　勲 **編集主幹**：上田晃一　大阪医科大学教授 　　　　　　大慈弥裕之　福岡大学教授 　　　　　　小川　令　日本医科大学教授	**No. 147　編集企画：** 　大慈弥裕之　福岡大学教授

PEPARS　No. 147

2019 年 3 月 10 日発行（毎月 1 回 10 日発行）

定価は表紙に表示してあります.

Printed in Japan

Ⓒ ZEN・NIHONBYOIN・SHUPPANKAI, 2019

発行者　　　末　定　広　光
発行所　　　株式会社　**全日本病院出版会**
　〒 113-0033 東京都文京区本郷 3 丁目 16 番 4 号
　　　　　電話 (03) 5689-5989　Fax (03) 5689-8030
　　　　　郵便振替口座 00160-9-58753

印刷・製本　三報社印刷株式会社　　　電話 (03) 3637-0005
広告取扱店　㈱日本医学広告社　　　電話 (03) 5226-2791

・本誌に掲載する著作物の複製権・翻訳権・上映権・譲渡権・公衆送信権（送信可能化権を含む）は株式会社
　全日本病院出版会が保有します.
・**JCOPY** ＜(社)出版者著作権管理機構　委託出版物＞
　本誌の無断複写は著作権法上での例外を除き禁じられています. 複写される場合は，そのつど事前に，(社)出
　版者著作権管理機構（電話 03-5244-5088, FAX 03-5244-5089, e-mail: info@jcopy.or.jp）の許諾を得てくだ
　さい.
・本誌をスキャン，デジタルデータ化することは複製に当たり，著作権法上の例外を除き違法です. 代行業者等
　の第三者に依頼して同行為をすることも認められておりません.